普通高等医学院校护理学类专业第二轮教材

U0746423

康复护理学

（第2版）

（供护理学类专业用）

主　编　孟宪国

副主编　孙德娟　郭声敏

编　者　（以姓氏笔画为序）

王　芳（承德医学院附属医院）

王天兰（贵州中医药大学）

王雅立（福建中医药大学）

成丽娜（长治医学院附属和平医院）

刘润芝（山东第一医科大学）

许剑蕾（同济大学护理学院）

孙德娟（黑龙江中医药大学）

李长安（山东第一医科大学附属省立医院）

张丹丹［山东第一医科大学第一附属医院（山东省千佛山医院）］

孟　岩（青岛大学附属医院）

孟宪国（山东第一医科大学）

胡敦蓉［上海市养志康复医院（上海市阳光康复中心）］

郭声敏（西南医科大学附属医院）

中国健康传媒集团

中国医药科技出版社

内 容 提 要

本教材为"普通高等医学院校护理学类专业第二轮教材"之一，系根据本套教材编写总体原则和要求、康复护理学课程教学大纲和课程特点编写而成。内容包括七章：绪论、康复护理评定方法、康复护理治疗技术、神经系统常见病损的康复护理、骨骼肌肉系统常见病损的康复护理、内脏疾病的康复护理、临床其他常见问题的康复护理。本教材为书网融合教材，即纸质教材有机融合电子教材、教学配套资源（PPT、微课、视频等）、题库系统、数字化教学服务（在线教学、在线作业、在线考试），使教学资源更加多样化、立体化。

本教材可供全国普通高等医学院校护理学类专业师生教学使用，也可作为相关从业人员的参考用书。

图书在版编目（CIP）数据

康复护理学/孟宪国主编 . —2 版 . —北京：中国医药科技出版社，2022.8（2024.8 重印）

普通高等医学院校护理学类专业第二轮教材

ISBN 978 – 7 – 5214 – 3230 – 5

Ⅰ.①康… Ⅱ.①孟… Ⅲ.①康复医学 – 护理学 – 医学院校 – 教材 Ⅳ.①R47

中国版本图书馆 CIP 数据核字（2022）第 081541 号

美术编辑　陈君杞

版式设计　友全图文

出版 **中国健康传媒集团** | 中国医药科技出版社

地址　北京市海淀区文慧园北路甲 22 号

邮编　100082

电话　发行：010 – 62227427　邮购：010 – 62236938

网址　www. cmstp. com

规格　889mm×1194mm $\frac{1}{16}$

印张　16 $\frac{1}{2}$

字数　420 千字

初版　2016 年 8 月第 1 版

版次　2022 年 8 月第 2 版

印次　2024 年 8 月第 2 次印刷

印刷　北京印刷集团有限责任公司

经销　全国各地新华书店

书号　ISBN 978 – 7 – 5214 – 3230 – 5

定价　48.00 元

获取新书信息、投稿、为图书纠错，请扫码联系我们。

为了贯彻《中共中央、国务院中国教育现代化2035》"加强创新型、应用型、技能型人才培养规模"的战略任务要求，落实《国务院办公厅关于加快医学教育创新发展的指导意见》，紧密对接新医科建设对医学教育改革的新要求，满足新时代医疗卫生事业对人才培养的新需求，中国医药科技出版社在教育部、国家药品监督管理局的领导下，通过走访主要院校对2016年出版的全国普通高等医学院校护理学类专业"十三五"规划教材进行了广泛征求意见，有针对性地制定了第2版教材的出版方案，旨在赋予再版教材以下特点。

1.立德树人，融入课程思政

把立德树人贯穿、落实到教材建设全过程的各方面、各环节。课程思政建设应体现在知识技能传授中厚植爱国主义情怀、加强品德修养、增长知识见识、培养奋斗精神灌输，不断提高学生思想水平、政治觉悟、道德品质、文化素养等。医学教材着重体现加强救死扶伤的道术、心中有爱的仁术、知识扎实的学术、本领过硬的技术、方法科学的艺术的教育，培养医德高尚、医术精湛的人民健康守护者。

2.精准定位，培养应用人才

体现《国务院办公厅关于加快医学教育创新发展的指导意见》"立足基本国情，以服务需求为导向，以新医科建设为抓手，着力创新体制机制，分类培养研究型、复合型和应用型人才"的医学教育目标，结合医学教育发展"大国计、大民生、大学科、大专业"的新定位，注重人才培养应从疾病诊疗提升拓展为预防、诊疗和康养，以健康促进为中心，服务生命全周期、健康全过程的转变，精准定位教材内容和体系。教材编写应体现以医疗卫生事业需求为导向，以岗位胜任力为核心，以培养医工、医理、医文学科交叉融合的高素质、强能力、精专业、重实践的本科护理人才培养目标。

3.适应发展，优化教材内容

教材内容必须符合行业发展要求：体现医疗机构对护理人才在临床实践能力、沟通交流能力、服务意识和敬业精神等方面的要求；体现临床程序贯穿于教学的全过程，培养学生的整体临床意识；体现国家相关执业资格考试的有关新精神、新动向和新要求；注重吸收行业发展的新知识、新技术、新方法，体现学科发展前沿，并适当拓展知识面，为学生后续发展奠定必要的基础；满足以学生为中心而开展的各种教学方法的需要，充分发挥学生的主观能动性。

4.遵循规律，注重"三基""五性"

教材内容应注重"三基"（基本知识、基础理论、基本技能）、"五性"（思想性、科学性、先进性、启发性、适用性）；"内容成熟、术语规范、文字精炼、逻辑清晰、图文并茂、易教易学"；注意"适用性"，即以普通高等学校医学教育实际和学生接受能力为基准编写教材，满足多数院校的教学需要。

5.创新模式，提升学生能力

在不影响教材主体内容的基础上要保留"案例引导""学习目标""知识链接""目标检测"模块，去掉"知识拓展"模块。进一步优化各模块的内容，培养学生理论联系实践的实际操作能力、创新思维能力和综合分析能力；增强教材的可读性和实用性，培养学生学习的自觉性和主动性。

6.丰富资源，优化增值服务内容

搭建与教材配套的中国医药科技出版社在线学习平台"医药大学堂"（数字教材、教学课件、图片、视频、动画及练习题等），实现教学信息发布、师生答疑交流、学生在线测试、教学资源拓展等功能，促进学生自主学习。

本套教材凝聚了省属院校高等教育工作者的集体智慧，体现了凝心聚力、精益求精的工作作风，谨此向有关单位和个人致以衷心的感谢！

尽管所有参与者尽心竭力、字斟句酌，教材仍然有进一步提升的空间，敬请广大师生提出宝贵意见，以便不断修订完善！

普通高等医学院校护理学类专业第二轮教材

建设指导委员会

李惠萍（安徽医科大学）　　　　杨　渊（湖南医药学院）

肖洪玲（天津中医药大学）　　　宋维芳（山西医科大学汾阳学院）

张　瑛（长治医学院）　　　　　张凤英（承德医学院）

张春玲（贵州中医药大学）　　　张银华（湖南中医药大学）

陈　廷（济宁医学院）　　　　　武志兵（长治医学院）

罗　玲（重庆医科大学）　　　　金荣疆（成都中医药大学）

周谊霞（贵州中医药大学）　　　单伟颖（承德护理职业学院）

房民琴（三峡大学第一临床医学院）　孟宪国（山东第一医科大学）

赵　娟（承德医学院）　　　　　赵秀芳（四川大学华西第二医院）

赵春玲（西南医科大学）　　　　柳韦华（山东第一医科大学）

钟志兵（江西中医药大学）　　　钟清玲（南昌大学）

洪静芳（安徽医科大学）　　　　徐　刚（江西中医药大学）

徐旭东（济宁医学院）　　　　　徐富翠（西南医科大学）

郭先菊（长治医学院）　　　　　黄文杰（湖南医药学院）

龚明玉（承德医学院）　　　　　章新琼（安徽医科大学）

梁　莉（承德医学院）　　　　　彭德忠（成都中医药大学）

董志恒（北华大学基础医学院）　蒋谷芬（湖南中医药大学）

雷芬芳（邵阳学院）　　　　　　潘晓彦（湖南中医药大学）

魏秀红（潍坊医学院）

数字化教材编委会

主　编　孟宪国
副主编　孙德娟　郭声敏
编　者　(以姓氏笔画为序)
　　　　王　芳 (承德医学院附属医院)
　　　　王天兰 (贵州中医药大学)
　　　　王雅立 (福建中医药大学)
　　　　历广招 (山东第一医科大学附属省立医院)
　　　　公培培 (山东第一医科大学附属省立医院)
　　　　龙良春 (西南医科大学附属医院)
　　　　成丽娜 (长治医学院附属和平医院)
　　　　刘润芝 (山东第一医科大学)
　　　　许剑蕾 (同济大学护理学院)
　　　　孙德娟 (黑龙江中医药大学)
　　　　李　未 (山东第一医科大学)
　　　　李　艳 (山东第一医科大学)
　　　　李长安 (山东第一医科大学附属省立医院)
　　　　张　红 (青岛大学附属医院)
　　　　张丹丹 [山东第一医科大学第一附属医院 (山东省千佛山医院)]
　　　　张翠芬 (聊城市皮肤病防治院)
　　　　陆彬彬 [上海市养志康复医院 (上海市阳光康复中心)]
　　　　孟　岩 (青岛大学附属医院)
　　　　孟宪国 (山东第一医科大学)
　　　　胡敦蓉 [上海市养志康复医院 (上海市阳光康复中心)]
　　　　卿　晨 (西南医科大学附属医院)
　　　　郭声敏 (西南医科大学附属医院)
　　　　廖　阳 [上海市养志康复医院 (上海市阳光康复中心)]

　　康复医学是医学四大分支之一，康复护理学是康复医学中不可或缺的一部分。康复护理学作为一门新兴的学科，体现了护理学和康复医学的交叉特点。康复护士在完成临床护理工作的基础上，掌握康复医学要求的各种康复护理专业技术和一些康复治疗及训练方法，为患者或残疾者提供高质量的康复护理服务，提高患者生活质量，帮助其重返社会。康复护理学虽然是新兴学科，但是随着国家经济发展，人们生活水平的提高，知识不断更新，需要对教学内容适时进行修订和完善。

　　根据本套教材的修订编写原则和基本要求，本次修订遵循"三基五性"的原则；进一步丰富内容，优化增值服务内容；强调立德树人，"知识链接"模块中融入课程思政的内容，"学习目标"模块中增加素质要求，结合临床实际工作，重新整合各章节"案例引导"模块，"目标检测"和"本章小结"模块有助于学生更好地理解本章所学知识；在编写中更加重视从"以疾病治疗为中心"向"以健康促进为中心"转变，服务生命全周期、健康全过程；针对康复护理实际工作要求和服务对象的不断延伸，本版教材内容上与第一版相比，删除和弱化非康复护理的内容，补充新的知识，删除上一版中康复护理的理论基础，相关知识融入绪论中，删除神经电生理检查，增加吞咽障碍评定、帕金森病的康复护理、原发性高血压的康复护理、PTCA 或支架术后的康复护理、重症的康复护理、产科的康复护理；根据新的临床指南对部分知识点做了吐故纳新的修订。

　　本教材编写内容全面，具有一定深度和广度，即简明扼要又重点突出，不仅供全国高等医学院校本科护理学专业使用，也可作为临床康复护理工作者的培训教材和参考用书。

　　本教材编者队伍特点是一线行业专家和专任教学结合，康复医师、康复护理、康复治疗师组合，优势互补，也是符合康复科实际工作团队模式。本教材在编写过程中得到了编者及参编院校的配合和支持，在此一并感谢。编制过程根据个人专长进行分工，多次修改完善后，交给主编全面审阅整理、查对修改最后定稿。

　　由于学科发展较快，本书难免存在不足之处，各院校师生在使用中如发现问题，敬请及时给予反馈，欢迎多提宝贵意见，以便修订的完善。

编　者
2022 年 4 月

目 录 CONTENTS

第一章 绪 论

📖 学习目标

知识要求：

1. 掌握 康复护理的概念；护士在康复中的作用；康复护理的特点、原则、内容和含义。

2. 熟悉 康复医学、康复护理的基础、对象和范围；康复护理的专业技术的类型；康复护理学的理论基础。

3. 了解 康复医学、康复护理的发展简史；社区康复护理的作用。

技能要求：

1. 能制订康复护理程序。

2. 学会康复护理的内容及专业技术。

素质要求：

具有高度的同情心、责任心，服务于患者，具备"保存生命，减轻病痛和促进康复"三个方面的基本职业意识。

第一节 康复护理学发展概况

PPT

一、基本概念

（一）康复

康复（rehabilitation）一词的原意是"复原""复权""恢复健康的良好状态"。世界卫生组织（World Health Organization，WHO）的定义：应用各种有用的措施以减轻残疾的影响和使残疾人重返社会。康复不仅是指训练残疾人使其适应周围的环境，也指调整残疾人周围的环境和社会条件以利于他们重返社会。在拟订有关康复服务的实施计划时，应有残疾者本人、家属以及他们所在社区的参与。也就是说，康复是综合协调地应用各种措施，以减少病、伤、残者身心、社会功能障碍，使其重返社会。

（二）康复医学

康复医学（rehabilitation medicine，RM）是医学的一个重要分支，是促进病、伤、残者康复的医学学科。WHO的定义：康复医学是对身残者和精神障碍者，在身体上、精神上和经济上使其尽快恢复所采取的全部措施，是指应用以物理因子和运动疗法为主的医学手段达到预防、恢复或代偿患者功能障碍为目的的医学学科。康复医学与预防医学、保健医学、临床医学被认为是现代医学体系的四个方面。

（三）康复护理

康复护理（rehabilitation nursing）是康复医学的一个重要分支，也是护理学的一个重要分支。康复护理是在总的康复医疗计划下，为达到全面康复的目标，与其他康复专业人员共同协作，对残疾者和老年病、慢性病而伴有功能障碍者进行适合康复医学要求的专门护理和各种专门的功能训练，以预防残疾的发生与发展及继发性残疾，减轻残疾的影响，最终使患者达到最大限度的康复并重返社会。

二、康复医学、康复护理学发展简史

20 世纪 80 年代后，康复医学日益被人们所重视，在世界范围内得到迅速发展，同时疾病结构、人们对健康的要求和对医学模式的需求均发生了明显的变化。康复护理学的发展顺应了这一大趋势，成为一门具有发展潜力和强大生命力的学科。

（一）现代康复医学发展史

康复医学源于物理医学（physical medicine），物理医学包括物理治疗和物理诊断。物理治疗（physical therapy）是利用各种天然的和人工的物理因子与运动疗法治疗疾病的方法。物理诊断（physical diagnosis）如肌电图、电诊断等。迄今欧美各国常将康复医学这一专业称为物理医学与康复就是这个道理。

1. 前期（1910 年以前）　古希腊时代 Hippocrates 已相当重视自然疗法，希腊出土的文物上甚至已绘有"假足"，这都说明古代西方也在应用一些原始的康复治疗技术。

公元后至 1910 年以前，初期的运动疗法、作业疗法、电疗法和光疗法已逐渐形成，残疾者的职业培训、聋人与盲人的特殊教育、精神病患者的心理治疗、患者的社会服务等工作亦已开始。此阶段的主要治疗对象为风湿性疾病、轻型外伤后遗症、聋人与盲人（特殊教育如应用手语、盲文）等。

2. 形成期（1910—1946 年）　1910 年开始，"康复"一词才正式应用在残疾者身上。1942 年，在美国纽约召开的全美康复会议上才给康复下了第一个定义：康复就是使残疾者最大限度地恢复其身体的、精神的、社会的、职业的和经济的能力。英国于 1943 年发表公告，公开承认了康复的概念。在此期间，康复评定方面出现了徒手肌力检查方法；在治疗方面出现了增强肌力的运动疗法、取代和矫正肢体功能的假肢和矫形器、电诊断、超声治疗、言语障碍的评定和治疗。文娱治疗等方法亦增添到康复治疗中来。主要面对的病种有截肢、脊髓损伤、脊髓灰质炎后遗症、周围神经损伤、脑卒中后偏瘫、小儿脑瘫等。

3. 确立期（1947—1970 年）　在这一时期，康复医学的概念得以确立，康复医学成为医学领域中一门独立的学科，在教育、职业、社会等康复领域中也形成了制度的、科学的、技术的体系，各部门、领域间的配合协作进入了轨道并有了国际交流。1955 年，Rusk 教授在美国成立了世界康复基金会（World Rehabilitation Foundation，WRF）。同年，Licht 成立了国际康复医学会（International Rehabilitation Medicine Association，IRMA），这标志着康复医学已日臻成熟，并逐渐得到世界人民和医学界的公认。

4. 发展期（1970 年以后）　1970 年以后，在医疗、教育和科研方面康复医学都有了较快的发展。

在一些国家，康复病床、康复医生和主要康复治疗专业人员的数量都已具有一定的规模。不少康复中心和康复科已因成绩显著而闻名于世，如美国纽约大学的康复医学研究所（Institute of Rehabilitation Medicine，IRM），由康复医学之父的 Howard A. Rusk 教授建立，成为世界著名的康复医学中心和康复专业人才培训基地，为了表彰他对康复医学的卓越贡献，1982 年已将 IRM 更名为 Rusk 康复医学研究所。国际康复医学会于 1976 年发表了《教育与培训》白皮书，其后三次修订。美国目前已有近百个康复医师培训点。在康复治疗技术人员培养方面，世界物理治疗师联合会（WPT）于 1972 年提出了物理体疗师（PT）的教学制度；世界作业治疗师联合会于 1974 年在全球确认了 130 所作业疗法师（OT）培训学校；美国于 1973 年也制订了言语治疗师（ST）的确认标准。

1990 年，美国又成立了国家医学康复研究中心。人们对康复整体的长远效果日益重视，于是创造了一些功能评定的手段。

（二）我国康复医学发展史

1. 前期（20世纪50年代以前）　我国2000多年前就已有康复医学的思想和功能康复的概念。《黄帝内经·素问》在论述瘫痪、麻木、肌肉痉挛等病症的治疗时，所运用的砭石、针灸、浸浴、热熨、磁疗、导引（包括太极拳、八段锦、易筋经）、五禽戏、体操、按摩等物理方法就是康复医学的功能康复的部分内容。《黄帝内经》中把人与自然、人与社会以及人体自身视为一个整体，提倡全面康复的原则。

2. 雏形期（20世纪50年代—1981年）　20世纪50年代初，我国引进了现代的物理治疗和医疗体育的技术与设备，全国各地相继成立了疗养院、荣军疗养院，开办聋哑、盲人学校，兴办了一批残疾人工厂和福利院，一些中医院、综合医院设立了针灸按摩科或理疗科。

3. 确立期（1982—2000年）　1982年5月，腊斯克博士率"世界康复基金会代表团"访问中国并讲学。1983年4月，我国成立"中国康复医学研究会"（1986年改名为"中国康复医学会"）。1984年，国家卫生部发文要求有条件的医学院校开设康复医学课程。1989年，国家卫生部规定二级以上医院必须设立康复医学科，而且明确规定是临床学科。1998年7月，在国家人事部制定的《职业分类大典》中，把康复医师纳入卫生技术人员的编制。

4. 发展期（2001年至今）　2001年，我国《中华人民共和国国民经济和社会发展第十个五年计划纲要》明确要求"改革和完善卫生服务、医疗保障和卫生监督体系，发展基本医疗、预防保健、康复医疗"，这是我国首次将康复医疗工作纳入国家的总体发展规划之中。2001年，经国家教育部批准首都医科大学与中国康复研究中心康复医学院联办4年制大学本科康复治疗专业。2002年，国务院办公厅转发的《关于进一步加强残疾人康复工作的意见》提出2015年"人人享有康复服务"的宏伟目标。2008年，汶川地震之后，在党和政府的重视下，康复医学科发展进入了快车道。2016年，党的十八届五中全会提出了建设"健康中国"的战略目标，新增医疗康复项目纳入医保支付范围。2021年6月，国家卫生健康委员会等八部委联合印发《关于加快推进康复医疗工作发展的意见》。2022年5月27日，国家卫生健康委员会发布《康复医学专业医疗质量控制指标（2022年版）》，建立了康复医学专业质控的"国家指标"。

在教育发展上，1997年中国康复医学会康复护理专业委员会成立。2002年出版了供护理学类专业使用的全国高等医药教材建设研究会、卫生部规划教材《康复护理学》。康复护理专业委员会先后制订了《康复护理专科护士培训大纲》《中国康复护理专科护士培训方案》《中国康复护士培训基地评审评价标准》等，逐渐形成了我国较完善的康复专科护士培养体系，并先后出版了《实用康复护理学》《康复护理操作规程》等专著，有效推动了我国康复护理工作的开展。

三、康复护理学发展的必然性和作用

康复医学是一门新兴学科，康复护理是其重要组成部分，也是护理专业中的一个新领域。在疾病的整个康复医疗过程中占有十分重要的位置。

（一）康复护理学发展的必然性

1. 医学发展的必然结果　医学科学技术发展到今天，疾病的结构发生了慢性化、残疾化和老年化的变化。表现在：①随着医学科学技术水平的不断提高，危重患者的抢救成功率明显提高，免于死亡的残疾人数（包括各种功能障碍和后遗症者）相应增加；②人口的老龄化，必伴随着老年退行性疾病的增加，老年病发病率的提高，使得康复治疗和康复护理的重要性更为突出；③工伤、交通事故、运动损伤（各种体育和竞技比赛）和自然灾害等使意外伤残增多，这些伤残者迫切地需要康复治疗及康复护理；④慢性病逐渐增多（如心脑血管病、癌症、糖尿病、风湿病等），成为威胁人类健康和生命的主要危险，这些慢性病患者中绝大部分都需要长期的康复治疗和正确的康复护理，以提高生活质量。由此可见，医学的快速发展，必然促进康复医学和康复护理学需求的增加。

2. 人们对健康的认识和要求的变化　随着物质文明、精神文明的提高，人们对于健康的认识和重视程度也发生了变化。WHO 提出：健康是指在身体上、精神上、社会生活上处于一种完全良好的状态，而不仅仅是没有患病或衰弱。把健康看成生理、心理和社会诸因素的一种完善状态。康复医学的目标就是使患者全面康复，这与健康新观念的精神是一致的，人们从治病保命的低水平需求，逐渐提高到回归社会、与正常人享受同等权利和义务的高水平需求。

3. 医学模式的转变　医学模式由单纯生物医学模式的病因和对症治疗转变为生物－心理－社会医学模式的病因、对症和功能治疗，其目标是整体康复、重返社会。康复医学的基本原则、工作方法及内容和专业队伍均顺应了这种新模式的要求，其重要地位和发展前景逐步得到社会的普遍重视。还有，由于一些新兴学科、边缘学科（神经生理学、电生理学、生物医学工程学、心理学等）的发展，新技术（尤其是电子技术）、新材料的广泛应用，促进了康复功能评定和康复治疗器械与方法的不断涌现，也促进了多学科专业人员的共同参与，有利于推动康复医学、康复护理工作的开展。

（二）康复护理与临床护理同等重要

临床护理主张"整体护理"，但其形式多为"替代护理"，患者处于被动地接受护理。康复护理不是临床护理后的延续，也不是临床护理的重复，而是贯穿临床治疗与护理的始终。康复护理主张"介助护理"，就是康复护士更多的是协助和指导患者如何随着自身功能的恢复学会护理自己，也就是使患者由被动接受到主动参与的护理过程，最终达到提高日常生活活动能力、改善生活质量、回归家庭和社会的目的。因此，应该从治疗的第一阶段就开始介入康复护理的手段，但根据伤病情况的不同，所采取的手段应有所差异。康复护理除应用一般的护理技术外，还要实施综合护理，应用各种辅助护理技术，协调有机地进行，构成整体护理方案。康复护理更重视人的整体，采取专门技术进行综合护理，加速患者恢复正常功能。康复治疗和康复护理各部分负担的任务多少将随时间而有所变化。各种康复疗法和康复护理技术不是按先后顺序排列，而是并列安排的。

（三）护士在康复中的作用

护士在康复医疗中是患者日常生活中的服务者和管理者、各种活动的组织者、功能训练的指导者及实施者、病室环境的设计师以及健康和安全的保卫者。

1. 实施者的作用　护士根据康复治疗计划完成大量的预防和治疗措施，许多功能训练的实施也是在护士的帮助、监督和具体指导下完成的。要求护士为患者提供良好的环境、科学的训练和精心的护理，按康复计划的实施来维持患者最佳身体和精神健康，预防并发症和畸形的发生，训练患者的日常生活自理能力。

2. 协调者的作用　整体康复是由康复医师、康复护士和其他康复专业人员共同协作完成的。康复过程中患者需接受理疗、运动、作业、言语、心理治疗及支具装配等多种治疗和训练。作为康复治疗小组的重要成员，护士必须与有关科室人员沟通情况、交流信息、协调工作，使康复过程得到统一完善。

3. 教育者的作用　护士应做好康复教育工作，帮助和指导患者进行清洁卫生、排泄、压疮预防、保持营养等训练，并坚持自理日常生活活动；组织患者及其家属共同制订康复计划，负责监督实施，并提供有关知识咨询和资料。为患者出院做好精神、物质、技术等方面的准备工作，以使康复目标全面实现。

4. 观察者的作用　在康复医疗体系中，护士与康复对象接触最多，加上护理工作的性质所决定，护士对患者伤残程度、心理状态、功能训练和恢复情况了解最深。护士的观察为康复评定、治疗计划的制订和修改以及实施均提供了可靠的客观依据。

5. 心理护理的先导作用 心理康复是整体康复的先导，大量的心理康复工作是靠护士的语言、态度和行为来完成的。护士具有帮助患者克服身体上的障碍、精神上的压抑和社会上的压力的技能，因此，在恢复患者心理平衡中，护士起到了关键的作用。

6. 康复病房管理者的作用 周围环境包括生活环境、社会环境，对患者的康复有重要作用，护士不仅要保持病房美好的生活环境，而且要进行大量的组织工作，协调好医患之间、患者之间、患者与家属以及其他人的关系，使患者逐渐适应社会。有时护士是患者利益和要求的表达者和维护者，当他们受到不公正的待遇甚至人格受到凌辱时，护士应能够主持公道。

第二节　康复护理的工作内容

PPT

一、康复护理的对象和范围

康复护理的对象主要是伤病所造成的功能障碍、能力受限的病伤残者，老年人当中的活动功能受限者，以及先天发育障碍的残疾者。他们存在着各种生理上和心理上的残缺，造成生活、工作和社会交往等诸方面的能力障碍，且这种身体状况处于相对稳定状态。康复护理实际涉及临床各专科，介入的时间不只在功能障碍以后，还应在功能障碍出现之前。这就是预防康复，是一个重要的护理理念。康复护理学着眼于整体康复，因而具有多学科性、广泛性、社会性，充分体现了生物－心理－社会的医学模式。

康复护理学与临床护理学一样，均是以人为护理中心，对人实施身心整体护理。所不同的是，在身体护理上，临床护理学是以疾病护理为主，而康复护理学是以功能障碍护理为主。

在康复医学发展的初期，康复护理的重点和康复医学同步，主要以骨科和神经系统的伤病为主。近年来，心脏病、肺部疾病的康复，癌症、慢性疼痛的康复也逐渐展开。随着全面康复思想的传播，康复医学范围逐渐扩大。现代康复护理的范围包括以下几个方面。

1. 急性伤病后及手术后的患者 无论是早期还是恢复期和后遗症期，只要可能出现或存在功能障碍，均是康复护理的对象。早期康复治疗与护理可预防或减少功能障碍的发生，对已发生的功能障碍可使其降低到最低限度。早期康复治疗、护理的介入既能加速功能恢复、增加信心、增强体质、促进原来伤病的好转、减少并发症，又能预防后遗症的发生。因此，急性伤病后及术后早期患者是综合性医院康复医学科的主要康复对象。

2. 躯体病残者 骨关节、肌肉和神经系统的疾病和损伤，如截瘫、偏瘫、脑瘫及各种关节功能障碍，是康复治疗最早的和最重要的适应证。近年来，心脏康复、肺科康复、代谢性疾病康复、癌症和慢性疼痛的康复也得到普遍开展。随着"大康复"概念的形成，精神病科、儿科、耳鼻喉科、口腔科、眼科的一些病残，也成为康复医师配合其他专科医师康复治疗的范畴。虽然先天性残疾的发病率逐渐下降，但其仍是康复治疗、护理的重要对象。

3. 各种慢性病患者 病情缓缓进展或反复发作，致使相应的器官与系统出现功能障碍，其活动能力和心理均受到不同程度的影响。对这类患者采用康复治疗、护理，可减少并发症的发生，避免其功能进一步损害，同时也可促进原发病的恢复。

4. 老年病和老年人 各种老年病伴有功能障碍者都是康复医学的诊疗对象。由于年老体弱、功能障碍，患者生活质量受到严重影响，行动上常有不同程度的限制。为使他们能参加力所能及的活动，提高生活质量，康复治疗和护理需给予帮助。

5. 心理障碍患者 目前人们对心理健康重要性的认识逐渐加深，越来越多的心理疾病患者需要进行正规、系统的康复治疗，如抑郁症、自闭症、强迫症等患者都需要康复医疗的介入，以促进全面康复。

二、康复护理的特点、原则、目标和内容

（一）康复护理的特点

康复护理针对病、伤、残者的功能障碍，以提高功能水平为主线，以整体的人为对象，以提高生活质量、最终回归社会为目标，是护理人员在康复过程中为克服残疾、残障者的身心障碍而进行的护理活动。护理方式是在给患者以心理支持下，进行指导、训练，教会他们如何从被动地接受他人的照料，过渡到自我照顾日常生活。

1. 变被动护理为主动护理 由于病、伤、残者多有不同程度的功能障碍，且多数患者的功能障碍较重，常严重地影响其日常生活活动和就业能力，这就决定了他们对他人或对辅助物品有较大的依赖性，严重地妨碍了患者的独立，同时也加大了患者的经济负担。因此，康复护理的目标必须是尽量通过教育和训练，使患者由被动地接受他人的护理变为自己照顾自己的自我护理。

2. 同时考虑住院康复与出院康复 一般普通医院中的患者，其功能障碍大多是暂时性的，随着短暂的住院期的结束，他们的功能障碍基本可以消失。但康复医疗机构里的患者，其功能障碍存在时间较长，常常是数月、数年，甚至终生，这就决定了康复护理的长期性和延伸性。因此，康复护理不但要关心患者在住院期间的护理，而且要为患者出院后回归家庭或社会后的护理制订长远计划。

3. 是多种康复治疗在病房的延续 康复患者的功能障碍常常是多样的，需要运动疗法、作业疗法、言语治疗、心理疗法、假肢和矫形器的装配与使用等多种治疗和处理。其中作业疗法中的 ADL 训练，本身就是康复护理的内容之一；在运动疗法方面，使用轮椅、挂拐步行等，同样需要在病房中进行训练，需要康复护士的协助完成；在言语疗法方面，利用交流画板和言语困难的患者交流也是护士所必须掌握的；由于患者的心理障碍比一般患者严重，作为康复护理人员，对于简单的支持性心理疗法，如指导、解释等也应当掌握。此外，加上功能恢复训练需要经常不断地进行，患者每天在治疗室的时间毕竟是短暂的，对于功能恢复来说，远远不够。因此，上述治疗的一些较为简单的方式方法，就应当在病房继续进行，这些都需要康复护士给予指导和帮助。所以说，康复护理是多种康复治疗在病房的延续。

（二）康复护理的目标

康复护理的目标是使残疾者（或患者）的残存功能和能力得到恢复，重建患者身心平衡，最大限度地恢复其生活自理能力（重获独立生活能力，是康复的首要目标，ADL 或生活自理能力的提高是临床康复成功的重要标志），以平等的资格重返社会。以往康复治疗主要局限于物理疗法、作业疗法等体能方面的训练，社会适应能力的恢复及潜在的就业能力的恢复往往被忽视，甚至被忽略，患者和家属也多仅满足于患者能够生活自理。虽然生活自理能力的恢复为社会适应能力和就业能力的恢复奠定了基础，但是只有生活自理能力、社会适应能力和就业能力全面恢复，才能最终使患者回归社会，达到全面康复的目标。康复护理就是为了达到这一目标和康复协作组成员一同开展工作。

（三）康复护理的原则

1. 积极参与是康复护理的特点之一 康复护理侧重"自我护理"和"协同护理"，即在病情允许的条件下，通过耐心的引导、鼓励、帮助和训练残疾患者，充分发挥其潜能，使他们部分或全部地照顾自己，同时鼓励家属参与，以使患者适应新的生活，为重返社会创造条件。

2. 功能训练贯穿康复护理的始终 护理人员应了解患者残存功能的性质、程度、范围，在总体康复治疗计划下，结合护理工作的特点，坚持不懈、持之以恒地对患者进行康复功能训练，从而促进其功能的早日恢复。

3. 重视心理护理　只有当患者正视疾病，摆脱了悲观情绪，建立起生活的信心，才能使患者心理、精神处于良好状态，有效地安排各种功能训练和治疗，使各种康复措施为患者所接受。

4. 协作是取得良好效果的关键　康复护理人员应充分地与康复治疗小组的其他成员合作，保持经常性的联系，严格执行康复治疗、护理计划，共同实施对患者的康复指导，对患者进行临床护理和预防保健护理，更重要的是，注重患者的整体康复，促使其早日回归社会。

（四）康复护理的程序和内容

1. 康复护理的程序　收集资料、建立护理档案、初次护理评估→提出患者功能障碍和护理问题所在→制订康复护理目标和计划→实施康复护理措施→再次康复护理评估、修改康复护理方案→出院前康复护理评估、提出出院指导。康复护理与一般临床护理相同，但不同的是，患者入院前要做好准备，包括病房环境的要求、物品准备的指导等；患者住院后要与患者及其家属进行详细面谈，了解患者功能障碍的情况以及情绪、想法、顾虑等心理状态，婚姻家庭问题，社会问题，患者的希望和要求等。因此在进行"护患"交谈时，除自我介绍、病房环境设施介绍、病房各项制度介绍等常规的内容以外，应重点向患者及其家属了解上述情况；要对患者的功能障碍情况进行详细的初期、中期和后期的评定。在制订计划时，不仅应当制订住院期间的计划，还应考虑患者回到家庭和社会后的问题。

2. 康复护理的内容　康复护理作为一种概念和指导思想，必须渗透到整个护理系统（包括预防、早期识别、门诊、住院和出院后患者的护理计划）中去。把独立生活、提高生活质量作为康复护理的主要目标。

（1）评价患者的残疾情况　内容包括患者失去的和残存的功能、康复训练指导过程中残疾程度的变化和功能恢复的情况，认真做好记录，并向其他康复医疗人员提供信息，在综合康复治疗中起到协调作用，有利于康复治疗的实施。

（2）预防继发性残疾和并发症　协助和指导长期卧床或瘫痪患者的康复。如适当的体位变化，良好肢位的放置，体位转移技术，呼吸功能、排泄功能、关节活动能力及肌力训练等技术。以预防压疮，预防消化道、呼吸道、泌尿系感染，预防关节畸形及肌肉萎缩等并发症。

（3）功能训练的护理　学习和掌握综合治疗计划中各种有关的功能训练技术与方法，有利于评价康复效果，配合康复医师和其他康复技术人员对患者进行康复评定和残存功能的强化训练，协调康复治疗计划的安排，并使病房的康复护理工作成为康复治疗的重要内容之一。例如，对于言语障碍者，在言语治疗师集中训练以外，护理人员应多与患者交谈，鼓励患者与他人交流，巩固和提高言语训练的效果。

（4）ADL 的训练　根据患者的功能状态对日常用具进行改造，以提高患者的日常生活自理能力。指导患者在床上进行一些比较简单的功能训练。

（5）心理护理　针对残疾者比一般护理对象心理复杂的特点，通过护士与患者的密切接触，观察他们在各种状态下的情绪变化，了解患者的希望和忧虑等心理状况，并对其进行记录。经常分析和掌握他们不同时期的心理动态，对已发生或可能发生的各种心理障碍和异常行为，进行耐心细致的心理护理。通过良好的语言、态度、仪表、行为去影响患者，帮助他们改变异常的心理和行为，正视疾病与残疾。

（6）常见并发症的护理　如压疮、神经源性膀胱、关节挛缩等并发症，其处理是复杂而细致的，是康复护士必须严格处理的问题。

（7）假肢、矫形器、自助器、步行器的使用指导及训练　康复护士必须熟悉和掌握其性能、使用方法和注意事项，根据不同功能障碍指导患者选用合适的支具、如何利用支具进行功能训练、如何在日常生活中使用支具及相应的功能训练方法。

（8）康复患者的营养护理 在日常护理工作中注意观察，了解患者的营养状况，有无饮水呛咳、误吸等，及时发现患者可能存在的功能障碍。根据患者疾病、体质或伤残过程中营养状况的改变情况，判断造成营养缺乏的不同原因、类型，并结合康复功能训练中基本的营养需求，制订适宜的营养护理计划，应包括有效营养成分的补充、协助患者进食、指导饮食动作、训练进食、配合治疗的实施和训练吞咽功能，使康复患者的营养得到保障。

（9）患者出院前阶段的康复护理 ①康复护理效果的最后评定：患者的 ADL 较入院时提高的程度，生活自理能力的现状，自我主动护理的主观能动性，掌握了哪些 ADL 基本技能，哪些仍需进一步指导和训练，目前的心理状态，患者及其家属对自我健康管理的了解情况，患者回归家庭或社会尚存在什么困难和问题，回归家庭的康复护理计划及对存在问题的建议等。②对患者的自我保健教育：如皮肤护理和压疮的预防，神经源性膀胱的自我处理，排便的管理，预防呼吸道、泌尿系等感染的措施，肢体关节活动度及残存肌力的简单训练和 ADL 的训练，各种矫形器的保管、养护方法等，烫伤、冻伤、跌倒等意外伤害的预防，营养摄取的相关知识，定期复查的必要性等。③对家属的指导：患者往往要带着不同程度的功能障碍出院，以后的康复计划需要家庭成员的参与和指导。

（10）出院后家庭康复护理计划的制订和指导 出院后应从精神、饮食、排泄、ADL 训练等方面给予管理和指导。如指导患者掌握对各种并发症的预防措施、预防本身疾病复发的措施、各种安全措施、保持个人清洁卫生的措施、适宜的营养摄取计划，告诉患者训练应持之以恒，逐步地参与社会活动，并告诉其发生意外情况时与医院联络的方法。

⊕ 知识链接

康复护理与临床护理异同

1. 相同点

（1）基础护理 康复护理首先应完成基础护理的内容。

（2）执行医嘱 准确地执行康复医嘱，这是完成康复医疗计划的保证。

（3）观察病情 严密观察患者病情和残疾的动态变化以及康复医疗效果，并及时向康复医生反映真实情况。

2. 不同点

（1）护理对象 康复医疗主要对象是残疾者和慢性病患者，他们存在各种功能障碍，给护理工作提出了特殊要求，护理人员要为患者多方面服务。

（2）护理目的 完成一般护理外，还要预防残疾进展，减轻残疾程度。

（3）护理内容 除完成一般护理内容之外，还要观察患者残疾情况及康复训练过程中残疾程度的变化，并做好记录，向有关人员报告。预防继发残疾和并发症。学习和掌握各种训练技术，配合康复医师和其他康复人员对残疾者进行功能评价和功能训练。训练患者进行"自我护理"，帮助患者进行心理护理。

（4）病房管理 康复病房不但是治疗疾病的场所，也是进行功能训练的地方，对设施和环境的要求与一般病房也有区别。

三、康复护理专业技术

（1）正确体位的摆放。

（2）体位转移技术。掌握对不同性质、程度和类别的残疾者采取不同的体位处理及体位转移技术。

（3）呼吸功能和体位排痰训练。

（4）吞咽技能训练与饮食指导。

（5）膀胱护理技术。目的是维持膀胱正常的收缩和舒张功能，重新训练反射性膀胱。必须注意的是，在无严重输尿管膀胱反流且泌尿系感染得到控制时，才能进行此训练。方法：留置导尿管法、间歇导尿法、清洁导尿术。

（6）皮肤护理技术。

（7）肠道护理措施。

（8）关节活动度的练习。有主动运动、被动运动、助力运动以及关节功能牵引法，可根据情况，选用适合的关节活动练习。

（9）沟通技术。康复护士应注重沟通技术和技巧的培养，这是康复护理中的重要内容。康复医学面对的主要对象是各种功能障碍的患者，如卒中后抑郁、脑外伤后精神障碍、失语症、痴呆等患者，面对这类疾病的患者及家属，护士需掌握良好的沟通技术，向患者解释病情，了解患者及家属的需求，做好医生和患者之间的桥梁。

（10）心理护理技术。

（11）放松训练技术。

（12）日常生活活动训练。包括饮食、洗漱、更衣、个人卫生和家务劳动及室外活动等，是康复护理工作的重要内容。

（13）体位训练。开始时先将床头摇起30°~60°，如无头晕、眼花、恶心、面色苍白、出汗等症状，1周内可以坐起。最初由他人辅助坐起，以后患者借助绳带（宽12~18cm，分三头缚在床尾）坐起，患侧予以支撑，1周后能坐稳，可两腿下垂坐在床边，再1周后可下地坐椅子。

（14）各种康复操和医疗体操。医疗体操主要是肌力训练，对未瘫痪的肌肉施以充分的训练，着重于肩、背部和上肢的肌肉，最多采用的是徒手体操，还有利用哑铃、弹簧等进行抗阻力练习。体操每天2次，每次10~15分钟，以后逐渐增加下列练习，每次练习时间可加至30~60分钟（视患者体力和健康状况而定）。练习方法：在俯卧位下发展背肌力量的练习；在俯卧位下运动躯体的练习；在四肢着地体位下用两短腋杖活动的练习；坐起训练，坐位平衡练习；离开床，坐在椅子上扶双杠支撑身体的练习；用两手帮助，从地上爬起并坐到不同高度椅子上的练习；垫上体操等。

（15）假肢、矫形器、辅助器具的使用指导及训练技术。康复护士必须熟悉和掌握其性能、使用方法和注意事项，才能做好指导和训练工作。

（16）康复综合治疗计划的有关技术。康复护士只有康复护理的知识是不够的，还必须学习和掌握并能实际应用运动疗法、作业疗法、心理疗法、言语矫治等方面的知识。

四、社区康复护理

（一）社区康复的发展背景

1976年，WHO提出了一种新的、有效的、经济的康复服务模式，即社区康复（community - based rehabilitation），以扩大康复服务的覆盖面，使发展中国家广大的伤、病、残者也能享有康复服务。

社区康复是指在社区的层面上采取的康复措施，这些措施是利用和依靠社区的人力资源而实施的，包括依靠有病损、弱能、残障的人员本身，以及他们所在的家庭和社区。

社区康复是以社区为基地，以解决广大残疾人的康复需求为前提，以政府支持和社会各界合作为保障，以实用康复技术为训练手段，积极动员残疾人及其家属参与，已形成国际化发展的趋势。因此，社区康复已经进入一个多元化、快速发展的新阶段。

（二）社区康复的目标和内容

1. 社区康复的目标　将康复技术服务落实到伤、病、残者所生活的社区和家庭。

（1）使残疾人和慢性病、老年病患者的身心得到康复，通过全面的康复训练，给予辅助用具和用品，使残疾人日常生活活动能够自理，能够在住所周围活动（包括步行或用轮椅代步），能够与人相互沟通和交流。

（2）使残疾人在社会上能享受均等的机会，主要是指平等地享受入学和就业机会，学龄残疾儿童能上学，青壮年残疾人在力所能及的范围内能就业。

（3）使残疾人能融入社会，不受歧视、孤立和隔离，不与社会脱离，并能得到必要的方便条件和支持以参加社会生活。

2. 社区康复的工作内容

（1）残疾的预防和普查　残疾人是社区康复主要的服务对象，应依靠社区的力量，落实各项有关措施，预防残疾的发生。对全社区范围进行调查，了解并掌握本社区残疾人的情况，为制订康复计划提供资料。

（2）康复技术服务　为伤、病、残者提供诊断、功能评定、康复治疗、康复护理、家庭康复指导、心理辅导、职业康复等服务。

（3）康复教育　在社区康复中，对提供康复服务的人员进行培训，同时要求社区内的伤、病、残者组成互助小组，对小组内成员进行康复教育，使得伤、病、残者参与到社区康复中，既作为康复服务的接受者，也是康复服务的提供者。

（4）转介服务　对于在社区内解决有困难的问题，需要及时转诊；对于一些简单的康复技术也应由上面下传，使社区内提供服务的人员能够掌握；社区康复中有很多问题是需要政府、社会共同参与解决的，如就业、教育、养老等。

（三）社区康复护理

患者在医院内的康复仅是患者康复医疗的一个短暂阶段，大部分的伤、病、残者都需要长期的康复服务，这些是不可能全部在医院内完成的。社区康复护理则能够延续到社区和家庭，为患者提供后续的康复服务。

在患者出院回到社区后，康复护理针对不同疾病恢复阶段的需要，指导患者及家属根据不同的病情和体质，采取必要的护理措施，对常见的压疮、呼吸系统、泌尿系统、骨关节系统等的并发症进行预防，指导对家庭、社区环境进行改造，以适应患者功能的变化。

第三节　康复护理学的理论基础

PPT

一、神经生理学基础

在20世纪30年代初，Bethe A. 首先报道并提出了"可塑性假说"。在20世纪60年代后期，Luria 就提出了再训练理论（relearning theory）。所谓可塑性，是指生命机体适应发生了变化和应付生活中危险的能力，是生命机体共同具备的现象，也是中枢神经系统在受到打击后重新组织以保持适当功能的基础。而脑可塑性是指脑有适应能力，不是由于再生，而是在结构和功能上修改自身，以适应损伤后的客观现实。

⊕ **知识链接**

卒中患者的神经可塑性研究

1958年，Paul Bach - Y - Rita 教授的父亲 Pedro 罹患脑梗死，致使其一侧肢体瘫痪、言语不能，而 Paul 的哥哥 George Bach - Y - Rita 是一个心理学家，他成功的治疗使得 Pedro 达到了生活自理，而在当时的医生看来这一切是难以置信的。当 Pedro 逝世后，Paul 解剖了父亲的脑，发现他的脑干部位遭受了严重的损害，而局部在卒中后并没有自行修复。他认为父亲功能上如此迅速地恢复提示脑进行了重组，为脑可塑性提供了依据。

中枢神经系统作为机体的重要调整体系，其自身结构和功能具有随着内外环境变化而不断地修饰和重组的能力，称为中枢神经系统的可塑性（plasticity），它包括神经元之间变化的潜在性和重组自我修复性的所有机制。可塑现象可用来解释学习过程和损伤修补过程。如反复的技巧训练可使大脑皮层产生短暂或永久记忆、掌握动作。康复训练可使脑血管病后的偏瘫症状得到改善以致消失，可被视为脑可塑性的典型表现。我们可从神经解剖学、生理学、分子生物学的角度来了解这种机制和影响可塑性的因素（图1-1）。总体而言，中枢神经的可塑性主要取决于两大类因素，即功能修复与内外界因素。

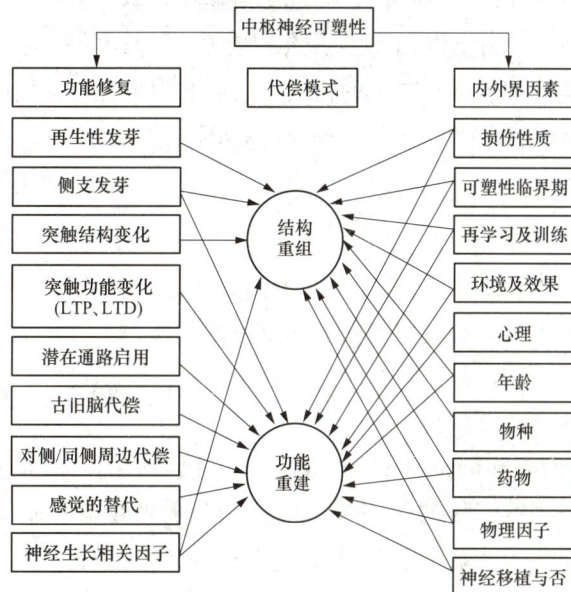

图1-1 中枢神经系统可塑性的代偿机制和影响因素

（一）功能修复

中枢神经损伤后的功能修复涉及相关脑区域或核团、神经元内结构和突触水平的改变。所谓"功能修复"主要表现为"替代"和"重获"。"替代"是指神经系统利用剩余的或其他的感觉传入或运动模式来替换已损坏的部分，而使功能得到恢复。"重获"是指通过启用解剖上多余的神经结构使机体重新获得已丧失的功能。

1. 神经发芽 包括再生性发芽（regenerating sprouting）和侧支发芽（lateral sprouting）。

（1）再生发芽 是消失的神经突触本身的重新生成过程，在中枢神经系统中较少见。

（2）侧支发芽 是指正常神经细胞的树突或轴突向侧方受损伤的神经细胞生长新芽，以修复神经损伤、恢复神经功能的过程。侧支发芽构成了中枢性损伤功能恢复的形态学变化，反映了功能代偿或再建的解剖学基础，它的类型可能有 3 种：旁侧发芽、终端发芽、突触性发芽。

2. 突触的可塑性　是建立在分子水平可塑性的基础上的，它涉及神经末梢的去极化程度、突触的运动频率、突触前膜内钙离子浓度以及外在因素的调节等。突触可塑性包括突触结构和功能上的变化，失去神经支配的肌肉的兴奋性异常增高，或者失去传入神经结构后，突触后膜对特定的神经递质的反应增强，都可使细胞膜上的受体增多，传出系统的敏感性增强，此现象称为失神经过敏（denervated supersensitivity，DS）。有学者认为，失神经过敏可保持失神经组织的兴奋性，减少变性；与效应器接受新的前神经纤维的支配、新突触的形成有关。

3. 神经网络功能的变通性　指神经系统利用新的功能模式替代已经损失的功能，从而能够使整个运作程序仍处于有效状态的特征。它包括潜在通路的启用、古旧脑的代偿、对侧或同侧周边代偿、不同感觉神经之间的功能替代等。

4. 与神经生长发育相关的生物因子作用　生物体内促进和抑制神经生长的两类生物因子共同作用于机体，对神经系统产生综合性效应。

（1）神经营养因子（neurotrophic factor）　具有保护、促进神经正常生长发育的作用。近年来，人们应用神经营养因子开发出多种生物制剂，在临床治疗中枢神经损伤方面发挥了重要作用。如神经生长因子、神经节苷脂、胶质细胞源性生长因子、睫状节神经营养因子、神经营养因子 -3 等，具有一定的促进轴突生长、保护神经元、防止凋亡的作用，促进受损神经功能的恢复。

（2）抑制神经生长的因子　大量研究发现，成年动物中枢神经的轴突只能够在周围神经移植物中再生，提示中枢神经系统中含有抑制神经再生的物质，它们对中枢神经损伤后的修复具有负面影响。如人神经生长抑制因子（neuronal growth inhibitory factor，NGIF）可间接作用于中枢神经系统内环境，抑制神经的再生。

（二）内外界因素

1. 损伤的性质　神经组织损伤的原因、性质、范围、部位、发展趋势等是决定机体预后的重要因素。如大面积脑梗死的患者，梗死面积越大，功能恢复越差；脑手术时，脑组织切除区域大者更不易恢复；重复的损伤比一次性伤害更难恢复；脑肿瘤的发展属于慢性损伤过程，中枢神经系统很难对其进行有效的调整，故功能障碍表现会逐渐加重。

2. 可塑性临界期（borderline phase of plasticity）　脑损伤后的功能修复过程中，损伤早期是脑功能代偿的"敏感期"，此期若进行积极的学习训练，脑功能恢复效果明显。若在此期仅行单纯卧床制动，采用不科学的动作模式训练，或缺少正确的康复对策，都会延误病情，导致异常运动模式。脑卒中发病后第 3 天即可出现神经的可塑性变化，发病后 1～3 个月的可塑性变化尤为显著，此时进行积极的康复训练可起到事半功倍的效果。

3. 再学习及训练（relearning and training）的作用　脑损伤后功能的修复是一个中枢神经系统再学习、再适应的过程。如运动训练作为一种外界刺激可发出各种信息作用于机体，经过相关中枢的重组后，会使机体逐渐形成一个新的行为模式。动物实验充分体现出再学习及训练的重要性，人为损伤若干猴子的大脑后将其分为相同的两组，对一组从次日开始进行积极的关节活动和移动训练，猴子很快改善了运动功能，而饲养放置且不训练组的猴子多数死于肌挛缩和压疮。突触使用的频率越高，突触效率也就越高，所以突触记忆需要反复训练、学习才能形成。如脑血管病恢复期（发病 3 个月后）的中枢神经可塑性不如早期敏感，此期的反复训练显得尤为重要。

4. 环境及效果（environment and effect）　良好的康复治疗环境有助于身心障碍的康复，现在人们提出"丰富环境"的概念，它包括良好的医疗、家庭和社会环境。在给小鼠施以实验性脑梗死后，分成环境复杂组与普通组，分笼饲养，前者运动功能恢复更好，甚至将小鼠推迟 15 天放入环境复杂笼饲养，其功能恢复也优于后者。

5. 心理素质（psychological diathesis） 具有战胜残疾、争取自立的良好心理素质的患者，更能够乐观面对现实，恢复效果更好。

6. 年龄（age） 同样部位的损伤，年龄越小可塑性越好。有人认为这是由于成熟个体突触的数量多，其生长能力相对小。如将幼猫和成年猫的胸段脊髓切断，前者经过以后的发育，其后肢仍有较好的运动协调能力；而后者则持续行走困难。年幼个体也有不利的方面，如幼儿左半球损伤后，不仅出现运动、语言障碍，而且易伴有严重的智力和知觉缺陷。

7. 物种（species） 在物种的进化过程中，低等物种结构的重组性占优势，更容易形成神经间的联系。

8. 药物（medicine） 临床上使用的急性中枢性神经损伤药物，能够改善神经的营养状态，减少其变性，具有保护脑细胞的作用。另外，各种营养因子的生物制剂的应用，能促进神经的生长，有利于损伤神经纤维的修复。

9. 物理因子（physical factor） 某些物理因子具有加快轴突生长速度的作用。有报道称，30～100mV/mm 梯度的恒定磁场能促进中枢神经损伤的恢复，经颅磁刺激可能促进周围神经再生。

10. 神经移植（nerve grafting）与否 人们早已开始脑组织移植的研究，但是对于移植的神经组织能否发挥原有组织的功能以及能否长期存活的问题目前尚未解决。近年来，脑组织中神经干细胞移植、神经干细胞定向诱导分化调控的研究备受重视。神经干细胞可以通过分裂产生相同的神经干细胞，并进一步分化为成熟细胞，神经干细胞的移植有可能影响神经系统的可塑性。

二、人体发育学基础

发育学（development science）是研究事物发生发展及其变化规律的科学，研究对象是伴随时间过程而发生变化的物体。人体发育学属于发育科学的分支领域，是一门新的学科，是研究人体发生、发育全过程及其变化规律的科学，包括对人生各个阶段的生理功能、心理功能、社会功能等方面的研究。其研究包括人体的发生、发育、成熟及衰退这一人生轨迹的全过程。

人的生长发育是指从受精卵到成人的成熟过程。生长和发育是儿童不同于成人的重要特点。其包括以下 3 个概念：①生长（growth），是指儿童身体器官、系统和身体形态上的变化，以身高（身长）、体重、头围、胸围等体格测量表示，是量的增加；②发育（development），是指细胞、组织和器官的分化与功能成熟，主要指一系列生理、心理和社会功能发育，重点涉及儿童的感知发育、思维发育、语言发育、人格发育和学习能力的发育等，是质的改变；③成熟（maturation），是指生命体的结构和功能成为稳定的、完全发育状态，心理学的成熟是指内在自我调节机制的完成和完善状态。

（一）正常发育规律

人的生长发育具有连续、渐进的特点。在这一过程中随着人体量和质的变化，形成了不同的发育阶段。根据各阶段的特点可将人生全过程划分为 8 个年龄阶段：胎儿期、新生儿期、婴儿期、幼儿期、学龄前期、学龄期、青春期和成人期。

1. 胎儿期 从受精卵形成至胎儿娩出前为胎儿期，共 40 周，胎儿的周龄即胎龄。此期是个体出生前身体结构和机能在母体子宫内发育的重要时期，其影响是长期的，对整个一生有着重要意义。

2. 新生儿期 自胎儿娩出脐带结扎至生后 28 天为新生儿期，此期实际包含在婴儿期内。主要特征：①适应子宫外生活的生理学特征；②适应独立生活的行为学特征及觉醒状态的调节；③与外界环境和人相互作用的特征。

3. 婴儿期　自胎儿娩出脐带结扎至1周岁之前为婴儿期。此期是小儿生长发育最迅速的时期。主要特征：①感觉和运动功能迅速发育；②言语功能的发育，从出生时就能发出哭叫之声，到1岁末时大部分婴儿能说几个有意义的词；③开始产生最初的思维过程，自我意识萌芽，情绪有所发展；④可以接受大小便控制训练。

4. 幼儿期　自1周岁至满3周岁之前为幼儿期。主要特征：①体格发育速度较前稍减慢；②智能发育迅速；③开始会走，活动范围渐广，接触社会事物渐多；④语言、思维和社交能力的发育日渐增速；⑤消化系统功能仍不完善，营养的需求量仍然相对较高；⑥对于危险事物的识别能力和自身保护能力有限，意外伤害的发生率较高。

5. 学龄前期　自3周岁至6~7岁入小学前为学龄前期。主要特征：①体格发育处于稳步增长状态；②各类感觉功能已渐趋完善；③智能发育更加迅速；④可用语言表达自己的思维和感情，思维活动主要是直观形象活动；⑤神经系统兴奋过程占优势；⑥与同龄儿童和社会事物有了广泛的接触；⑦对自己的性别初步有所认识。

6. 学龄期　自入小学前即6~7岁开始至青春期前为学龄期。主要特征：①体格生长速度相对缓慢，除生殖器官外各器官系统外形均已接近成人；②认知功能继续发展，智能发育更加成熟；③思维过程开始由具体形象思维向抽象逻辑思维过渡；④情感的广度、深度和稳定性都较前提高；⑤意志方面开始有了一定程度的自觉性、坚持性和自制力，但还很不稳定；⑥个性逐渐形成，性格特征也开始显露。

7. 青春期　一般从10~20岁，女孩的青春期开始年龄和结束年龄都比男孩早2年左右。主要特征：①体格生长发育再次加速，出现第二次高峰（peak height velocity，PHV）；②生殖系统发育加速并渐趋成熟；③认知功能继续发展，思维活动已能摆脱具体事物的束缚，进入抽象逻辑思维的阶段；④个性的形成，自我探索、自我发现和个人价值观念的形成，人生观和世界观的形成；⑤随着性的成熟、身材的变化和第二性征的出现，心理上发生变化。

8. 成人期　18岁以后为成人期，又分为青年期（18~25岁）、成年期（25~60岁）和老年期（60岁以后），是人生过程中最为漫长的时期。主要特征：①青年期的发育基本成熟，功能最强但不够稳定；②成年期的生理功能逐渐衰退并出现更年期，心理功能相对稳定，承担最为重要的社会角色；③老年期的生理功能与心理功能全面衰退，社会功能减弱，直至生命结束。

（二）儿童的生长发育

儿童的生长发育一般遵循以下规律。

（1）生长发育的连续性和阶段性。

（2）生长发育的不均衡性。

（3）生长发育遵循由上到下、由近到远、由粗到细、由低级到高级、由简单到复杂的规律。

（4）生长发育的个体差异。

（5）受性激素等因素影响，青春期体格生长出现第二次高峰，有明显的性别差异。

（三）异常发育

1. 运动功能障碍　可由于先天因素及后天因素所导致的与运动功能有关的神经系统、运动系统损伤所致。包括：①先天性运动功能障碍；②后天性运动功能障碍；③脑性瘫痪。

2. 行为障碍或异常　包括：①生物功能行为问题；②运动行为问题；③社会行为问题；④性格行为问题；⑤语言障碍；⑥注意缺陷多动障碍（attention deficit hyperactivity disorder，ADHD）。

3. 言语和语言障碍（speech and language disorder）　又称言语和交流障碍（speech and communication disorder），是学龄前儿童中常见的一种发育障碍，可以影响以后的阅读和书写，因此应早期发现、早期干预和治疗。

4. 学习障碍（learning disabilities，LD）　属于特殊障碍，是指在获得和运用听、说、读、写、计算、推理等特殊技能上有明显困难，并表现有相应的多种障碍综合征。临床上常把由于各种原因引起的学业失败统称学习困难。

5. 精神发育迟滞（mental deficiency）　也可称为精神发育不全，智力损伤发生在发育时期，智力功能明显低于一般水平以及对社会环境日常要求的适应能力有明显损害。

6. 孤独症（autism）　又称自闭症，是一组终生性、固定性、具有异常行为特征的广泛性发育障碍性疾病，指起病于婴幼儿期，具有社会交往、语言沟通和认知功能特定性发育迟缓和偏离为特征的精神障碍。本病男童多见，未经特殊教育和治疗的多数儿童预后不佳。

7. 重症身心发育障碍　是指同时具有运动和智力发育障碍且均呈重度者，难以完成具有功能的动作，精神发育迟滞表现为"痴呆"。在家庭看护困难，在康复设施中不能接受集体生活指导。

三、运动学基础

（一）运动学相关概念

1. 杠杆作用相关名词

（1）支点（F）　是指杠杆绕着转动的轴心点，在肢体杠杆上关节的运动中心。

（2）力点（E）　是指动力作用点，在骨杠杆上力点是肌肉的附着点。

（3）阻力点（W）　是指阻力在杠杆上的作用点，是指运动节段的重力、运动器械的重力、摩擦力或弹力、拮抗肌的张力，以及韧带、筋膜的抗牵拉力等所造成的阻力。一个杠杆系统中的阻力作用点只有一个，即全部阻力的合力作用点。

（4）力臂（d）　从支点到动力作用线的垂直距离。

（5）阻力臂（d_w）　从支点到阻力作用线的垂直距离。

（6）力矩（M）　表示力对物体转动作用大小的物理量，是力和力臂的乘积，即 $M = E \times d$。

（7）阻力矩（M_w）　阻力和阻力臂的乘积为阻力矩，即 $M_w = W \times d_w$。力矩和阻力矩的作用方向一律用"顺时针方向"和"逆时针方向"来表示。习惯上把顺时针方向的力矩规定为正力矩，逆时针方向的力矩规定为负力矩。

2. 杠杆的分类　根据杠杆上 3 个点（力点、支点、阻力点）的不同位置关系，可将杠杆分成 3 类。

（1）平衡杠杆　特征是支点在力点与阻力点中间，如天平和跷跷板均属于此类杠杆。人体中，可见肱三头肌作用于鹰嘴产生伸肘动作的例子；又如头颅与脊柱的联结，支点位于寰枕关节的额状轴上，力点（斜方肌、肩胛提肌、头夹肌、头半棘肌、头最长肌等的作用点）在支点的后方，阻力点（头的重心）位于支点的前方（图 1-2）。此类杠杆的支点靠近力点时可增大运动速度和幅度，支点靠近阻力点时可省力，其主要作用是传递动力和保持平衡，故称平衡杠杆。

（2）省力杠杆　特征是阻力点在力点和支点之间，如一根一端支在地上，向上撬动重物的棍棒。在人体上，站立位提脚跟时，以跖趾关节为支点，小腿三头肌以粗大的跟腱附着于跟骨上的支点为力点，人体重力通过距骨体形成的阻力点，位于跟骨与距骨构成的杠杆中，位于支点和力点之间。这类杠杆力臂始终大于阻力臂，可用较小的力来克服较大的阻力，故称省力杠杆（图 1-3）。

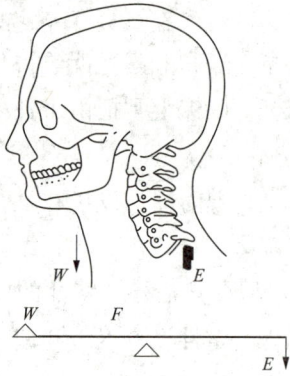

图 1-2　第 1 类杠杆（平衡杠杆）

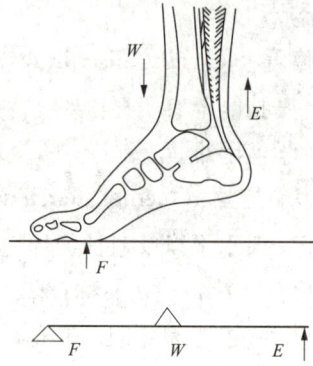

图 1-3　第 2 类杠杆（省力杠杆）

W：重量，重（阻力）点；E：力，力点；F：支点

（3）速度杠杆　特征是力点在阻力点和支点之间，类似于使用镊子。此类杠杆在人体最为普遍，如肱二头肌收缩屈起前臂的动作，支点在肘关节中心，力点（肱二头肌在桡骨粗隆上的止点）在支点和阻力点（手及所持重物的重心）的中间（图 1-4）。此类杠杆因力臂始终小于阻力臂，力必须大于阻力才能引起运动，故不能省力，但可使阻力点获得较大的运动速度和幅度，故称速度杠杆。

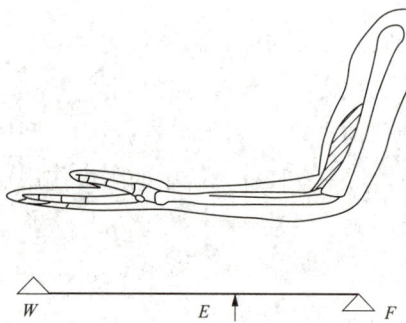

3. 杠杆原理在康复护理中的应用

（1）省力　用较小的力去克服较大阻力，就要缩短阻力臂或使力臂增长，从而增大力矩或减小阻力矩。在人体杠杆中肌肉拉力的力臂一般都很短，人体有一些补偿机制可以使其增大，利用籽骨能增长力臂，如髌骨延长了股四头肌的力臂。活动多、肌肉强壮的人，其骨骼上的粗隆、结节也较明显，这说明运动锻炼不仅能增强肌力，而且能通过增大力臂来增加力矩。缩短阻力臂同样能够省力，如提重物时，重物越靠近身体越省力。

图 1-4　第 3 类杠杆（速度杠杆）

W：重量，重（阻力）点；E：力，力点；F：支点

（2）获得速度　许多动作不要求省力，而要求获得较大的运动速度和运动幅度，如投掷物体、踢球、挥手拍击球等。为使阻力点移动距离和速度增大，就要增长阻力臂和缩短力臂。人体杠杆中大多数虽是第 3 类杠杆，有利于获得速度，但在运动中为了获得更大速度，常需使几个关节组成一个长的杠杆臂，这就要求肢体伸展，如掷铁饼时，就先要伸展手臂。有时甚至要附加延长阻力臂，如利用击球棒和球拍来延长阻力臂。

（3）防止损伤　从上述杠杆原理可知第 3 类杠杆不利于负重和负荷，人体肌肉杠杆大多数属于第 3 类杠杆，因而阻力过大易引起运动杠杆各环节，特别是其力点（肌肉止点 - 肌腱系统）、支点以及关节的损伤。为保护运动杠杆，除通过锻炼增强肌肉系统外，还应适当控制阻力及阻力矩的大小。

在康复护理中，指导患者应用符合功能解剖和力学原则的康复训练方式、方法，才能合理运用人体内力与外力，最终达到功能恢复的治疗效果。

4. 肌肉收缩形式

（1）等长收缩（isometric contraction）　是指肌肉长度不变，张力改变，不产生关节活动，也称为静力收缩。等长收缩是固定体位与维持姿势时主要的肌肉运动形式，不产生运动作用，如半蹲位时的股四头肌收缩。等长收缩适用于早期康复，如肢体被固定或关节有炎症、肿胀，活动产生剧烈疼痛时。

（2）等张收缩（isotonic contraction）　是指肌肉张力不变但长度改变，产生关节活动的肌肉收缩。等张收缩又分为向心性收缩和离心性收缩。①向心性收缩，是指肌肉收缩时，肌肉两端附着点间的距离

缩短、接近，关节按需要进行屈曲。它的作用是促发主动肌收缩，是运动疗法最常用的肌肉活动和维持正常关节活动的主要形式。②离心性收缩，是指肌肉收缩时肌力低于阻力，肌肉两端附着点距离变长，原先缩短的肌肉逐渐延伸变长。其作用是促发拮抗肌收缩，以稳定关节、控制肢体坠落速度或肢体动作。

（3）等速收缩（isokinetic contraction） 是指整个运动过程中运动的角速度保持不变，而肌肉张力与长度一直在变化的一种运动方式。这种运动在自然运动情况下不存在，只有借助专用设备方能实现。

5. 运动形式 按照机体用力方式可将机体运动分为被动运动和主动运动，其中主动运动又分为助力主动运动、主动运动和主动抗阻运动。

（1）被动运动（passive movement） 是指完全依靠外力作用来帮助机体完成的运动。

（2）主动运动（active movement） 是指机体通过自身的肌肉收缩进行的运动。主动运动依据引起运动的力的不同可以分为以下3种：①助力主动运动，兼具主动运动和被动运动的特点；②主动运动，是由人体完全不依赖外力独立完成的运动；③主动抗阻运动，指肢体进行主动运动时对抗运动中施加于肢体一定阻力进行的运动，是增强肌力的最好方法。给予患者运动训练时一般采取被动运动、助力主动运动、主动运动、主动抗阻运动的顺序循序渐进，个体化调整运动量及运动强度。

（二）运动对各系统器官的作用

人体由运动系统、循环系统、呼吸系统、内分泌系统、消化系统、泌尿系统、神经系统、免疫系统等组成。培根说过"生命在于运动"，科学的体育锻炼对人体器官系统产生的良好影响是值得我们肯定的。但科学研究亦证明，运动对人体器官系统的影响具有双向效应，如果体育锻炼违背了客观规律，也会有害于人体健康。我们必须充分了解运动对人体各系统器官的影响，从而科学地指导患者进行有规律的运动。因此，生命在于科学的运动。

1. 改善骨骼、关节、肌肉系统功能，维持其形态 运动对维持骨的结构起着重要作用，运动可以维持骨代谢的正平衡，并可促使骨皮质增厚，使骨的网络结构排列更趋向于"受力型"。运动和早期负重是防止尿钙排出增多和局部脱钙最有效的方法。运动对维持软骨组织的营养也有重要作用，任何种类的关节运动都可对软骨产生"挤压"效应，使软骨细胞增加胶原纤维和氨基己糖的合成。此外，运动还可保持关节液的营养成分，从而对维护关节形态和功能起重要作用。骨的正常代谢主要依赖适宜的应力刺激（日常的加压与牵拉），它影响骨的形态和密度。运动对骨骼肌的影响相当明显，肢体固定一段时间后，可引起骨骼肌力量和耐力的下降，绝对卧床1周可使肌力减小20%，3~5周后可降至50%；制动2个月后肌容积将减少一半，最终导致肌肉萎缩。

2. 改善心血管系统功能，促进局部及全身血液循环 当持续运动数秒钟后，人的心血管系统就会出现复杂的功能调节。运动状态下，自主神经作用于血管平滑肌使之张力减弱，引起血管舒张，血流量增加，机体可从血液中摄取较多的氧来满足运动的需要。运动时心输出量的增加，保证肌肉、呼吸系统和全身脏器功能的需要。运动中肌肉的收缩可使静脉受挤压，使静脉系统中的血流量减少，一方面减少静脉血栓形成概率，另一方面保证了回心血量。

3. 改善呼吸系统功能 运动可将吸氧能力提高10%~20%，在一定的负荷量下运动时，随着运动的进行，吸氧量逐渐增高；当机体的运动达到稳定状态时，吸氧量也维持在相应水平；运动停止，吸氧量则缓慢下降并最终恢复到安静水平。若一段时期内逐渐增大运动量，通气量会随着需氧量的增加而增大。

4. 提高机体代谢能力，有助于内分泌系统及代谢性疾病的防治 运动时能量代谢、物质代谢均会发生变化。肌糖是运动中机体的主要能量来源，肌糖的分解随着运动方式、强度、时间，饮食条件，训练水平和周围环境的不同而变化，在一定强度的运动中，运动开始时肌糖的降解较快，以后随着时间的延长呈曲线变化，即运动强度越大，肌糖利用越多，可见适度运动能够降低血糖。研究表明，在最大吸氧量为40%的强度下运动时，脂肪酸的氧化约占肌肉能量来源的60%。同时，运动可提高脂肪组织的脂蛋白脂酶的活性，加速富有甘油三酯的乳糜和极低密度脂蛋白的分解，降低血浆甘油三酯、胆固醇、低密度脂蛋白和极低密度脂蛋白水平，提升高密度脂蛋白和载脂蛋白 A 的水平。

此外，内分泌系统协同神经系统控制和调节全身的运动和物质代谢，来完成运动和维持机体内环境的稳定。应急运动时，下丘脑生长激素释放因子分泌增多，促使垂体生长激素分泌增多，对非长期训练者增加较为明显。大多数报道认为，急性运动后血中儿茶酚胺浓度也会升高。轻微和中等强度运动时肾上腺素无明显变化，但剧烈运动时，血中肾上腺素可明显增加，极量运动时去甲肾上腺素可以升高 2 ~ 6 倍。研究发现，短时间的运动即可使血浆胰岛素浓度下降，当运动强度和持续时间增加时，血糖和血中胰岛素水平往往呈进行性下降，但是胰岛素浓度的大幅度下降常见于持续 2 ~ 3 小时的极量运动，运动后经 1 小时或更多时间可恢复到运动前水平。

5. 改善消化系统功能　大量研究证实，低强度运动对胃酸分泌或胃排空的影响较为轻微，随着运动强度的增加，胃酸分泌明显减少，中等至大强度运动可延缓胃的排空，此现象在过饱、高渗性饮食和高脂饮食时尤为明显。运动时肝血流量可下降 80% 以上，可使肝中谷丙转氨酶、碱性磷酸酶和胆红素升高。运动可增加脂肪代谢及胆汁的合成和排出，减少胆石症的发生。

6. 改善泌尿系统功能　运动可使肾血流量减少。在剧烈运动时，水分从血液中移至活动肌细胞中，导致组织缺水呈高渗性，体内水分又会因蒸发而丧失。当脱水进一步加重时，细胞内成为主要丧失水分的场所。尿排钾量在轻强度运动时稍增；短暂大强度运动时减少；剧烈运动后尿排钠量也会减少。长期卧床患者的肾血流量增加，排尿也相应增加。尿潴留、尿路感染、尿中排出钙磷增多是尿石形成的三大因素。

7. 提高神经系统调节能力及代偿机制　运动是由一系列条件反射所组成，正常动作是通过不断运动所形成和熟练的。不运动可使复杂的条件反射消退，从而使动作生疏甚至遗忘。当由于各种伤病导致肢体功能减弱或丧失时，人体会产生各种代偿功能，建立起新的条件反射来弥补肢体功能。

（1）自发形成的代偿功能　无须特殊的训练或适应而形成，如一侧肾切除，对侧肾即自动担负全身的排泄功能。

（2）非自发形成的代偿功能

1）需训练才能形成的代偿功能　如肌肉、神经移植术后，由于原来的功能状态已经改变，需要加以训练，才有可能产生需要的功能。

2）需进行有指导的训练或刻苦训练才能形成的代偿功能　如肢体残缺或偏瘫、截瘫后，必须通过系统训练，提高突触传导的效率，才有可能在病灶周围网状神经突触联系中形成新的传导通路，或者用健康肢体代替患病肢体的功能。这些功能只有通过不断强化，才能使条件反射建立得更加牢固，动作日渐完善。形成代偿功能的机制主要是源于中枢神经，特别是大脑皮质功能的可塑性。

8. 调整精神和心理因素，促进心身疾病恢复　对患者来说，如果对疾病的理解不够正确或对治疗丧失信心，则极易产生抑郁、悲观、失望等负面情绪，进而更加削弱人体的功能。而患者积极主动的锻炼却可以扭转上述消极影响。因为运动可反射性引起大脑皮质和丘脑、下丘脑部位兴奋性提高，多数研究认为在下丘脑边缘系统存在"愉快中枢"，运动时常表现为良好、愉快的情绪，再加上交感神经的营养性影响，可改变体内物质代谢过程。而下丘脑是调节内脏、内分泌活动的较高级中枢，对躯干活动亦有调节作用。此外，运动可使机体较好地适应各种应激因素，一方面因为运动可提高机体的反应能力，另一方面运动可提高垂体前叶 - 肾上腺皮质功能系统的功能，在应激反应中，该系统的功能起着极为重要的作用。通过对长期运动与心理关系的研究，人们已经普遍认识到不论是有氧运动还是无氧运动都是提高和维持良好心态的手段。

9. 提高免疫系统功能 研究表明，运动后增多的白细胞为中性粒细胞和淋巴细胞，增多的淋巴细胞主要为 B 细胞。适量运动可使机体免疫反应发生改变，提高抗病毒和抗感染能力，对增强体质有利。

在临床工作中，严重疾病和损伤的患者多处于卧床状态，但是制动会产生新的功能障碍，出现很多不良后果，甚至危及生命。

⊕ **知识链接**

制动对机体各系统的影响

制动指人体局部或者全身保持固定或限制活动，是最常见的临床医学和康复医学保护性治疗措施，以减少体力消耗或脏器功能损害、稳定病情、帮助恢复，但也有一些人群如老年人、体弱或久病之人会因各种原因长期卧床制动。制动有 3 种类型：卧床休息、局部固定、躯体或肢体神经麻痹或瘫痪。制动对机体各系统的影响如下。

系统	制动的影响
肌肉骨骼系统	失用性肌萎缩、肌力减退、挛缩、骨质疏松
心血管系统	直立性低血压、心血管功能减退、血浆容积减少、血栓栓塞性现象
皮肤及皮下组织	压疮
呼吸系统	潮气量及每分通气量减少、咳嗽及气管纤维活动减少，横膈活动减弱、坠积性肺炎
消化系统	便秘、食欲减退
神经系统	情绪低下、抑郁、焦虑、定向力下降、反应迟钝
泌尿系统	尿路结石形成、尿路感染
代谢	负氮平衡，负钙平衡，负硫、负磷平衡
激素障碍	甲状旁腺激素生成增加，雄激素、精子生成减少

目标检测

答案解析

【A1 型题】

1. 关于康复护理的对象，下列描述错误的是（ ）

A. 躯体残疾者   B. 功能障碍的老年患者   C. 急性期的患者

D. 功能障碍的慢性病患者   E. 心理障碍的患者

2. 在患者康复的全过程中，应用协作组工作方式，协作组由各专业人员组成，其中康复护士是康复协作组中的（ ）

A. 成员之一   B. 唯一成员   C. 领导之一

D. 唯一领导   E. 以上都不对

3. 现代康复护理提倡的康复方式是（ ）

A. 替代护理和自我护理相结合   B. 自我护理和护理援助相结合

C. 替代护理和护理援助相结合   D. 替代护理和护理程序相结合

E. 自我护理和护理程序相结合

4. 社区康复护理，要求整体护理结合（　　）

    A. 社区康复　　　　　　　B. 基础护理　　　　　　　C. 专科护理

    D. 重症护理　　　　　　　E. 家庭护理

5. 以下不属于中枢神经系统可塑性代偿机制中内外界因素的是（　　）

    A. 可塑性临界期　　　　　B. 再学习及训练　　　　　C. 对侧/同侧周边代偿

    D. 环境及效果　　　　　　E. 心理

6. 杠杆原理在康复护理中的应用，不包括（　　）

    A. 第3类杠杆不利于负重和负荷

    B. 第3类杠杆有利于获得速度

    C. 人体肌肉杠杆大多数属于第1类杠杆

    D. 提重物时应使重物靠身体是利用第2类杠杆原理

    E. 掷铁饼时先要伸展手臂是利用第2类杠杆原理

7. 脑卒中发病后（　　）神经的可塑性变化尤为显著，此时进行积极的康复训练，可产生事半功倍的效果

    A. 3天　　　　　　　　　B. 1~3周　　　　　　　　C. 1~3个月

    D. 3~5个月　　　　　　　E. 4~5个月

【A2型题】

1. 患者，男，46岁，脑梗死后10天，关于对其康复护理的原则，下列叙述错误的是（　　）

    A. 康复护理侧重"替代护理"　　　　B. 康复功能训练贯穿康复护理始终

    C. 重视心理护理　　　　　　　　　D. 协作是取得良好效果的关键

    E. 康复护理侧重"自我护理"

2. 患者，女，23岁，车祸后双下肢功能障碍70天，对其康复护理的内容不包括（　　）

    A. 评价患者的残疾情况　　　　　　B. 预防继发性残疾和并发症

    C. 适应完全替代患者完成各项日常生活活动　　D. 活动训练的护理

    E. 康复患者的营养护理

（孟宪国）

书网融合……

本章小结　　　题库

第二章 康复护理评定方法

康复评定(rehabilitation evaluation)是对患者的功能状况和潜在能力的判断,也是对患者各方面情况的资料收集、量化、分析并与正常标准进行比较的过程。康复评定是康复护理学中的重要组成部分。在康复护理过程中往往需要反复多次的评定,不断地了解治疗的效果,修改临床护理计划,以达到预期的目标。可以这样说,没有评定,就无法评价康复护理的临床疗效。

康复评定分为初期评定、中期评定和末期评定三个时期。初期评定的任务是在制订康复护理计划、建立康复目标和开始康复护理前的第一次评定,旨在掌握功能状况和存在的问题,判断障碍程度、康复潜力和预后,为制订康复护理计划提供可靠的依据。中期评定的任务是在患者经过一段时间的康复治疗后进行再评定,主要是了解治疗后功能的改变情况,并分析其原因,为修改康复护理计划提供依据。末期评定是康复护理治疗结束时或出院前的评定,了解患者总的功能情况及评定治疗效果,提出进一步康复处理或重返社会的建议。因此,康复评定是综合性的、跨学科的评定,不同的专业负责相关的专科评定。

⇒ **案例引导**

案例 患者,男,46 岁,运输公司工人。3 个月前因车祸出现脑外伤及右踝关节粉碎性骨折。头颅 CT 示:右侧颞叶脑出血,颅内血肿约 5.3cm×5.2cm,蛛网膜下腔少许积血。入院行开颅血肿清除术,右踝关节骨折内固定术。

讨论 1. 患者可能存在的功能障碍是什么?

2. 在患者术后即进行康复治疗的干预,这属于三级预防的哪一级?

第一节 概　述

PPT

一、基本概念

残疾的评定是根据国家现有标准，对病、伤、残者的功能障碍进行评定，并且对所存在的功能障碍的性质、范围、类别及严重程度等做出判断，为制订及调整康复方案、评定治疗效果及判断预后提供相应的依据。残疾评定是从功能、能力和各种环境因素角度全面考察患者作为一个完整的社会人的生存状况和质量。

（一）残疾的定义

残疾（disability）是指因外伤、疾病、发育缺陷或精神因素等各种原因所造成的身心功能障碍，以致不同程度地丧失正常生活、工作和学习能力的一种状态。它包括视力残疾、听力残疾、语言残疾、肢体残疾、智力残疾、多种残疾和其他残疾等。康复医疗的目的是使残疾人丧失或受损的功能得到最大限度的恢复、重建和代偿。为了使残疾人能得到有针对性的、有成效的康复医疗，必须将残疾的评定贯穿康复医疗的始终。

（二）残疾发生的原因

1. 先天性因素　如遗传、妊娠等原因所致的新生儿畸形、精神或运动发育迟滞等。

2. 后天性因素　占残疾发生的绝大多数，包括以下几个方面。

（1）外伤或创伤　是目前现代生活中导致残疾的最主要原因，如交通事故、工伤事故、战争、自然界的突发事件（海啸、地震、塌方等）导致的骨折、颅脑损伤、脊髓损伤、周围神经损伤等。

（2）个体营养状况　严重缺乏某种维生素所导致的骨骼发育畸形、视力残疾，脂肪、碳水化合物及蛋白质等物质代谢障碍导致肌营养不良、肌无力等。

（3）药物或毒物中毒　如药物性耳聋、药物性肾衰竭等。

（4）心理因素　如长期生存于压力过大的环境，或个体应激不良所致精神分裂、焦虑、抑郁、狂躁等。

（5）人口问题　随着世界人口老龄化的日益严重，脑血管意外、帕金森病、肿瘤等老年病及慢性病发病率不断攀升，导致了残疾的发生率日益增多。

（三）残疾的发生率

1. 全球残疾发生率　按照联合国的统计，全球有超过10亿残疾人，约占世界人口的15%，即每7个人中就有1个。其中有1.1亿~1.9亿成年人感受到显著的功能性障碍。随着人口老龄化和全球慢性疾患增多，环境和道路交通事故、跌倒、暴力、包括自然灾害和冲突在内的人道主义紧急情况、不健康的饮食和物质滥用等其他因素都会造成残疾人数量的不断增加。因此，残疾问题是目前全球政府面临的重要问题。

2. 中国残疾发生率　截至2020年，据中国残联统计的数据显示，中国各类残疾人总数已达8500万，各类残疾人总数约占中国总人口的比例的6.21%。各类残疾人的人数分别为：视力残疾1263万人，听力残疾2054万人，言语残疾130万人，肢体残疾2472万人，智力残疾568万人，精神残疾629万人，多重残疾1386万人。各残疾等级人数分别为：重度残疾2518万人，中度和轻度残疾人5984万人。按照人口学的预测，全国每年新生残疾人大约200万人。我国残疾人口发生率在未来的几年内，依然处于高增长的阶段，这与城镇化、老龄化和生活模式的变化有着很大的关系。

二、分类

（一）国际残疾、残损、残障分类

根据 1980 年 WHO《国际残损、残疾和残障分类》第 1 版（ICIDH-1）的分类方法，将障碍分为 3 个层面。

1. 残损（impairment）　由疾病、外伤或发育障碍所致的解剖结构以及生理、心理功能的异常变化，这些变化影响组织、器官或系统的正常功能，因而表现为功能障碍。功能障碍可以是暂时的，也可以是永久的。

2. 残疾（disability）　即能力障碍，为个体水平的障碍。根据障碍的程度分为活动受限和残疾两个层次。活动受限指障碍者不能按照多数人的方式完成某种活动或任务，常为功能障碍的结果。当障碍者的许多功能受限并且不能承担（胜任）家庭、社区、休闲、社会和工作活动中的角色时，活动受限就转变成为残疾。残疾以个体在特定角色中的实际表现能力与社会关于"正常"的期望值或标准之间的不一致性或差距为特征。

3. 残障（handicap）　各种环境（自然、社会、态度等）不利因素所导致的障碍。由于功能障碍或能力障碍（活动受限或残疾），不但个人生活不能自理，而且限制或阻碍其参与社会活动、承担正常角色（如不能重返教师工作岗位）。残障是个体的功能障碍或能力障碍在文化、社会、经济和环境方面的反映和后果，因此属于社会水平的障碍。一个人由于使用轮椅或辅助器具，即便其功能独立，也仍然有可能要面对社会对于残疾人的负面态度。

（二）国际功能、残疾、健康分类

随着卫生与保健事业的发展，以及国际残疾人活动的开展，医疗服务的重点从治疗转移到保健，并以提高处于疾病状态的人们的生活质量为目的。为满足卫生与康复事业发展的需要，2001 年，WHO 将上述分类修改为《国际功能、残疾和健康分类》（International Classification of Functioning, Disability, and Health，ICF）。ICF 的总目标是要提供一种统一、标准的语言和框架来描述健康状况及与健康有关的状况（图 2-1）。它定义了健康的成分和一些与良好健康情况有关的成分（如教育和劳动）。因此，ICF 领域可以被看成健康领域和与健康有关的领域。

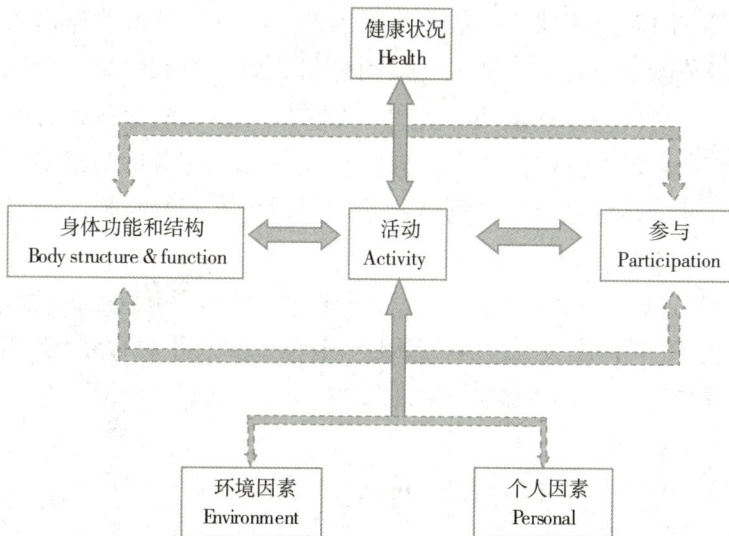

图 2-1　《国际功能、残疾和健康分类》理论模式图

该示意图说明了功能与残疾的相互作用、转化和演进的模式,个体的功能或残疾被认为是健康状况(疾病、损伤、创伤、障碍等)与背景性因素之间动态的相互作用和复杂联系的结果,而这种相互作用和复杂联系是双向的。该分类不再将残疾视为个体的障碍,残疾被认为是由社会环境所影响而建立的一种复合概念。新的分类概念的建立,为临床康复医学工作模式、为实施残疾人全面康复提供了坚实的理论框架与指南。康复评定不仅涉及功能障碍与活动受限方面的评定,还包括对于影响患者参与、回归社会的非个体因素即环境因素的评定。3个障碍层面的评定是实现全面康复的前提与基础工作,据患者情况,分别从不同层面上对患者进行全面的评定。

(三)我国残疾的分类

全国残疾人抽样调查是经国务院批准,于1988年进行的重大活动。通过此次调查,明确了我国残疾的主要原因和残疾人的状况,从而帮助政府制订了一系列残疾人康复政策。在调查中所采用的标准是经过国内专家充分讨论而制订的,具有一定的权威性,目前仍然是国内残疾人调查时的主要参考依据。1994年联合国又发布《残疾人机会均等标准规则》,并规定每年的12月3日是"国际残疾人日"。但是所列入的残疾只有5类,即视力残疾、听力语言残疾、智力残疾、肢体残疾和精神残疾;至1995年将听力语言分为听力残疾和语言残疾,修订成为6类残疾,主要是依据残疾部位进行划分,并依据残疾对功能影响的程度进行分级。2011年5月1日,中国首部《残疾人残疾分类和分级》国家标准正式实施,其具体分类及分级标准如下。

1. 视力残疾 是指由于各种原因导致双眼视力障碍或视野缩小,而难能做到一般人所能从事的工作、学习或其他活动。视力残疾包括盲及低视力两类。

2. 听力残疾 是指由于各种原因导致双耳听力丧失或听觉障碍,而听不到或听不清周围环境的声音。听力残疾分为聋及重听两类。

3. 言语残疾 是指由于各种原因导致不能说话或语言障碍。单纯语言障碍包括失语、失音、构音不清或严重口吃。单纯的语言残疾不分等级(注:3岁以下不定残)。

4. 智力残疾 是指人的智力明显低于一般人的水平,并显示出适应行为的障碍。包括:在智力发育期间(18岁之前),由于各种有害因素导致的精神发育不全或智力迟缓;智力发育成熟以后,由于种种有害因素导致的智力损害或老年期的智力明显衰退,具体分为4级。

5. 肢体残疾 是指人的四肢残缺或四肢、躯干麻痹、畸形,导致人体运动系统不同程度的功能丧失或功能障碍。肢体残疾包括:上肢或下肢因外伤、病变而截除或先天性残缺;上肢或下肢因外伤、病变或发育异常所致的畸形或功能障碍;脊椎因外伤、病变或发育异常而致的畸形或功能障碍;中枢、周围神经因外伤、病变或发育异常造成躯干或四肢的功能障碍等。肢体残疾的分类从人体运动系统有几处残疾、致残部位高低和功能障碍程度综合考虑,并以功能障碍为主来划分肢体残疾的等级,分为3个等级。

6. 精神残疾 是指精神病患者病情持续1年以上未痊愈,从而影响其社交能力和在家庭、社会应尽职能上出现不同程度的紊乱和障碍。包括:脑器质性、躯体残疾及并发的精神障碍;中毒性精神障碍,包括药物、乙醇依赖;精神分裂症;情感性、偏执性、反应性、分裂情感性、周期性精神病等造成的残疾等。

7. 多重残疾 同时存在以上所述的2种或2种以上的残疾。

三、残疾的三级预防

预防就治疗而言更为重要,残疾预防分为3级。

（一）一级预防

一级预防是预防伤病的产生。即预防能导致残疾的各种损伤、疾病、发育缺陷、精神创伤等发生，应避免各种生活、生产、交通事故，传染性疾病，营养不良，防止生育缺陷，注意围产期保健等；一级预防可预防75%的残疾发生。

1. 预防先天性残疾　如婚前医学咨询、优生优育咨询等。

2. 预防各类疾病　儿童出生后的疫苗接种，生命各个时期的健康宣教，健康的生活方式（合理膳食、适当运动、戒烟戒酒等），控制危险因素（控制体重、减少精神压力、调节血脂等），预防心脑血管疾病等，保持心理健康愉快。

3. 预防致残性外伤　避免引发伤害的危险因素，如交通及建筑的安全教育，维护社会安全环境（设置安全设施、消除及减少暴力等），预防意外发生。

（二）二级预防

在已发生伤病时防止产生永久性的残疾，防止伤病成为残疾。二级预防是在残损发生后采取的预防，只有25%的预防作用。

1. 定期发现疾病　如定期对新生儿等进行视力、听觉、儿童精神障碍的筛查；早期普查高血压、糖尿病、心脏病等一系列的心血管疾病及代谢疾病等。

2. 早期医疗干预　对各种常见疾病做到早发现、早诊断、早治疗。促进病伤残的痊愈，预防各种并发症。

3. 早期康复治疗干预　采取有效的康复功能训练（如物理治疗、作业治疗、言语治疗等），给予及时的心理辅导，促进身心功能恢复和改善。

（三）三级预防

在轻度残疾或缺损发生后，要积极矫治，限制其发展，避免产生永久性的严重残障，即防止残疾成为残障。

1. 康复功能训练　目的在于尽可能地维持或改善功能，减慢功能障碍或退变的速度。

2. 代偿或替代　对于使用假肢、矫形器预防肢体或躯干的畸形，改善日常功能；使用辅助器具等。

3. 康复咨询　预防功能的进一步恶化，提高自我康复能力及康复知识的普及。

第二节　运动功能评定

PPT

⇨ 案例引导

案例　患者，女，73岁。半年前洗漱时突然晕倒在家中，神志不清，口角歪斜，右侧肢体不能活动，被家属急送至X医院就诊。核磁共振示：双侧多发多灶性脑梗死（左侧额叶新梗死灶）。行颈动脉彩超示：双侧颈动脉内膜增厚伴斑块形成。现患者病程半年余，神志清楚，精神差，右侧肢体活动不利，大部分时间卧床，仅可靠坐轮椅30分钟，言语表达不清，不愿饮水。

讨论　1. 目前患者可能遗留哪些运动功能障碍？

　　　　2. 针对患者可能存在的运动功能障碍，应选用何种运动功能评定方法？

一、肌力、肌张力评定

肌力是指肌肉收缩的力量。肌力评定是康复评定的重要内容之一，对于神经系统和运动系统疾患，尤其是周围神经疾患的功能评定十分重要，主要用来判断是否存在肌力障碍以及障碍的范围和程度，有助于确定预后，是评定治疗进度和有效性的基础，为制订治疗计划提供依据。

肌张力是指肌肉组织在静息状态下的一种不随意的、持续的、微小的收缩。正常肌张力有赖于完整的外周和中枢神经系统调节机制，以及肌肉本身的特性如收缩能力、弹性、延展性等。肌张力的评定主要是手法检查，首先观察并触摸受检查肌肉在放松、静止状态下的紧张度，然后通过被动运动来判断。

（一）肌肉的分类

根据肌肉参加工作时所起的作用不同，肌肉可分为下列几种。

1. 原动肌 如持哑铃双臂弯举的动作，肱肌、肱二头肌、肱桡肌和旋前圆肌等是"弯举"（肘关节屈）动作的原动肌，其中起主要作用的原动肌叫主动肌，如"弯举"中的肱肌和肱二头肌；那些帮助完成动作的原动肌叫副动肌，如"弯举"中的肱桡肌、旋前圆肌等。

2. 拮抗肌 与原动肌作用相反的肌群称为拮抗肌，如在"弯举"动作中，肱三头肌是肱肌的拮抗肌。拮抗肌除了有对抗原动肌的作用外，还有协调原动肌工作的作用。

3. 协同肌 当原动肌有多种功能时，则需另一些肌肉参加工作，抵消原动肌的一些功能，使动作更准确，这些肌肉称为协同肌。如做燕式练习时，肩胛提肌等也参加工作，使斜方肌能表现出使肩胛骨内收的作用，此时肩胛提肌和菱形肌等即是斜方肌的协同肌。根据作用，协同肌可分为联合肌、中和肌和固定肌。联合肌又称副动肌，是指与原动肌一起收缩产生与原动肌相同功能的肌肉。中和肌的收缩可消除原动肌收缩时产生的不必要运动。固定原动肌一端附着点所在骨的肌肉称为固定肌，固定肌使主动肌的拉力方向朝着它们的固定点，其作用是使肌肉的拉力方向保持一定。固定肌有时是一群肌肉，如大圆肌使上臂内收时，菱形肌就是固定肌；有时是互相拮抗的两群肌肉，如屈大腿时，腹肌和腰背肌收缩，从不同方向共同固定躯干和骨盆，大腿屈肌的起点固定。

（二）影响肌力的因素

1. 肌肉的发达程度 衡量肌肉发达程度的指标是肌肉的生理横断面，它说明肌肉中肌纤维的数量和肌纤维的粗细，即说明肌肉的发达程度。生理横断面越大，肌肉收缩时产生的力量也越大。

2. 肌肉的初长度 指肌肉收缩前的长度。在一定生理范围内，肌肉初长度越长，收缩时发挥的力量越大。

3. 大脑皮层运动中枢兴奋过程的强度 如果运动中枢兴奋过程的强度适当增强，可动员肌肉中较多的运动单位参加工作，加强肌肉的收缩强度。

4. 中枢神经系统调节功能的协调性 通过 3 种方式对肌力产生影响：①使参加工作的运动单位尽可能多地做到同步收缩；②调节更多的原动肌参加工作；③调节拮抗肌适当地放松。

（三）肌力检查方法

肌力检查方法可分为徒手肌力检查和器械肌力检查两大类。

1. 徒手肌力检查

（1）手法肌力检查（manual muscle test，MMT） 是一种不借助任何器材，仅靠检查者徒手对受试者进行肌力测定的方法，这种方法简便、易行，在临床中得到广泛的应用。它只能表明肌力的大小，不能代表肌肉收缩的耐力。

（2）Lovett 的 6 级分法 是国际普遍应用的手法肌力检查方法，见表 2 - 1。1983 年，美国医学研究委员会在此分级基础上进一步细分，即 MRC 肌力分级法，见表 2-2。

表 2-1　Lovett 肌力分级标准

分级	评定标准	力量（%）
0 级	无可测知的肌肉收缩	0
1 级	有轻微收缩，不能引起关节运动	10
2 级	在减重状态下可做关节全范围运动	25
3 级	能抗重力做全范围关节运动，但不能抗阻力	50
4 级	能抗重力，并抗一定阻力运动	75
5 级	能抗重力，并抗充分阻力运动	100

表 2-2　MRC 肌力分级法

分级	评定标准	力量（%）
0 级	无可测知的肌肉收缩	0
1 级	可触及肌肉有轻微收缩，但无关节运动	
1+级	可触及肌肉有强力收缩，但无关节运动	5
2-级	在减重力情况下，关节能活动到最大 ROM 的 1/2 以内	10
2 级	在减重力情况下，关节能活动到最大 ROM	20
2+级	在减重力情况下，关节能活动到最大 ROM；抗重力时，关节活动在最大 ROM 1/2 以内	30
3-级	抗重力时，关节活动到最大 ROM 的 1/2 以上	40
3 级	抗重力时，关节活动到最大 ROM	50
3+级	抗重力时，关节活动到最大 ROM，在运动终末可轻度抗阻	60
4-级	能抗中等较小阻力，关节活动到最大 ROM	70
4 级	能抗中等阻力，关节活动到最大 ROM	80
4+级	能抗中等较大阻力，关节活动到最大 ROM	90
5-级	能抗较大阻力，关节活动到最大 ROM	95
5 级	能抗最大阻力，关节活动到最大 ROM	100

（3）肌力徒手检查方法　①选定适合的测试时机，在运动后、疲劳时或饱餐后不宜做 MMT 检查；②测试前向患者做好说明，使受试者充分理解并积极合作，并可做简单的预试动作；③采取正确的测试姿势，对 3 级以下不能抗重力者，测试时应将被测肢体置于除重体位，如在被测肢体下垫以滑板等，以减少肢体活动时的阻力；④测试时应做左、右两侧对比，尤其在 4 级和 5 级肌力难以鉴别时，更应做健侧对比观察；⑤测试动作应标准化，方向正确，近端肢体应固定于适当姿势，防止替代动作；⑥若受检肌肉伴有痉挛或挛缩时，应做标记，痉挛以"S"表示，挛缩以"C"表示，严重者可标记"SS"或"CC"；⑦中枢神经系统疾病所致的痉挛性瘫痪不宜做 MMT，否则结果不准确；⑧对 4 级以上肌力的受检肌肉，在检查时所施加的阻力应为持续性，且施加力的方向要与肌肉用力方向相反；⑨肌力检查时应注意患者的禁忌证，如持续的等长收缩可使血压升高，持续的憋气使劲可加重心脏活动负担，故对明显的高血压和心脏病患者应忌用这种检查。

（4）主要肌肉的检查方法　上肢见表 2-3，下肢见表 2-4。

表2-3 上肢肌群的徒手肌力检查

肌群	检查评估方法		
	1级	2级	3、4、5级
肩前屈 肩后伸	仰卧，尝试前屈或后伸肩关节时，可触及肌肉收缩	向对侧侧卧，受检上肢减重，肩关节可主动屈曲或后伸	坐位，患者可主动前屈后伸肩关节（阻力加于上臂远端）
肩外展	仰卧，尝试外展时，可触及肌肉收缩	仰卧，受检上肢减重，肩关节可主动外展	坐位，患者可主动外展肩关节（阻力加于上臂远端）
肩外旋	仰卧，上肢在床沿外下垂，尝试肩外旋时，可触及肌肉收缩	体位同左，肩可主动外旋	俯卧，肩外展，肘屈，前臂在床沿外下垂：肩外旋（阻力加于前臂远端）
肩内旋	仰卧，上肢在床沿外下垂，尝试肩内旋时，可触及肌肉收缩	体位同左，肩可主动内旋	俯卧，肩外展，肘屈，前臂在床沿外下垂：肩内旋（阻力加于前臂远端）
屈肘	坐位，肩外展，上肢减重，尝试屈肘时，可触及肌肉收缩	体位同左，肘可主动屈曲	坐位，上肢下垂，前臂旋前或旋后或中立位：屈肘（阻力加于前臂远端）
伸肘	坐位，肩外展，上肢减重，尝试伸肘时，可触及肌肉收缩	体位同左，肘可主动伸展	俯卧，肩外展，肘屈，前臂床沿外下垂：伸肘（阻力加于前臂远端）
前臂旋前	俯卧，肩外展，前臂在床缘外下垂，尝试前臂旋前时，可触及肌肉收缩	体位同左，前臂可主动旋前	坐位，肘屈90°，前臂旋后：前臂旋前（阻力加于腕部）
前臂旋后	俯卧，肩外展，前臂在床缘外下垂，尝试前臂旋后时，可触及肌肉收缩	体位同左，前臂可主动旋后	坐位，肘屈90°，前臂旋前：前臂旋后（阻力加于腕部）
腕掌屈	坐位，前臂旋前45°，尝试腕掌屈时可触及肌肉收缩	体位同左，可见大幅度腕掌屈	体位同左，阻力加于掌背
腕背伸	坐位，前臂旋前45°，尝试腕背伸时可触及肌肉收缩	体位同左，可见大幅度腕背伸	体位同左，阻力加于掌心

表2-4 下肢肌群的徒手肌力检查

肌群	检查评估方法		
	1级	2级	3、4、5级
屈髋	仰卧，尝试屈髋时，可触及肌肉收缩	向同侧侧卧，托住对侧下肢，可主动屈髋	仰卧，小腿悬于床外屈髋（阻力加于大腿远端前面）
伸髋	俯卧，尝试伸髋时，可触及肌肉收缩	向同侧侧卧，托住对侧下肢，可主动伸髋	俯卧，屈膝或伸膝，伸髋10°~15°（阻力加于大腿远端后面）
髋外展	仰卧，尝试髋外展时，可触及肌肉收缩	体位同左，下肢减重，可主动外展髋	向对侧侧卧，对侧下肢半屈：髋外展（阻力加于股远端外侧）
髋内收	仰卧，分腿30°，尝试髋内收时，可触及肌肉收缩	体位同左，下肢减重，可主动内收髋	向对侧侧卧，对侧下肢半屈：髋内收（阻力加于股远端内侧）
髋内旋	仰卧，腿伸直：尝试髋内旋时，可触及肌肉收缩	体位同左，可主动内旋髋	仰卧，小腿在床沿外下垂：髋内旋（阻力加于小腿下端外侧）
髋外旋	仰卧，腿伸直：尝试髋外旋时，可触及肌肉收缩	体位同左，可主动外旋髋	仰卧，小腿在床沿外下垂：髋外旋（阻力加于小腿下端内侧）
屈膝	俯卧，尝试屈膝时，可触及肌肉收缩	向同侧侧卧，托住对侧下肢，可主动屈膝	俯卧，膝从伸直屈曲（阻力加于小腿下端后侧）
伸膝	仰卧，尝试伸膝时，可触及肌肉收缩	向同侧侧卧，托住对侧下肢，可主动伸膝	仰卧，小腿在床沿外下垂，伸膝（阻力加于小腿下端前侧）
踝跖屈	仰卧，尝试踝跖屈时，可触及肌肉收缩	体位同左，可主动踝跖屈	俯卧，踝跖屈（阻力加于足跟）

续表

肌群	检查评估方法		
	1 级	2 级	3、4、5 级
踝背屈	仰卧，尝试踝背屈时，可触及肌肉收缩	体位同左，可主动踝背屈	坐位，小腿下垂，踝背屈（阻力加于足背内缘）
足内翻	仰卧，尝试足内翻时，可触及肌肉收缩	体位同左，可主动足内翻	向同侧侧卧，足在床沿外，足内翻（阻力加于足内缘）
足外翻	仰卧，尝试足外翻时，可触及肌肉收缩	体位同左，可主动足外翻	向对侧侧卧，足外翻（阻力加于足外缘）

2. 器械肌力检查　当肌力超过 3 级时，为了进一步做较细致的定量评定，可用专用的设备进行检测。临床上目前常用的有握力计、捏力计、拉力计和等速肌力测试等。利用器械检测仅能用于少数部位，而且仅仅是对肌群的肌力进行评定，不能分别检查个别肌肉的肌力，这些客观的度量指标已经被越来越多的医疗单位所使用。

（1）握力　用握力计测定，虽有多种型号，但所测结果一致，常用握力指数评定［握力指数 = 握力（kg）/体重（kg）×100］，高于 50 者为正常。检查时患者站立或坐位，上肢置于体侧，适当屈肘，前臂和腕呈中立位，避免用其他肌肉代偿。测试 2~3 次，取其最大值。两侧握力值常是右侧稍大于左侧，握力主要反映的是手内肌和屈指肌群的肌力。

（2）捏力　用拇指分别与其他手指的指腹捏捏力计测定捏力，其正常值约为握力的 30%，主要反映拇对掌肌和其他四指屈肌的肌力。

（3）背肌力　用拉力计测定，以拉力指数评定［拉力指数 = 拉力（kg）/体重（kg）×100］，正常标准：男 150~300，女 100~150，注意腹部疾患患者易诱发腰痛或使症状加重，此时可用背肌耐力测定代替，如让患者俯卧位，双手放在腰背部，上身抬起，维持这一姿势达 60 秒以上者为正常。

（4）四肢肌力　借助于牵引绳和滑轮装置，通过与肌力方向相反的重量来评定肌力。如测屈肘肌肌力时，牵引绳固定于腕部，绳的方向与前臂纵轴一致，通过固定的滑轮装置，于其末端加重量，两者平衡时的最大重量为屈肘肌的肌力。

（5）等速肌力测试　现有 Cybex Biodex，Kincom 等多种型号可供使用。肌肉在等速运动时以动力性收缩作 ROM 运动，带动仪器的杠杆绕其轴心做旋转运动。旋转的角速度预先设定，不施加速度，运动只能以恒速进行，其优点是可提供最大肌力矩、肌肉爆发力、功率和耐力等方面数据，并可做肌肉神经控制的观察，是目前肌肉功能评定及肌肉力学特性研究的最佳方法。

（四）肌力测定的目的

（1）检查肌肉本身的发育和营养状况，注意肌肉有无萎缩、痉挛或挛缩。

（2）判断有无肌力低下及肌力低下的程度与范围。

（3）发现导致肌力低下的原因。

（4）为制订治疗计划和训练计划提供依据。

（5）检验治疗和训练的效果。

（五）肌力评定注意事项

肌力评定的标准应明确，方法应精确、简便易行。为使结果更准确，更具有可比性，测时应注意以下几点。

（1）肌力测定都是采取某一特定的体位和姿势。一般在测试时，为了只引起受检肌肉（群）及所在关节的运动，要采取正确的姿势，规定正确的肢位，并在固定近端肢体于适当位置下进行检查。

（2）在给患者做肌力测量以前，要做适当的动员，使受试者积极合作并处于适当的兴奋状态，可做简单的准备活动。

（3）当肌力达到4级或4级以上时，所做的抗阻必须连续施加并保持与运动方向相反。阻力应施加于被测关节远端肢体，并必须使用同样程度。

（4）每次测试要左右对比，因正常肢体的肌力也有生理性改变。一般认为两侧差异大于10%有临床意义。

（5）中枢神经系统损伤后，当肌肉出现痉挛时，手法肌力检查难以准确判断肌力，不宜采用。但当肌肉完全弛缓或痉挛消除出现随意运动时，手法肌力检查仍可有效地应用。

（6）受检部位要充分暴露，疲劳或餐后不宜立即进行肌力检查。

（7）注意禁忌证，有高血压、明显的心血管疾病患者慎用或禁用。

（六）肌张力的分类

1. 正常肌张力　被动活动肢体时，没有阻力突然增高或降低的感觉。根据身体所处的不同状态，正常肌张力可分为静止性肌张力、姿势性肌张力、运动性肌张力。

（1）静止性肌张力　可在肢体静息状态下，通过观察肌肉外观、触摸肌肉的硬度、被动牵伸运动时肢体活动受限的程度及其阻力来判断。如正常情况下的坐、站时能维持正常肌张力的特征。

（2）姿势性肌张力　可在患者变换各种姿势的过程中，通过观察肌肉的阻力和肌肉的调整状态来判断。如正常情况下能协调地完成翻身、从坐到站等动作。

（3）运动性肌张力　可在患者完成某一动作的过程中，通过检查相应关节的被动运动阻力来判断。如做上肢的被动屈曲、伸展运动，正常情况下感觉一定的弹性和轻度的抵抗感。

2. 异常肌张力　神经系统损害会导致肌张力水平增高或降低。

（1）肌张力增高　指肌张力高于正常静息水平。肌张力增高的状态有痉挛和僵硬。痉挛是由牵张反射高兴奋性所致的，主要表现为巴宾斯基反射阳性、折刀样反射阳性等，最主要的原因是运动神经元病变引起脑干和脊髓反射亢进而产生的。僵硬是主动肌和拮抗肌一致性增加，使得身体相应部位活动不便和固定不动的现象。主要表现为铅管样僵硬和齿轮样僵硬。常为锥体外系的损伤所致。

（2）肌张力降低　指肌张力低于正常静息水平，对关节进行被动运动时感觉阻力消失的状态。此时肌肉弛缓、牵张反射减弱、触诊肌腹柔软，肌肉处于特有的抵抗减弱的状态。肌张力弛缓时，运动的整体功能受损，常伴有肢体麻痹或瘫痪；深腱反射消失或缺乏；被动关节活动范围扩大。多由于小脑或者锥体束的上运动神经元损伤所致，也可由末梢神经损伤及原发性肌病造成。

（3）肌张力障碍　是一种以肌张力损害、持续的和扭曲的不自主运动为特征的运动功能障碍。肌肉收缩可快或慢，且表现为重复、模式化（扭曲）；张力以不可预料的形式由低到高变动。其中肌张力障碍性姿态为一持续扭曲畸形，可持续数分钟或更久。可由于中枢神经系统缺陷所致，也可有遗传因素所致，有的也与其他神经系统疾病或代谢性疾病有一定的联系。

（七）肌张力的分级

肌张力临床分级是一种定量评定方法，检查者根据患者被动运动肢体时所感受到的肢体反应或阻力将其分为0~4级，见表2-5。

表 2 - 5　肌张力临床分级

分级	肌张力	评定标准
0 级	软瘫	被动活动肢体无任何反应
1 级	低张力	被动活动肢体反应减退
2 级	正常	被动活动肢体反应正常
3 级	轻中度增高	被动活动肢体有阻力反应
4 级	重度增高	被动活动肢体有持续性阻力反应

（八）痉挛的分级

目前国际上较多采用的是改良 Ashworth 痉挛评定量表。评定时，患者适合采取仰卧位，检查者对其上、下肢关节被动运动，按照感受的阻力进行分级评定，见表 2 - 6。

表 2 - 6　改良 Ashworth 量表

分级	评定标准
0 级	肌张力无增加，患侧肢体被动活动时，在全 ROM 范围内无阻力
1 级	肌张力略微增加，患侧肢体被动活动时，在全 ROM 终末出现轻微阻力
1 + 级	肌张力轻度增加，患侧肢体被动活动时，在全 ROM 后 1/2 范围内出现卡顿，并在此后的被动活动中均出现较小阻力
2 级	肌张力较明显增加，患侧肢体被动活动时，在全 ROM 的大部分范围内，出现明显的阻力增加，但仍能较容易的活动
3 级	肌张力严重增加，患侧肢体被动活动时，在全 ROM 的活动范围内，均出现阻力，活动比较困难
4 级	僵直，患侧肢体僵硬，被动活动十分困难

注：ROM（range of motion）指关节活动范围。

二、关节活动度评定

关节活动度（range of motion，ROM）或关节活动范围是指一个关节的运动弧度。关节活动范围评定是测量远端骨所移动的度数，可分为主动关节活动（active range of motion，AROM）和被动关节活动（passive range of motion，PROM）。关节活动的范围分为全范围、外侧范围、中间范围和内侧范围。全范围（full range）：肌肉收缩从完全伸展位到最大短缩位。外侧范围（outer range）：肌肉收缩从完全伸展位到全范围的中点位。内侧范围（medial range）：肌肉收缩从全范围的中点位到肌肉最大短缩位。中间范围（middle range）：肌肉收缩从外侧范围中点到内侧范围中点的部分。评定关节活动范围对判断病因，评估关节运动障碍的程度，制订康复治疗计划，评定治疗效果有重要作用，是康复评定的重要内容之一。

（一）测量工具

1. 通用量角器　临床最为常用，由金属或塑料制成，量角器有两臂，其轴心与关节中心一致，固定臂与关节近端的长轴一致，移动臂与关节远端的长轴一致。关节活动时，固定臂不动，移动臂随着关节远端肢体的移动而移动，移动臂移动末端显示出的弧度为该关节的活动范围（图 2 - 2）。

2. 指关节量角器　可以应用于指关节的量角

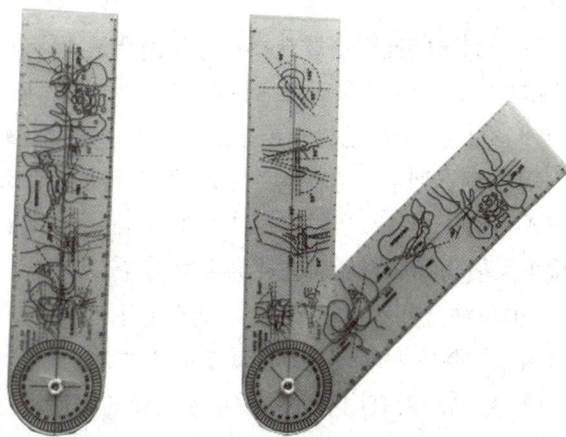

图 2 - 2　通用量角器

器、直尺或两脚规测量。

3. 电子量角器 将固定臂和移动臂的电子压力传感器与肢体的长轴重叠，用双面胶将其固定在肢体表面，此时显示器所显示的数字即该关节的活动范围。

4. 脊柱关节活动度测量仪 可通过脊柱活动量角器测量背部活动度，或用皮尺测量指尖与地面的距离。

（二）测量步骤

（1）向患者简单扼要地解释 ROM 测量目的与方法，消除紧张不安情绪，提高配合度。

（2）暴露被检查部位，确定测量体位。

（3）固定构成关节的近端部分，要求被检查者受累关节进行各种主动运动（如屈、伸、内收、外展等）。必要时可由治疗师进行示范。

（4）测量关节主动运动过程中如出现关节活动受限，治疗师继续被动运动该关节。除了观察和测量主动运动范围，还要注意观察：①疼痛，运动中是否出现疼痛；疼痛何时发生；疼痛的程度；患者对疼痛的反应等；②运动模式与运动质量；③是否存在其他关节的联合运动或代偿运动；④活动受限的原因。

（5）如被动运动不能达到该关节正常运动范围的终点，提示 PROM 受限。测量 PROM 受限程度并记录。此外，治疗师还需判断 PROM 受限的原因（如疼痛、痉挛、粘连等）、运动质量（如关节运动不平滑、肌张力增高、僵硬等）。

（三）关节活动度测量注意事项

（1）为防止出现错误的运动姿势和代偿运动，减少测量结果的误差，测量时被检查者必须保持正确体位并给予有效的固定。

（2）根据测量部位选择适当的关节角度测量尺。检查者应熟练掌握关节角度尺的操作，关节角度尺的固定臂和移动臂要严格按规定方法使用。测量时角度尺轴心的位置可忽略不计。尺与身体的接触要适度，不得影响关节的运动。原则上角度尺应放在患者被测关节的外侧。

（3）为了提高测量的可靠性，首次和再次测量的时间、地点、测量者以及所用测量工具应保持一致。

（4）被动运动关节时手法要柔和，速度缓慢均匀，尤其对伴有疼痛和痉挛的患者不能做快速运动。

（5）读取量角器刻度盘上的刻度时，刻度应与视线同高。

（6）对活动受限的关节，主动关节活动与被动关节活动均应测量并在记录中注明，以便分析受限的原因。

（7）测量的同时注意观察和记录关节是否存在变形、水肿、疼痛、挛缩，是否存在痉挛、肌萎缩、皮肤瘢痕、外伤及测量时患者的反应等。关节疼痛时，要注意疼痛的部位和范围并做记录。

（8）肢体 ROM 的检查结果应进行健、患侧比较。

（9）有下列情况存在时，主动关节活动和被动关节活动测量操作应特别谨慎：①关节或关节周围炎症或感染；②关节半脱位；③关节血肿，尤其是肘、髋或膝关节血肿；④怀疑存在骨性关节僵硬；⑤软组织损伤如肌腱、肌肉或韧带损伤等。

（10）注意药物对 ROM 测量结果的影响，患者服用镇痛剂时可能会抑制该患者对疼痛的反应。患者服用肌松弛剂期间，关节运动度可能过大。

（11）当患者有明显的骨质疏松或骨的脆性增加时，应避免被动关节活动测量。

（四）主要关节活动度的测量方法

上肢见表 2-7，下肢见表 2-8。

表 2 – 7　肢关节活动度的测量

关节	活动	体位	量角器放置位置			参考值（度）
			轴心	固定臂	移动臂	
肩关节	屈、伸	坐或立位，手臂置于体侧，伸肘	肩峰	与腋中线平行	与肱骨纵轴平行	屈 0～180 伸 0～50
	外展	坐和站位，手臂置于体侧，伸肘	鹰嘴	与身体中线平行	与肱骨纵轴平行	0～180
	内、外旋	仰卧，肩外展90°，屈肘90°	鹰嘴	与腋中线平行	与前臂纵轴平行	内旋 0～90 外旋 0～90
肘关节	屈、伸	仰卧或坐或立位，手臂取解剖位	肱骨外上髁	与肱骨纵轴平行	与桡骨纵轴平行	0～150
腕关节	屈、伸	坐或站位，前臂完全旋前	尺骨茎突	与前臂纵轴平行	与第二掌骨纵轴平行	屈 0～90 伸 0～70
	尺、桡偏或外展	坐位，屈肘，前臂旋前，腕中立位	腕背侧中点	前臂背侧中线	第三掌骨纵轴	桡偏 0～25 尺偏 0～55

表 2 – 8　下肢关节活动度的测量

关节	活动	体位	量角器放置位置			参考值（度）
			轴心	固定臂	移动臂	
髋关节	屈	仰卧或侧卧，对侧下肢伸直	股骨大转子	与身体纵轴平行	与股骨纵轴平行	0～125
	伸	侧卧，被侧下肢在上	同上	同上	同上	0～15
	内收外展	仰卧	髂前上棘	左右髂前上棘的连线的垂直线	髂前上棘至髌骨中心的连线	各 0～45
	内旋外旋	仰卧，两小腿于床沿外下垂	髌骨下缘	与地面垂直	与胫骨纵轴平行	各 0～45
膝关节	屈、伸	俯卧、侧卧或坐在椅子边缘	股骨外髁	与股骨纵轴平行	与胫骨纵轴平行	屈 0～150 伸 0
踝关节	背屈跖屈	仰卧，踝处于中立位	腓骨纵轴线与足外缘交叉处	与腓骨纵轴平行	与第五趾骨纵轴平行	背屈 0～20 跖屈 0～45
	0～35	内翻	俯卧，足位于床沿外	踝后方两踝中点	小腿后纵轴	轴心与足跟中点的连线
	0～25	外翻	同上	同上	同上	同上

三、协调及平衡能力评定

（一）平衡评定

平衡（balance）是指身体所处的一种姿势或稳定状态，以及在运动或受到外力作用时，能自动调整并维持姿势的能力。一个人平衡功能正常时就能保持体位；在随意运动中调整姿势；安全有效地对外来干扰做出反应。当平衡改变时，集体恢复原有平衡或建立新平衡的过程称为平衡反应。平衡功能是指当人体重心垂线偏离稳定的支撑面时，能立即通过主动的或反射性的活动使重心垂线返回稳定的支撑面内的能力。

1. 分类　人体平衡可分为静态平衡和动态平衡两大类。

（1）静态平衡　是指人体或人体某一部位在无外力作用下处于某种特定的姿势。

（2）动态平衡　包括两个方面：①自动态平衡，指人体在进行各种自主运动或各种姿势转换的过程中，能重新获得稳定状态的能力。②他动态平衡，指人体在外力作用下恢复稳定状态的能力。

⊕ **知识链接**

Berg 平衡量表

在临床的平衡评定中，Berg 平衡量表被运用得最为普遍。评定前需要准备秒表、直尺、高度适中的椅子、台阶或小凳子；评定者对检查项目进行必要的说明、示范，使患者意识到完成每项任务时必须保持平衡。主要内容包括站起、坐下、独立站立、闭眼站立、上臂前伸、转身一周、双足交替踏台阶、单腿站立等14各项目，每个项目最低得分0分，最高为4分，总分56分，一般测试需要20分钟左右。得分分为0~20分、21~40分、41~56分，其中分别代表的平衡能力为坐轮椅、辅助步行及独立行走。当总分低于40分时，存在跌倒的危险性。

2. 评定方法　平衡反应有许多种，如全部进行检查，需大量的时间和人力，主要包括主观评定和客观评定两个方面。主观评定以观察和量表为主，客观评定主要是指通过平衡测试仪器进行评定。

（1）观察法　评定者观察测试对象：①在静止状态下是否能保持平衡，可进行睁眼和闭眼的测试，双脚并立站立，双脚脚跟碰脚尖站立等；②在运动状态下是否能保持平衡，例如在站立时移动身体，在不同条件下行走等。

（2）量表法　优点在于不需要专门的设备，结果量化，评分简单，临床应用方便，操作性强。被临床上应用较广的、信度和效度较好的量表有 Berg 平衡量表、Tinnetti 量表等。

（3）平衡测试仪器　是近年来发展较为迅速的定量评定平衡能力的一种测试方法。通过系统控制和分离各种感觉信息的输入来评定躯体的感觉、视觉、前庭系统对于平衡和姿势控制的作用和影响，结果可以用数据和图形显示。可用于评定，也可用于治疗训练。临床常见的有静态平衡测试系统及动态平衡测试系统。

（二）协调能力评定

协调（coordination）是指人体产生平滑、准确、有控制的运动的能力。协调与平衡密切相关。在一定的程度上协调与平衡相似，需要有三个环节的参与：感觉输入、中枢整合及运动控制。然而在某些方面，又和平衡有所不同，协调的感觉输入主要包括视觉和本体感觉，而前庭觉起的作用不大。中枢的整合主要依靠大脑反射调节和小脑共济协调，其中小脑起到更为重要的作用，当小脑发生损伤时，除发生平衡功能障碍，还可出现共济失调。运动的控制主要依靠肌肉及肌群的力量。

1. 分类　协调运动主要分为两大类，包括大肌群参加的身体姿势保持、平衡等粗大运动（爬行、翻身、坐、站立等），小肌群的精细活动（手指的灵活性，用手抓握小物品等）。

2. 协调运动障碍的表现特征　①小脑功能不全的协调运动障碍特征，以四肢与躯干协调运动失调为主，表现为不能灵活顺利地完成动作。②基底节神经节功能不全的协调运动障碍特征，表现为震颤、肌张力过高，随意运动减少，动作缓慢，面部表情呆板；还表现为上肢和头面部不自主和无目的运动，类似于随意运动中的一个片段。③脊髓后索功能不全的协调运动障碍特征，不能辨别肢体的位置和运动方向，行走时动作粗大，迈步不知近远、落地不知深浅、抬足过高等。

3. 评定目的　①通过了解肌肉或肌群在维持姿势和各种运动的功能状况，明确协调障碍对日常生活的影响；②根据协调功能障碍制订相应的康复计划、目标和训练方案等；③为选择合适的辅助器械提供有效的依据，提高运动的安全性；④判断康复治疗的效果。

4. 评定方法　主要是观察受试者，在完成指定动作中是否直接、精确、时间是否正常，在动作完成的过程中有无辨距不良、震颤或僵硬等。评定时还需注意共济失调是一侧性还是双侧性，什么部位最明显，睁眼、闭眼有无差别等。

（1）非平衡性协调运动的评定　是协调运动常用的检查方法，包括：①指鼻试验；②指对指试验；③轮替试验等。

（2）平衡性协调运动的评定　①立位保持与立位平衡；②步行平衡协调的检查；③步行轨迹测试。

（3）其他粗大协调运动的评定　①从仰卧位到俯卧位；②从仰卧位到坐位；③坐位保持与坐位平衡协调；④站立动作。

（4）手精细协调运动的评定　①手的准确性检查（七项手功能检查、上肢准确性测试）；②手的灵巧性检查（简易上肢功能检查法、手灵巧度测定等）。

四、步态分析

步态（gait）是步行的行为特征。正常步态通过骨盆、髋、膝、踝和足趾的一系列活动完成，而躯干则基本保持在两足之间的支撑面上。正常步态应是平稳、协调、有节律的，两腿交替进行。步态是经过学习而获得的，因此，它具有个体特性。正常步态必须完成三个过程：支持体重、单腿支撑、摆动腿迈步。步态分析（gait analysis）是分析神经系统或运动系统疾病影响行走能力的患者的步态及变化，揭示步态异常的关键环节和影响因素，从而协助康复评估和治疗。从康复护理的角度分析步态，便于尽早发现患者的步态异常，协助康复医生和治疗师及时改善和纠正患者步态的异常，提高日常生活能力。

（一）步态周期

人在行走时从一侧足跟着地起，到此侧足跟再次着地为止，被称为一个步行周期。一个步行周期可分为支撑相和摆动相。支撑相下肢接触地面和承受重力的时相，占步行周期的60%，包括早期、中期、末期；摆动相指从一侧下肢的足尖离地，到同侧足跟着地的阶段，一般占一个步行周期的40%。

（二）观察内容

步态的总体情况包括步行节奏、对称性、流畅性、身体重心的偏移、躯干在行走中的趋向性、上肢摆动、辅助器具（矫形器、助行器、假肢）的使用、行走中的神态表情等。

识别步行周期的时相与分期特点，如首次着地的方式、站立中期足跟是否着地、迈步相是否足拖地等。

观察身体各部位情况大致了解踝关节及足趾、膝关节、髋关节、躯干、骨盆、肩及头颈部在步行周期中不同时期的变化是否正常。例如，踝关节是否存在跖屈、背屈以及内、外翻情况；足蹬离动作是否充分；膝关节在步行周期的不同时期的伸、屈度及其稳定性；髋关节是否过度伸展、过度屈曲、旋转、外展并外旋（画圈），或呈现出内收或外展体位；骨盆抬高、下降或固定；躯干是否前倾或后倾，或向左、向右侧弯；上肢摆动幅度正常、增加还是减小；肩部是否下掣、上抬、前突或回缩；头的位置等。

（三）步态分析的方法

分为临床分析和实验室分析两方面。临床分析多利用观察法和测量法，实验室分析需要借助步态分析仪，现国际上较为先进且运用较多的为三维运动分析系统等。

1. 观察法　是一种定性分析的方法。让患者按照习惯的方式来回行走，观察者从不同的角度进行观察，期间注意患者全身姿势和下肢各关节的活动，通过检查表或简单的描述来记录患者在步行中所存在的问题。除此之外，还可让患者做变速行走，也可让患者转身行走、上下楼梯、斜坡等，对于使用助行器的患者，只要有可能，可嘱患者分别使用或不使用助行器进行行走观察。

2. 测量法　是一种简单定量的方法。可以测定时间参数。让患者在规定的时间内行走，用秒表计时。测试的距离至少 6m，每侧足不少于 3 个连续足印，以便于临床分析。

3. 步行能力评定　是一种相对精细和半定量的评定方法。常用的有 Holden 步行功能分类和 Hoffer 步行能力分级。

4. 实验室步态分析　包括运动学分析和动力学分析。目前先进的步态分析系统有摄像机、反光标记点、测力台、表面肌电图以及计算机分析系统。

（四）步态异常的原因

造成步态异常的原因众多，可以是肌肉骨骼和周围神经系统疾患，也可以是中枢神经系统疾患。其中最主要的包括：①关节活动受限（包括挛缩）；②活动或承重时疼痛；③肌肉软弱或无力；④感觉障碍；⑤协调运动丧失；⑥截肢后等。

（五）常见异常步态

步态异常主要表现为活动障碍、安全性降低和疼痛。异常步态的代偿导致不详能量消耗的增加。常见的病理性步态主要由神经、肌肉因素和骨关节因素所致。

1. 短腿步态　患肢缩短达 2.5cm 以上者，该腿着地时同侧骨盆下降，导致同侧肩倾斜下沉，对侧摆动腿、髋膝过度屈曲与踝背伸加大，出现斜肩步。

2. 蹒跚步态或关节不稳步态　行走时左右摇摆如鸭步，见于先天性髋关节脱位、佝偻病、大骨节病、进行性肌营养不良等。

3. 疼痛步态　腰部疼痛时，躯干前屈，步幅变小，步行速度慢，躯干僵硬，可侧屈；髋关节疼痛时，患者尽量缩短患肢的支撑相，延长对侧支撑相，躯干侧方移动度增大，患侧呈外展屈曲位，步幅缩短，故又称短促步。

4. 偏瘫步态　足下垂、内翻步态足下垂是由于小腿三头肌痉挛、踝关节跖屈所造成。先是足尖着地，然后全足底着地。内翻下垂足在足跟着地阶段是足尖和足的外侧先着地，进而全足底着地。它有稳定性差、推进力量弱、摆动期足尖拖地易跌倒等特点。

5. 剪刀步态　髋关节内收肌群痉挛时摆动相下肢向前内侧迈出，下肢呈交叉状态步行。交叉严重时步行困难。

6. 肌无力步态　臀大肌无力时，伸髋障碍，躯干用力后仰，形成仰胸凸肚的姿态；臀中肌无力时，髋外展无力，不能维持髋的侧向稳定，故患者在支撑相使身体向患侧侧弯，使重力线在髋关节外侧通过，以便依靠内收肌来维持稳定，同时防止髋部下沉，并带动对侧下肢提起及向前摆动。双侧臀中肌损害时，行走时身体左右摇摆，呈鸭步。

7. 共济失调步态　小脑型共济失调患者，不能走直线，呈曲线前进，两足分开间距大，两上肢外展保持平衡，抬足急，步幅小而不规则；前庭迷路型共济失调患者，当沿直线行走时向病变侧偏斜。

8. 前冲步态或慌张步态　帕金森病或其他基底节病变时，步态短而快，有阵发性加速，不能随意立即停止或转向，手臂摆动缩小或停止，步行开始时第一步踏出困难。

9. 截瘫步态　脊髓损伤的患者，因损伤节段不同，治疗及时与否，方法是否得当，其步行能力有很大差异，步行常用拐杖，通过摆至步、摆过步或四点步进行行走。

（六）步态分析注意事项

（1）目测观察时，不仅要观察患侧下肢，也要观测患者的健侧。

（2）检查时应充分暴露下肢。

（3）主要外在因素对步态产生的影响。

（4）患者步态不稳时，需注意保护，防止跌倒。

第三节　日常生活活动能力评定 📱微课

PPT

⇒ 案例引导

　　案例　患者，女，53岁。2年前晨起洗漱时突然晕倒，出现右侧肢体活动不利，无意识障碍，无言语不清，无饮食呛咳，急诊至某医院就诊，诊断为脑梗死。2月前患者出现右上肢麻木肿胀，活动不利加重，自觉乏力，伴恶心、反酸、呕吐。现需对患者进行日常生活能力评估，已知患者目前需在他人指导下上下楼梯，需要在他人的轻度帮助下进行洗澡以及个人卫生处理。

　　讨论　1. 已评估的项目在 Barthel 量表、FIM 量表中的得分各为多少？
　　　　　　2. 若选用 Barthel 量表对患者进行评估，还需进行哪些项目的评估？

一、基本概念

　　日常生活活动（activities of daily living，ADL）是人在独立生活中反复进行的、最必要的基本活动。残疾人活动时有不同程度的困难，为了解他们的困难所在及造成的原因，有必要进行 ADL 能力评定。ADL 能力评定对确定患者的理解能力、制订和修订治疗计划、评定训练效果、安排出院后训练及就业等都很重要。狭义的日常生活活动是指人类为了独立生活每天必须反复进行的最基本的、具有共同性的动作，即进行衣、食、住、行及个人生活等的基本动作和技巧。广义的 ADL 除了上述以外，还包括与他人的交往，以及在社区内乃至更高层次上的社会活动，评定是通过科学的方法全面而精确地了解患者日常活动的功能状况，即功能障碍对日常活动的影响，为确定康复目标、制订康复治疗计划、评定康复治疗效果提供依据。它是对患者综合活动能力的评定。因此，ADL 评定是康复评定的一个重要内容。

（一）日常生活活动的分类

　　1. 基础的或躯体的日常生活活动能力（basic or physical ADL，BADL 或 PADL）　是指人们为了维持基本的生存、生活需要每天必须反复进行的基本活动，包括进食、更衣、个人卫生等自理活动和转移、行走、上下楼梯等活动。反映的是粗大的运动功能，适用于较重的残疾。

　　2. 工具性日常生活活动能力（instrumental ADL，IADL）　也称为复杂性日常生活活动能力，是指人们为了维持独立的社会生活所需要的较高级的活动，完成这些活动需要借助工具进行，包括购物、洗衣、使用交通工具等。它是建立在基础性日常生活活动的基础上发展起来的体现人的社会属性的一系列活动，反映较为精细的功能，适用于较轻的残疾。

⊕ 知识链接

PADL 和 IADL 的比较

　　目前 ADL 量表评定较多的是将两者相结合进行评定。在反映运动功能方面，PADL 更体现粗大的运动功能，IADL 体现较为精细的运动功能；在评定内容方面，PADL 更体现躯体功能为主，IADL 体现包含躯体功能、言语及认知功能等多方面；PADL 适用于较为严重的残疾患者，IADL 适用于较轻的残疾患者；PADL 主要运用于医疗机构，IADL 主要运用于社区与老年人；PADL 的敏感性较低，IADL 的敏感性较高；PADL 的恢复以发育顺序而排列，即进食首先恢复，而上厕所则是最后恢复的项目，IADL 在发现残疾方面较 PADL 敏感，故用于调查。

（二）日常生活活动能力评定的目的

1. 确定日常生活独立的情况　通过评定可切实准确地了解患者日常生活各项基本活动的完成情况，判断其能否独立生活的情况，以及独立的程度。

2. 指导临床康复治疗及康复护理　根据评定的内容，针对患者所存在的问题，结合个人情况，制订适合患者实际情况的治疗目标、训练计划。

3. 评价康复治疗及护理的临床效果　经过一段时间的康复治疗及护理，再次评定，对疗效进行评价，并对预后进行初步的判断，适时调整方案。

4. 安排患者回归家庭及就业　根据患者评定的结果，对患者回归家庭后的家庭改造以及工伤等患者的回归工作岗位提供有效的依据及帮助。

二、评定内容

1. 床上运动　①良肢位的摆放；②床上体位转换，仰卧位与侧卧位或俯卧位之间的相互转换，以及从卧位坐起和躺下；③床上移动，上、下、左、右移动。

⊕ **知识链接**

良肢位

良肢位的摆放是早期抗痉挛的重要措施之一，在临床的脑卒中患者中较为常见，是为了保持肢体的良好功能而将其摆放在一种体位或姿势，是从治疗护理的角度出发而设计的一种临时性体位。早期脑卒中患者大部分时间都是在床上度过的，因此采取正确的体位非常重要。良肢位的摆放能够帮助偏瘫后的关节相对稳定，可以有效预防上肢屈肌、下肢伸肌的典型痉挛模式，同时也是预防以后出现病理性运动模式的方法之一。具体包括仰卧位、健侧卧位及患侧卧位。一般建议2小时变换一次患者的体位，当患者能在床上翻身或主动移动时，可适当改变间隔时间。

2. 轮椅运动和转移　①乘坐轮椅，进行床与轮椅之间或轮椅与座椅之间的相互转移，以及乘坐轮椅进出厕所或浴室；②使用轮椅，对轮椅各部件的识别与操纵，轮椅的保养与维修，使用或不使用专门设备的室内、室外行走；③室内行走，在地板、地毯或水泥地面上行走；④室外行走，在水泥路、碎石路或泥土路上行走。

3. 上下台阶和楼梯借助助行器行走　使用助行架、手杖、掖拐，穿戴支架、矫形器或假肢行走。

4. 公共或私人交通工具的使用　骑自行车、摩托车、上下汽车、驾驶汽车等。

5. 更衣　包括穿脱内衣、内裤、套头衫、开衫、罩裤、袜，穿脱假肢支具，扣纽扣，拉拉链，系腰带、鞋带，打领带等。

6. 进食　主要包括餐具的使用以及咀嚼、吞咽能力等，如持筷夹取食物，用调羹舀取食物，用刀切开食物，用叉取食物，用吸管、杯或碗饮水、喝汤等。

7. 个人清洁　包括洗漱（刷牙、洗脸、漱口、洗发、洗澡、洗手）和修饰（梳头、修指甲、化妆等）。

8. 上厕所　包括使用尿壶、便盆或进入厕所大小便，及便后会阴部的清洁、衣物的整理、排泄物的冲洗等。

9. 交流方面　包括打电话、阅读、书写，使用计算机、录音机，识别环境标记等。

10. 家务劳动方面　包括购物、备餐、保管和清洗衣物、清洁家居、照顾孩子，安全使用生活用品、家用电器及安排收支预算等。

三、评定方法

基本的评定方法包括提问法（回答问卷）、观察法以及量表评定法。

（一）提问法

提问法是通过提问的方式来收集资料和进行评定。提问有口头提问和问卷提问两种。无论是口头问答还是答卷都不一定需要面对面的接触。谈话可以在电话中进行，答卷则可以采取邮寄的方式。就某一项活动的提问，其提问内容应从宏观到微观。应尽量让患者本人回答问题。检查者在听取患者的描述时，应注意患者所述是客观存在还是主观意志，回答是否真实、准确。当患者因体力过于虚弱、情绪低落或有认知功能障碍而不能回答问题时，可以请患者的家属或陪护者回答问题。

由于在较少的时间内就可以比较全面地了解患者的 ADL 完成情况，因此提问法适用于对患者的残疾状况进行筛查。当评定 ADL 的目的是帮助或指导制订治疗计划时，则不宜使用提问法。尽管如此，在评定 ADL 的总体情况时，提问法仍是经常选择的方法。它不仅节约时间，节约人力，亦节约空间。

（二）观察法

观察法是指检查者通过直接观察患者 ADL 实际的完成情况来进行评定的。观察的场所可以是实际环境，也可以是实验室。实际环境指被检查者日常生活中实施各种活动的生活环境，这里所指的环境，不仅仅包括地点如在家里，还包括所使用的物品如家中的浴盆、肥皂以及适当的时间等。社区康复常采用在实际环境中观察 ADL 实施情况的方法，检查者可在清晨起床后在被检查者家中的盥洗室里观察其洗漱情况。住院患者的 ADL 观察评定则通常在实验室条件下，即在模拟的家庭或工作环境中进行。需要指出的是，不同的环境会对被检查者 ADL 表现的质量产生很大的影响。实际环境与实验室环境条件下被检查者的 ADL 表现可能有所不同。因此，在评定的过程中应当将环境因素对 ADL 的影响考虑在内，使观察结果更真实、准确。

采用观察法能够使治疗师在现场仔细地审视患者活动的每一个细节，看到患者的实际表现。这一点是无法从提问中获得的，而且观察法能够克服或弥补提问法中存在的主观性强、可能与实际表现不符的缺陷。通过实际观察，检查人员还可以从中分析影响该作业活动完成的因素或原因。

（三）量表检查法

量表检查法是采用经过标准化设计，具有统一内容、统一评定标准的检查表评定，检查表中设计了 ADL 检查项目并进行系统分类，每一项活动的完成情况被量化并以分数表示。量表经过信度、效度及灵敏度检验，其统一和标准化的检查与评分方法使得评定结果可以对不同患者、不同疗法以及不同的医疗机构之间进行比较。因此，量表检查法是临床及科研中观察治疗前后的康复进展、研究新疗法、判断疗效等常用的手段。

1. Barthel 指数评定量表　见表 2 - 9，是 1965 年由 Dorothy Barthel 和 Florence Mahoney 制订的评定方法，操作简单，可信度和灵敏度高，不仅用来评定患者治疗前后的功能状态，也可以预测治疗效果、住院时间和预后，是目前临床应用最广、研究最多的一种 ADL 评定方法。其内容包括进食、洗澡、个人卫生、穿脱衣服、大便控制、小便控制、使用厕所、床椅转位、平地行走、上下楼梯 10 项内容。根据是否帮助及其程度分为 15 分、10 分、5 分、0 分 4 个等级，满分为 100 分。100 分表示患者基本的日常生活活动功能良好，不需他人帮助，能够控制大、小便，能自己进食、穿衣、床椅转移、洗澡、行走，可以上下楼。0 分表示功能很差，没有独立能力，全部日常生活皆需帮助。

2. 功能独立性测量评定量表（**functional independence measurement，FIM**）　自 20 世纪 80 年代末在美国开始使用以来，逐渐受到重视和研究，目前已在全世界广泛应用。FIM 在反映残疾水平或需要帮助的量的方式上比 Barthel 指数更详细、精确、敏感，是分析判断康复疗效的一个有力指标。它不但评价由于运动功能损伤而致的 ADL 能力障碍，而且评价认知功能障碍对日常生活的影响。它已被作为衡量医院医疗管理水平与医疗质量的一个客观指标。FIM 是医疗康复中唯一建立了康复医学统一数据库系统的测量残疾程度的方法，见表 2-10。应用范围广，可用于各种疾病或创伤者日常生活能力的评定。评定内容包括 6 个方面，共 18 项，分别为 13 项运动性 ADL 和 5 项认知性 ADL。评分采用 7 分制，即每一项最高分为 7 分，最低分为 1 分。总积分最高分为 126 分，最低分为 8 分。得分的高低是根据患者独立的程度、对辅助具或辅助设备的需求程度以及他人给予帮助的量为依据，具体评分标准见表 2-11。

表 2-9　Barthel 量表

项目	分数	内容
1. 进食 （feeding）	10	自己在合理的时间内（约10秒吃一口），可取食眼前的食物。若需要进食辅具时，应会自行穿脱
	5	需他人帮助穿脱进食辅具或帮助切割食物
	0	灌食或需他人喂食
2. 使用厕所 （toilet transfer）	10	可自行上下马桶，且不会弄脏衣服，并能穿好衣服使用便盆者，可自行取放与清理便盆
	5	需他人协助保持姿势平衡，整理衣物或使用卫生纸
	0	需他人协助
3. 上下楼梯 （stair climbing）	10	可自行上下楼梯（可使用扶手或拐杖）
	5	需稍加帮助、口头指导或监督
	0	无法上下楼梯
4. 穿脱衣服 （dressing）	10	可自行穿脱衣服、鞋子及辅具，包括绑鞋带与扣扣子
	5	在他人协助下，可在合理的时间内自行完成一半以上的动作
	0	需他人协助
5. 大便控制 （bowels）	10	不会失禁，并可自行使用塞剂（软便剂）
	5	偶尔会失禁（每周不超过一次），或使用塞剂时需要他人协助
	0	需他人协助
6. 小便控制 （bladder）	10	日夜皆不会尿失禁，必要时可自行使用并清理尿套或尿布
	5	偶尔会尿失禁（每周不超过一次），或需他人协助使用尿套或尿布
	0	需他人协助
7. 个人卫生 （personal toilet）	5	可独立完成洗脸、洗手刷牙、梳头或刮胡子
	0	需他人协助
8. 洗澡 （bathing）	5	可独立完成盆浴或淋浴
	0	需他人协助
9. 床椅转位 （transfer：chair and bed）	15	可独立完成，包括轮椅的刹车及移开脚踏板
	10	需要稍微的协助
	5	可自行从床上坐起来，但转位时仍需要1人的大量协助
	0	需他人协助方可坐起来，或需要2人协助支撑才可转位
10. 平地行走 （ambulation）	15	可起立坐下，且使用或不使用辅具皆可独自行走45m以上
	10	需要稍微支撑或口头指导即可行走45m以上
	5	虽无法行走，但可独自操作轮椅并推行轮椅45m以上
	0	需他人协助推轮椅或无法行走

表 2 - 10　功能独立自主量表

项目	分数
自我照顾（self - care）	
A 摄食	_____
B 个人卫生	_____
C 洗澡	_____
D 穿脱上衣	_____
E 穿脱裤裙	_____
F 如厕	_____
括约肌控制（sphincter control）	
G 小便控制	_____
H 大便控制	_____
转位（transfer）	
I 床、椅子、轮椅	_____
J 马桶	_____
K 盆浴、淋浴	_____
移动能力（locomotion）	
L 行走或轮椅行动	走路_____ 轮椅_____ 两者_____
M 上下楼梯	_____
沟通（communication）	
N 理解	听力_____ 视力_____ 两者_____
O 表达	口语_____ 非口语_____ 两者_____
社会认知（social cognition）	
P 社会互动	_____
Q 问题解决	_____
R 记忆	_____
总分_____	

表 2 - 11　功能独立自主量表评分标准

独立程度	分数	评分标准
不需协助	7	完全独立　（在合理的时间内安全完成）
	6	修正式独立（利用辅具可全部完成）
需协助（修正式依赖）	5	监督下完成（受测者完成100%）
	4	轻度协助　（受测者完成75%及以上）
	3	中度协助　（受测者完成50%及以上）
需协助（完全依赖）	2	大量协助　（受测者完成25%及以上）
	1	完全依赖　（受测者完成小于25%）

第四节　言语评定与吞咽障碍评定

→ **案例引导**

　　案例　患者，男，70 岁。半年前在无明显诱因下出现言语含糊，精神萎靡，左侧肢体无力，无意识障碍，经摄片后诊断为"脑梗死"。CT 示：脑干、双侧基底节区及半卵圆中心多发腔梗灶，部分软化；脑积水；双侧上颌窦及筛窦炎症。经半年康复治疗后，遗留左侧肢体无力活动不利，言语含糊，吞咽困难，进食及饮水时偶有呛咳。现对患者进行失语症评定，分别进行是否题、口头指令、命名、复述的检查。

　　讨论　1. 选用汉语失语症检查法进行评定时，除了上述内容，还需进行哪些检查？

　　　　　2. 患者口语流畅性差，找词难，说话费力，有轻度理解障碍，这是何种类型失语症？

　　　　　3. 针对该患者吞咽功能应该做哪些评估？

一、基本概念

　　言语（speech）是表达语言的一种方式，是通过发音器官协同运动沟通语言的基本方法，是言语交流的机械部分。语言（language）是指将抽象的词语按一定的逻辑排列，以表达一种思维、理论、行动和需要的交流方式。除口语外，还包括书面、手势和表情等表达形式。言语-语言功能障碍是指通过口语或书面语言或手势语进行交流出现的缺陷，主要包括听、说、读、写等。言语障碍包括嗓音异常、构音障碍、失语症、口吃、儿童语言发育迟缓及精神或智力异常等引起的言语障碍。其中一些言语障碍是耳鼻喉科、儿科、心理科等研究内容，康复工作中常见到的是脑损伤引起的失语症与构音障碍，其主要通过康复训练手段得到改善。语言障碍是指组成语言行为的听、说、读、写等多个主要方面遭受病损的各种病理现象。

　　言语的产生涉及三大系统，即呼吸系统、发声系统和共鸣体统（图 2-3）。在三大系统的基础上再加上构音和语音，则形成五大功能模块。言语的处理过程分为三个阶段。

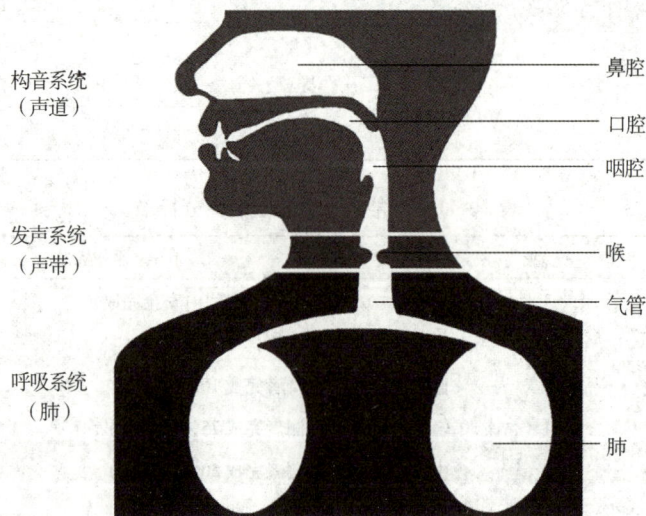

图 2-3　言语产生涉及的三大系统

1. 言语学水平阶段 此阶段是在大脑内完成的。任何语言都有所规定的符号为基础，用语言学的概念将所要说的内容组合起来。

2. 生理学水平阶段 如果决定了要说的内容，就要实际运用构音器官，通过构音器官的协调运动，说出单词、字句、文章。语言通过听者的外耳、中耳、内耳、听神经到达听觉中枢；同时也可以同样的路径传到说话中枢，由此可以调节、控制说的音量及速度等。

3. 声学水平 各种构音器官的协调运动后产生的词句是通过声波的形式传播的，这种形式包括三方面因素：声的大小、高低和音色。由于构音器官的各种障碍，在这个阶段就会出现各种各样的变化。

二、言语形成的三个阶段

1. 语言感受阶段 口语和其他声音刺激一样，首先是经过听觉系统传入大脑皮层的听觉中枢颞横回。优势半球颞横回对各种听觉信息进行处理，将与语言有关的信息重新组合，输入颞上回后部的感觉性语言中枢。

2. 脑内语言阶段 主要将语言进行编排，形成文字符号和概念。

3. 语言表达阶段 将语言信号转变成口语或书面语的形式表达出来，语言运动信息转变成运动冲动，经过锥体束至运动神经核团，支配构音器官，同时锥体外系也有纤维支配这些核团，影响控制发音肌肉的肌张力和共济运动，以保证声音的音调和音色。

三、言语障碍的分类

1. 失语症 是指由于脑损伤所引起的语言能力交流能力障碍，及后天获得性的对各种语言符号的表达与认识能力的受损或丧失。主要表现为患者在意识清醒、无精神障碍及严重智力低下的前提下，无感觉缺失和发音肌肉瘫痪，却丧失了对语言符号意义的理解或表达能力，不仅包括对口语的理解和表达困难、对文字的理解和表达困难、对文字的阅读和书写困难，还包括其他高级信号活动障碍，例如计算等。

⊕ **知识链接**

口语表达障碍

在失语症的口语表达障碍方面，一般根据患者谈话的特点将失语的口语分为流畅性和非流畅性。在说话量方面，非流畅性的量较少，且每分钟少于50词，而流畅性的量较为正常和多。在费力程度方面，非流畅性的患者说话表现为较为费力，而流畅性患者正常或较为轻松。在语句长度方面，非流畅性患者长度较短，呈电报式，而流畅性患者可说长句子；非流畅性患者韵律异常，流畅性患者表现为正常。在信息量方面，非流畅性患者仅有实词，突出名词，而流畅性患者信息量少，空洞、缺乏实词、虚词多。

---

2. 构音障碍 是指由于中枢或周围神经系统损害所引起的言语运动控制障碍。患者通常听觉理解正常并能正确选择词汇和按语法排列，然而，要精确地控制重音、音量和音调则感到困难，表现为发音不准、吐字不清、语调、速度、节奏等异常，以及鼻音过重等言语听觉特性的改变。

3. 听力障碍所致的言语障碍 语言发育过程中，听觉刺激是必不可少的因素。一般来说，儿童7岁左右言语发育完成，这时称为获得言语。获得言语之后发生的听觉障碍只需要听力补偿；而获得言语之前，特别是婴幼儿言语尚未形成，如发生中度以上听力障碍将严重影响言语发展，不经听觉言语的康复治疗，获得言语会很难。

4. 儿童语言发育迟缓 由于大脑功能发育不全、脑瘫、自闭症等原因导致儿童言语发育落后于实际年龄的状态。通过言语训练，可改善言语能力，促进患儿社会适应能力。

5. 口吃 是言语的流畅性障碍，很大部分是由于言语发育过程中不慎模仿，或与遗传和心理因素等有关。主要表现在重复说初始的单词或语音、停顿、拖音等。部分儿童可随着年龄自愈；部分则伴随至成年或终生，经训练可以改善。

6. 发声障碍 是指由于声门部发出声波，通过喉头以上的共鸣腔产生声音，这里所指的是嗓音。发声障碍是指由于呼吸或喉头调节存在器质或功能异常引起的，较常见的是声带或喉部炎症。

四、失语症检查

（一）失语症的语言症状

1. 听理解障碍 一般认为言语听理解的过程是声学言语信号的接收，有语言学意义的声音单位，即音素的感知，有特定意义的音素序列的标记即词汇和语义的理解，及产生多层次意义的语义性单位的复杂相互作用，即句法的理解。失语症的听理解障碍可以表现在上述某一障碍或多个阶段出现障碍，从而表现出不同的听理解障碍。

（1）纯词聋 Wernicke 认为，颞上回后部（Wernicke 区）是听觉词汇形象的储存仓库，它的损害往往引起听性语言的知觉困难，即完全或部分词聋。纯词聋的患者理解或复述听觉方式呈现的言语刺激，而朗读、阅读、书写及自发语相对正常。他们能够听到并理解非言语性刺激，如汽车喇叭声、下雨声、狗叫声等环境声音。真正的纯词聋极少见，大部分患者表现出轻度失语症的其他特点，如偶尔的音素性错语，轻度命名困难。

（2）语义范畴的选择性损害 有些患者表现出对某些语义范畴词汇的听理解较好，而对另一些范畴词汇听理解较差，如字母、数字、颜色、躯体部位名称可有选择性的损害。通常是基半球外侧裂周围语言区的局限性损害。

（3）语义联系与语义知识的部分保留 在临床上，患者虽不能精确地理解词义，但能够把该词归于某一范畴，存在语义性联系。

（4）短时记忆损害 对词汇、语句的理解需要在记忆中对接收到的语音序列进行短暂的储存。患者对于只有一个意义环节的简单句子的理解没有太大的困难，但在理解由几个意义环节组成的信息或复杂的语法结构时就遇到了困难。因短时记忆的破坏，在信息的几个意义中间产生相互干扰，抑制患者能很好地记住一个意义中心（信息块），但不能再现其他意义中心。

（5）句法理解损害 一些失语症患者可以理解词的意义，尤其是名词，理解单个词、相近意义也没有困难，他们也能理解简单的句子，但不能理解复杂的语法结构。

2. 言语表达障碍

（1）言语失用症 是指因脑损害造成的不能将形成的和填充好的语音框架转换成用来执行有目的的言语运动计划。言语运动计划即指定发音器官的运动目标（如圆唇、舌尖抬高）。运动计划的基本单位是音位，每个音位系列有它的空间和时间赋值。

（2）语法缺失 在非流利型失语症患者自发言语中，常可以看到他们的言语表达多为实义词，而缺乏语法功能词，动词相对较少，言语不能扩展，即"电报式语言"。

（3）复述困难 表达性言语的最简单的形式是复述性言语，音素、音节、词的简单复述要求精确的听觉，并对音素加以分析，最后形成复述材料的记忆合成表象，变成复述的另一条件是要具有相当精确的发音系统，以及从一个发音单位到另一个发音单位或一个词到另一个词的转换。

（4）命名错误 各种类型失语症患者在命名时均可见命名错误。常见的错误有迂回语、语义性错语、音素性错语、无关语词错语、新词错语、否定反应等。

（5）阅读障碍 因大脑病变导致阅读能力受损称为失读症。阅读包括朗读和文字的理解，这两种可以出现分离现象。

（6）书写障碍 书写不仅涉及语言本身，还有视觉、听觉、运动觉，视空间功能和运动参与其中，所以在分析书写障碍时，要判断书写障碍是否是失语性质，检查项目包括自发性书写、分类书写、看图书写、写句子、描述书写、听写和抄写。

（二）失语症的类型及临床表现

1. Broca 失语（表达性失语，运动性失语） 病变位置：额下回后部。表现为理解障碍、复述、命名、阅读及书写均有不同程度影响；自发性言语呈非流畅性，说话费力，语词贫乏刻板，呈"电报式语言"；提示后可引出后面正常语言；多伴有右侧偏瘫，总体预后比其他类型好。

2. Wernicke 失语（感觉性失语，接受性失语症） 病变位置：大脑优势半球颞上回后部 1/3 的 Wernicke 区。表现为流畅性语言，理解障碍大于表达障碍；大量错语，自造词；因听理解障碍不能复述，命名与阅读常有障碍，书写可保持文字形态，但错写较多；缺乏对疾病的自我意识，预后不佳。

3. 完全性失语（球性失语） 病变位置：大脑优势半球外侧裂周围的广泛区域受到损害。常伴有右侧偏瘫、偏盲、半身感觉障碍，听、说、读、写各种语言功能基本缺失，恢复较好的患者可逐渐向 Broca 型转化。

4. 经皮质运动性失语 病变位置：病灶多在 Broca 区的前上方。常见病因为大脑中动脉梗死及脑外伤。表现为非流畅性失语，自发言语少，朗读、命名、书写有障碍，理解和复述功能较好。与 Broca 失语的区别及预后：可复述较长的句子，预后较好。

5. 经皮质感觉性失语 病变位置：大脑优势半球外侧裂周围及后部的言语中枢。表现为自发言语流畅，错语较多，听理解与命名功能严重障碍，语言理解和文字理解能力较差，复述较好，但不知道对方在说什么。与 Wernicke 失语鉴别要点：复述保留预后个体差异大，多数不能恢复到使用言语水平。

6. 混合性经皮质失语 病变位置：优势半球分水岭区大片病灶。Broca 区、Wernicke 区及两者间的连接区域未受损。表现为经皮质运动性失语和经皮质感觉性失语的症状并存；自发言语少，听理解、命名、阅读和书写严重障碍丧失口语理解和主动表达能力，复述保留，典型症状为模仿现象。

7. 传导性失语 病变位置：联系 Broca 区和 Wernicke 区之间的弓状束。表现为流畅性失语，自发言语基本流畅，但多伴有音韵性错语，命名和读词也出现错误，文字和语言理解能力较好，复述障碍明显，可期待较好的预后。

8. 命名性失语 病变位置：优势大脑半球的角回和颞中回后部。表现为流畅性失语，能在句子水平上流畅说话，命名不能，自发性找词困难，但试图用迂回语言来解释。

9. 皮质下失语 特点是起病急，口语流畅性差，口语启齿难、找词难、说话费力、缓慢，可伴有理解障碍，恢复缓慢，但预后一般较好。

10. 交叉性失语 表现为右利手者右侧大脑半球受损所致的失语症，发病罕见，为失语症的 1%～2%。大多数患者有失语法现象，复述和书写障碍，听理解受到影响较小，命名障碍程度不一。

11. 纯词聋 病变位置：单侧颞叶或双侧颞叶病变。常见病因为脑血管意外、脑外伤、脑肿瘤、颅内感染等。表现为听理解障碍、复述障碍、口语表达流畅、书写正常。

12. 纯词哑 病变位置：优势半球中央前回下部，额下回后部的皮质和皮质下。表现为起病急，口语表达障碍为主，不能用声音表达自己，或仅有少量构音不清和低调的口语，口语表达障碍恢复很慢，此类患者罕见，国内较少报道。

13. 失读症 是指没有视觉障碍或智力障碍的病患，由于大脑病变导致对语言文字的阅读能力丧失或减退。

14. 失写症 是指脑损伤所引起的原有的书写能力受损或丧失，不同部位脑损伤可导致不同形式的失写症。

（三）失语症的评定方法

1. 国外常用的失语症评定方法　目前，国外对成人失语症评定的方法有 10 多种，以波士顿失语诊断测验（BDAE）及西方失语成套测验（WAB）较为常用。

（1）波士顿失语诊断测验　是目前英语国家较为通用的一种检查方法。它包括 5 个大项和 26 个分测验。每个大项针对言语行为的一个主要功能侧面。包括：①会话性交谈和阐述性言语，以检查综合性的言语交往能力；②听理解，是检查语言的听接收功能；③口语表达，是检查口语的表达功能；④阅读理解，是检查书面语言的接收功能；⑤书写。测验结果按照所属测验的记分排列在言语特征测验图上，该图对失语症分型特别有用。

（2）西方失语成套测验　包括 BDAE 的大部分项目，在失语症商数上有 4 个口头语言项目（自发言语、理解、复述和命名）。另外，有阅读、书写、运用、绘图、拼积木、计算和部分 Raven 颜色渐进模型测验产生一个行为商数；失语症商数加上行力商数构成认知功能的皮质商数。

2. 我国常用的失语症评定法

（1）汉语失语症检查法（aphasia battery of Chinese，ABC）　由北京大学医学部神经心理研究室参考西方失语症成套测试结合我国国情编制而成，见表 2 – 12，已通过标准化的研究，并在我国 10 多个省市的有关医院推广应用，客观有效，便于交流。现简单介绍如下，共分 5 大项：①口语表达，包括谈话、复述和命名；②听理解，包括是与否的判断，听辨认和执行口头指令；③阅读，包括视读、听字辨认、朗读词并配画、朗读指令并执行、选词填空；④书写，包括写姓名地址、抄写、系列写数、听写、看图描述书写等；⑤其他神经心理学检查，包括意识、视空间功能、运用、计算等。

表 2 – 12　汉语失语症成套测验评定项目

评定项目	分测验
谈话	1. 问答、叙述　2. 系列语言
理解	1. 是否题　2. 听辨认　3. 执行口头指令
复述	
命名	1. 视命名　2. 反应命名　3. 列名
阅读	1. 视—读　2. 听字—辨认　3. 朗读—画匹配　4. 读指令—执行　5. 选词填空
书写	1. 写姓名地址　2. 抄写　3. 系列书写　4. 听写　5. 看图写字　6. 写短文
结构与视空间	1. 照画图　2. 摆方块
运用	1. 面部　2. 上肢　3. 复杂
计算	加减乘除

（2）汉语标准失语症检查　由中国康复研究中心听力语言科以日本的标准失语症检查为基础，同时借鉴国外有影响的失语症评价量表的优点，按照汉语的语言特点和中国人的文化习惯所编制，亦称为中国康复研究中心失语症检查法（CRRCAE）。通过多次的临床试验和检测，确定本检查方法适用于我国不同地区使用汉语的成人失语症患者。此检测内容包括两部分，第一部分通过患者回答各问题了解其言语的一般情况，第二部分由 30 个分测验组成，分为 9 个大项目，包括听理解、复述、说、出声读、阅读理解、抄写、描写、听写和计算。为了不让检测的时间过长，身体部位的辨别、空间结构等的高级皮质功能检查没有包括在内，必要时另外进行。大多数的评分采用的是 6 等级评分标准，在患者的反应时间和提示方法上都有很严格的要求，除此之外，还设定了终止标准。

（四）失语症严重程度评定

目前，国际上多采用波士顿失语诊断测验（BDAE）中的失语症严重程度分级来对失语症进行评价。见表 2 – 13。

表 2 – 13　失语症分级标准

分级	分级标准
0 级	无有意义的言语或听理解能力
1 级	言语交流中有不连续的言语表达，但大部分需要听着去推测、询问或猜测；可交流的信息范围有限，听者在言语交流中感到困难
2 级	在听者的帮助下，可以进行熟悉话题的交流，但对陌生话题常常不能表达出自己的思想，使患者与检查者都感到言语交流有困难
3 级	在仅需少量帮助下或帮助下，患者可以讨论几乎所有的日常问题，但由于言语和（或）理解能力的减弱，使某些谈话出现困难或不大可能
4 级	言语流利，可观察到有理解障碍，但思想和言语表达尚无明显限制
5 级	有极少可分辨得出的言语障碍，患者主观上可能有点困难，但听者不一定能明显觉察到

五、吞咽障碍评定

（一）概述

吞咽是指食物经咀嚼后形成的食团或饮品由口腔经咽和食管入胃的整个过程。每人每天吞咽次数 200～1500 次，它不仅是维持生命活动必不可少的基本生物学功能，还与人们的生活质量密切相关。

吞咽障碍是指由于下颌、双唇、舌、软腭、咽喉、食管等器官结构和（或）功能受损，不能安全有效地把食物输送到胃内的过程。吞咽活动分为 5 个分期：口腔前期、口腔准备期、口腔期、咽期和食管期

1. 口腔前期（认知期）　通过视觉和嗅觉感知食物，认识食物的硬度、一口量、温度、味道，进而决定进食速度和食量等。

2. 口腔准备期　是指摄入食物到完成咀嚼的过程，包括纳入食物、对食物进行加工处理两个过程。若口腔感觉差或运动无力，即有可能出现唇闭合无力、咀嚼肌无力、鼓腮不能、口腔内食物残留、食物控制无力致提前溢出等。

3. 口腔期　是指咀嚼形成食团后运送到咽部的过程，包括食团的形成、运送到咽部两个过程。此期软腭抬高，舌根部下降，咽后壁向前隆起，食团被挤压入咽，完成时间少于 1～1.5 秒。此期的功能障碍表现为舌推进动作无效，食物残留于口腔内的食物向咽部提前流入或从口内流出等。

4. 咽期　是指食团进入咽部，吞咽动作启动到运送到食管的过程，为不受意识控制的非自主性活动。咽期是吞咽的重要阶段，仅持续 0.8～1 秒，需要完好的喉保护机制，否则很容易发生误吸。

5. 食管期　是指食团通过食管蠕动进入胃，此期是食物通过时间最长的一个期，持续 6～10 秒，由食管肌肉的顺序收缩实现。

（二）吞咽障碍原因和症状

吞咽障碍可由多种原因引起，口咽、神经、颈椎、食管等很多系统的疾病都可以引起吞咽障碍，其中脑卒中最为常见。根据发生吞咽障碍的阶段，吞咽障碍可分为口腔期吞咽障碍、咽期吞咽障碍和食管期吞咽障碍。

吞咽障碍的常见的症状包括进食或饮水后咳嗽、食物残留口腔、流涎、吸入性肺炎、食物从口或鼻腔喷出等。患者可因吞咽障碍而发生误吸、误咽和窒息，也可因进食困难而引起营养物质摄入不足，水、电解质及酸碱平衡失调，从而影响患者的整体康复，吞咽障碍长期存在会给患者回归社会带来极大的不便。

（三）吞咽障碍的评定方法

吞咽障碍的患者的临床表现有些很典型，但有些患者即使食物进入气管，仍然一点症状都没有，鉴于此，详细的检查与评估是必须进行的。

吞咽障碍的早期筛查是最重要的环节，目的是找出吞咽障碍的高危人群，确定是否进行进一步的诊断性检查。包括反复唾液吞咽试验、洼田饮水试验、进食评估问卷和染色试验等。

1. 吞咽障碍的筛查

（1）反复唾液吞咽试验

1）具体操作方法 患者取坐位或半卧位，检查者将手指分别放置于患者的喉结和舌骨处，嘱患者尽量快速反复做吞咽动作，喉结随着吞咽运动越过手指后复位，即判定完成一次吞咽运动。

2）结果 观察在30秒内患者吞咽的次数和喉上抬的幅度。口干患者可在舌面上沾1~2ml水后让其吞咽，如果喉头上下移动小于2cm，则可视为异常。高龄患者30秒内能完成3次即可。对于患者因意识障碍或认知障碍不能听从指令的，这时可在口腔和咽部做冷按摩，观察吞咽的情况和吞咽启动所需要的时间。

（2）洼田饮水试验 是临床上一种使用方便、简单的评定方法。

1）具体操作方法 首先让患者喝下1~3ml水，若无明显呛咳，可再让患者像平常一样喝下30ml温水，观察并进行记录饮水情况。记录内容包括饮水所用时间、有无呛咳、有无水从嘴角流出、饮后声音改变等。

2）分级及评定标准 根据表2-14进行评定。

表2-14 饮水吞咽功能评定

分级	患者的情况
1级	可一口喝完，不超过5秒的时间，无呛咳
2级	可一口喝完，但超过5秒的时间；或分两次喝完，无呛咳
3级	一次喝完，但有呛咳
4级	分两次以上喝完，有呛咳
5级	常发生呛咳，难以全部喝完

注：1级为正常；2级为可疑有吞咽障碍；3级及3级以上确定有吞咽障碍。

（3）进食评估问卷调查（eating assessment tool，EAT-10） 有10项受吞咽障碍影响的问题。每项分4个等级：0分无障碍，4分是严重障碍，一般3分以上视为吞咽功能异常。EAT-10有助于识别误吸的征兆和隐性误吸、异常吞咽的体征，与饮水试验合用，可提高筛查试验的敏感性和特异性。

（4）染料测试（dye test） 可以筛查气管切开患者有无误吸。筛查评估简单易行，但研究显示，38%~40%的患者存在漏诊，针对功能异常的患者需要进一步评估。

2. 吞咽功能的进一步评估 主要包括全面的病史评估、口颜面功能评估、摄食评估等几个方面。

（1）全面的病史评估 包括患者基本信息、病情的严重程度、既往史、认知功能、依从性、口腔卫生、精神状态等。

（2）口颜面功能的评估 包括口颜面组织结构的完整性，运动感觉功能，咽反射、咳嗽反射等。

（3）摄食-吞咽过程评价 摄食-吞咽运动是一个连续的过程，应根据正常的吞咽各分期，对整个摄食-吞咽过程进行整体观察评定，以便对吞咽过程有更全面的评价。吞咽功能障碍的等级见表2-15。

表 2 - 15 吞咽功能障碍的等级

等级	具体表现
重度	1. 无法吞咽，不适合吞咽训练（无法经口腔）
	2. 误咽严重，吞咽困难，只适合基础性吞咽训练
	3. 误咽减少，可进行摄食训练
	4. 可以少量、乐趣性地摄食（经口腔和补充营养）
中度	5. 一部分（1~2 餐）营养摄取可经口腔进行
	6. 三餐均可经口腔摄取营养
	7. 三餐均可经口腔摄取吞咽食品（单一经口腔）
轻度	8. 除特别难吞咽的食物外，三餐均可经口腔摄取
	9. 可以摄取吞咽普通食物，但需要临床观察和指导
正常	10. 摄食 - 吞咽能力正常

注：进食需要帮助时加上"A"字。

1）吞咽容积 - 黏度（volume - viscosity swallowing tes，V - VST）测试 一种摄食评估的方法，可评估患者吞咽的安全性和有效性。有效性是指患者摄取所需的热量、营养和水分时，从口进入胃的能力；安全性是指患者摄取食物时避免食物进入呼吸道，导致喉部渗漏和误吸风险的能力。具体流程见图 2 - 4。

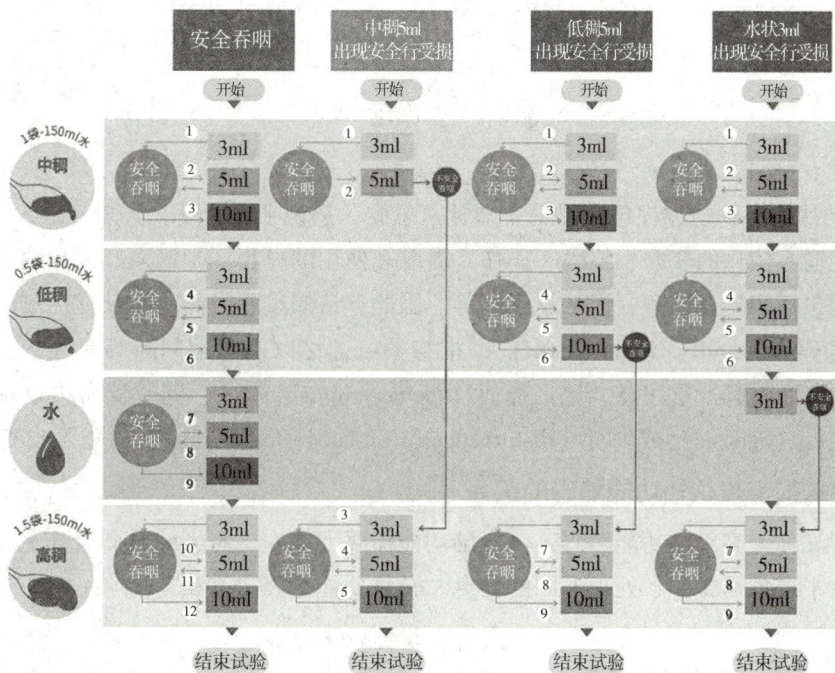

图 2 - 4 吞咽容积 - 黏度测试流程图

V - VST 测试简单安全，敏感性 94%，特异性 88%，可多次检测，可帮助决定是否进行进一步的仪器检查。

2）辅助检查 主要包括吞咽造影检查、吞咽电视内镜检查、超声检查、放射性核素扫描检查、测压检查、表面肌电图检查、脉冲血氧定量法等。

①吞咽造影检查（video fluoroscopic swallowing study，VFSS）：在 X 线透视下，针对口、咽、喉、食管的吞咽运动所进行的特殊造影，通过点片、录像以及进一步的逐帧慢速回放，分析、发现吞咽功能的异常，可用于协助诊治吞咽障碍，被视为吞咽障碍检查的理想方法和诊断的"金标准"。它不仅可以发

现吞咽障碍的结构性和功能性异常的病因、部位、程度、代偿情况、有无误吸等，也是选择有效治疗措施（如进食姿势和体位）和观察治疗效果的依据。

②咽喉纤维内镜：内镜检查包括鼻腔、鼻咽、口咽、喉和下咽，但不包括食管和气管。可直视舌、软腭、咽和喉的解剖结构和功能。

③电影荧光透视检查（MBS）：临床上广泛用于诊断口咽性吞咽障碍，是确定口咽功能紊乱机制的"金标准"。将造影剂与食物混合，令患者在一定的体位下将食物吞下，可直接观察食物团块从口腔通过咽部至食管的整个运动过程，以进一步评定摄食－吞咽过程中各个阶段出现的问题。

第五节　认知功能评定

PPT

⇒ 案例引导

案例　患者，男，52 岁。10 个月前骑自行车时被出租车撞倒在地，当时头颅出血、意识丧失，无大小便失禁。急送当地医院，全麻下行开颅血肿清除术及去骨瓣减压术，术后意识及言语功能较前改善。患者因脑外伤术后左侧肢体活动不利伴认知障碍10月余入住康复科。入院检查：ADL 25 分，MMSE 19 分，注意力和记忆力差，无支撑坐位 3 分钟。

讨论　针对患者的认知功能障碍，还需要做哪些具体的评定？

一、概述

（一）概念

1. 认知　人类认识事物的过程包含感觉、知觉、思维、意识 4 个阶段。认知是指人在对客观事物的认识过程中对感觉输入信息的获取、编码、操作、提取和使用的过程，是输入和输出之间发生的内部心理过程，这一过程包括知觉、注意、记忆及思维等。因此，认知过程是高级脑功能活动。

2. 认知功能障碍（cognitive impairment）　指与学习记忆以及思维判断等有关的大脑高级智能加工过程出现异常，从而引起严重注意、记忆障碍（memory impairment），同时伴有失语（aphasia）或失用（apraxia）或失认（agnosia）或失行（disturbance in executive functioning）功能等改变的病理过程。

（二）大脑半球损害与认知功能障碍的关系

认知功能障碍又称为高级脑功能障碍，高级脑功能需要大脑左、右半球共同合作来完成。在一个刺激中，大脑左、右半球各司其职，处理不同的信息。具体功能见表 2－16。

表 2－16　大脑左、右半球功能的分化

左半球	右半球	左半球	右半球
言语	二维、三维形状知觉	计算	非词语成分学习
命名	颜色	词语学习	对感受视野的直接注意
句法	朝向	记忆	面容识别
阅读	空间定位、定向	概念形成	简单的语言理解
字母的触觉识别	形状触觉	概念相似性辨认	基本时间知觉能力
书写	音乐的和声与旋律	左右定向	感情色彩与语调形式
时间顺序的分析与感知	乐声的音色与强度	手指、肢体及口腔运动的随意结合	创造性联想
数学	模型构造		

1. 额叶 言语、运动（包括动作步骤的组织与排序、时间安排、计划与启动）、记忆、注意和智能、情绪等方面的障碍。

2. 顶叶 空间识别障碍、失用症、躯体构图（人体姿势模式、身体各部位及空间位置）、忽略症、体象障碍。

3. 颞叶 听理解和近事记忆障碍等。

4. 枕叶 视觉失认和皮质盲。

5. 广泛大脑皮质 全面智能减退，并容易成为痴呆。

二、认知功能障碍的分类及特点

认知功能障碍包括注意障碍、记忆障碍、知觉障碍和执行功能障碍。

⊕ **知识链接**

认知障碍的基本方面

这是认知障碍的几个基本方面，从下到上，分别是从基础到更高级的功能。其中醒觉能力是最基础的，其次是注意力和记忆力，更高层的是语言能力和抽象思维。

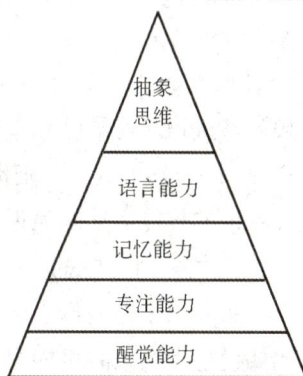

（金字塔图：从下到上依次为 醒觉能力、专注能力、记忆能力、语言能力、抽象思维）

（一）注意障碍

注意（attention）是心理活动或意识对一定对象的指向与集中，是完成各种作业活动的必要条件。脑损伤后出现的注意障碍（inattention）会导致选择功能和保持功能出现异常，表现为觉醒状态低下、迟钝，注意范围缩小或注意涣散，持久性下降，同时还会影响患者的时间和地点定向能力。

（二）记忆障碍

记忆（memory）是以往事情的重现，是既往感知过的事情在一定条件下在大脑中的重新反映。按时间长短可分为瞬时记忆、短时记忆和长时记忆。记忆的基本过程包括识记、保持、回忆三个环节。临床上记忆障碍有记忆减退、遗忘、记忆错误。

（三）知觉障碍

知觉（perception）是人脑对直接作用于感觉器官的客观事物的各个部分和属性的整体的反映。是在感觉的基础上产生的，是对感觉信息的整合和解释。通过感觉，我们只知道事物的各种不同属性，通过知觉，我们才对事物有一个完整的映象，从而知道它的意义，知道它是什么。可以把知觉分成视知觉、听知觉、触知觉、空间知觉、时间知觉和运动知觉等。知觉障碍是指在感觉传导系统完整的情况下，大脑皮质联合区特定区域对感觉刺激的解释和整合障碍。临床上常见的主要有躯体构图障碍、空间关系障碍、失认症及失用症。

1. 躯体构图障碍（body scheme disturbance） 包括单侧忽略、疾病失认、手指失认、躯体失认及左右分辨困难。而单侧忽略是最常见的躯体构图障碍之一，又称单侧空间忽略，指患者的各种初级感觉完好无损，但不能对大脑病灶对侧、偏瘫同侧身体出现的刺激做出反应，多见右脑损伤后，左侧忽略。

2. 空间关系障碍（spatial relations deficits）　是指不能确定两者之间或自己与两个或两个以上物体之间的空间位置关系，常表现为图形背景分辨困难、空间定位障碍、空间关系障碍、地理定向障碍及判断深度和距离障碍。

3. 失认症（agnosia）　是指对视觉、听觉、触觉等感觉途径获得的信息，缺乏正确的分析和识别能力，但可以利用其他途径识别的一类症状。根据感觉方式的不同，可分为视觉失认、触觉失认和听觉失认。

（1）视觉失认（visual agnosia）　是指在没有以失语症为首的语言障碍、智力障碍、视觉障碍等的情况下，不能认知、肯定眼前的视觉对象为何物的一种状态，不能识别视觉刺激的意义。临床上表现为物体失认、面容失认、同时失认（不能同时完整地识别一个图像）、颜色失认。

（2）听觉失认（acoustic agnosia）　是指听觉完全正常，可以判断声音的存在，但是不理解声音的意义。临床上表现为非言语声音失认，比如说不能分辨是门铃声还是钟表声，或者表现为言语声音失认，又称为纯词聋。

（3）触觉失认（tactile agnosia）　是指在触觉、温度觉、本体感觉以及注意力正常的情况下，却不能通过触摸来辨识从前早已熟悉的物体的意义，如不能命名，不能说明和演示该物品的用途等。

4. 失用症（apraxia）　是指没有瘫痪的情况下不能执行有目的的运动的运用障碍，即不能正确地运用后天习得的技能运动的表现，多见于左侧脑损伤，常伴有失语现象。

（1）意念性失用　指意念或概念形成障碍，是动作构思过程受到破坏而导致的复杂动作的概念性组织障碍。患者对于办一件事的目的和办成一件事需要做什么、怎样做和用什么做都缺乏正确的认识和理解。比如说患者沏茶时可能会先倒水，然后盖上壶盖，再放茶叶，实施步骤出现混乱。或者表现为工具的选择和使用障碍。

（2）意念运动性失用　指意念与动作之间脱节，运动意念不能传达到运动中枢，导致患者不能执行口头指令，也不能模仿他人动作。但对过去学会的动作仍有记忆，有时能自动地、下意识地完成某些运动。例如患者起床后，会自发地拿起牙刷刷牙，但不能在指令下刷牙，也不能模仿刷牙。

意念性失用与意念运动性失用有共同之处在于都不能执行口令，但在执行口令、动作模仿、实物操作方面有差别，见表2-17。

表2-17　意念性失用与意念运动性失用的区别

检查项目	意念性失用	意念运动性失用
执行口令	不能正确执行	不能正确执行
动作模仿	模仿准确	不能模仿
实物操作	操作混乱	正确完成

（3）运动性失用　包括上肢失用和口颜面失用。比如说不能系纽扣、鞋带，或者不能伸舌、皱眉、眨眼等。

（4）结构性失用　指组合或构成活动障碍，不能复制或拼接简单的图形。

（5）穿衣失用　指患者辨认不清衣服的上下、前后及里外，因而不能自己穿衣服。

（四）执行功能障碍

执行功能（executive function）是人类推理、解决和处理问题的能力。脑损伤或脑功能减退后，会导致执行功能障碍，常表现为解决问题能力下降或丧失。

三、评定方法

（一）意识状态评定

格拉斯哥昏迷量表（Glasgow coma scale，GCS）见表 2 - 18。轻型：GCS 13 ~ 15 分，意识障碍小于20 分钟；中型：GCS 9 ~ 12 分，意识障碍 20 分钟 ~ 6 小时；重型：GCS 3 ~ 8 分，昏迷大于 6 小时。

表 2 - 18　格拉斯哥昏迷量表（GCS）

项目	患者反应	评分
睁眼反应	自动睁眼	4
	听到言语命令时患者睁眼	3
	疼痛时睁眼	2
	疼痛时不睁眼	1
运动反应	能执行简单口令	6
	刺痛时能指出部位	5
	刺痛时肢体能正常回缩	4
	刺痛时患者身体出现异常屈曲（去皮质状态）	3
	（上肢屈曲、内收内旋；下肢伸直，内收内旋，踝屈曲）	
	捏痛时患者身体出现异常伸直（去大脑强直）	2
	（上肢伸直、内收内旋；腕指屈曲，下肢同去皮质强直）	
	刺痛时患者毫无反应	1
言语反应	能正确回答问话	5
	言语错乱，定向障碍	4
	说话能被理解，但无意义	3
	发出声音，但不能被理解	2
	不发声	1

（二）认知功能障碍筛查

简易精神状态检查（mini - mental status examination，MMSE）见表 2 - 19。该项检查总分范围 0 ~ 30分，正常与不正常的分界值与受教育程度有关：文盲（未受教育）组 17 分；小学（受教育年限 ≤6 年）组 20 分；中学或以上（受教育年限 >6 年）组 24 分。分界值以下为有认知功能缺陷，以上为正常。

表 2 - 19　简易精神状态评价量表（MMSE）

	项目			记分	
定向力 (10 分)	1. 今年是哪一年？ 现在是什么季节？ 现在是几月份？ 今天是几号？ 今天是星期几？			1 1 1 1 1	0 0 0 0 0
	2. 你住在哪个省？ 你住在哪个县（区）？ 你住在哪个乡（街道）？ 咱们现在在哪个医院？ 咱们现在在第几层楼？			1 1 1 1 1	0 0 0 0 0

续表

项目			记分				
记忆力 (3分)	3. 现在我说三样东西，我说完后请你重复一遍，"皮球""国旗""树木"。请你记住，过一会儿我还要问你。(各1分，共3分)			3	2	1	0
注意力和计算力 (5分)	4. 100−7 等于几? 连续减5次 (93/86/79/72/65)。各1分，共5分。若错了，但下一个答案正确，只记一次错误)	5	4	3	2	1	0
回忆能力 (3分)	5. 现在请你说出刚才我告诉你让你记住的那些东西。			3	2	1	0
语音能力 (9分)	6. 命名能力 出示手表，问这个是什么东西。 出示钢笔，问这个是什么东西。					1 1	0 0
	7. 复述能力 我现在说一句话，请跟我清楚地重复一遍 (44只狮子)!					1	0
	8. 阅读能力 (闭上你的眼睛) 请你念念这句话，并按上面意思去做!					1	0
	9. 三部命令 我给你一张纸，请按我说的去做，现在开始:"用右手拿着这张纸，用两只手把它对折起来，放在你的左腿上。"(每个动作1分，共3分)			3	2	1	0
	10. 书写能力 要求受试者自己写一句完整的句子。					1	0
	11. 结构能力 请你照着图案画下来!					1	0

(三) 注意障碍评定

1. 视跟踪和辨别

(1) 视跟踪　让患者看着一光源，医生将光源向患者左、右、上、下移动，观察患者随之移动的能力，每个方向评1分，正常4分。

(2) 形状辨别　让患者复制一根垂线、一个圆、一个正方形和大写字母 A，每项评1分，正常4分。

(3) 删字母　给患者一支铅笔，让他以最快速度准确地删去下面字母列中的 C 和 E。要注意实际试验时上表中的字母应为正常大小的规格。删除中每列约需删去18个字母，100秒内删错多于一个为注意有缺陷。

```
BEIFHEHFEGICHEICBDACBFBEDACDAFCIHCFEBAFEACFCHBDCFGHE
CAHEFACDCFEHBFCADEHAEIEGDEGHBCAGCIEHCIEFHICDBCGFDEBA
EBCAFCBEHFAEFEGCHGDEHBAEGDACHEBAEDGCDAFCBIFEADCBEACG
CDGACHEFBCAFEABFCHDEFCGACBEDCFAHEHEFDICHBIEBCAHCHEFB
ACBCGBIEHACAFCICABEGFBEFAEABGCGFACDBEBCHFEADHCAIEFEG
EDHBCADGEADFEBEIGACGEDACHGEDCABAEFBCHDACGBEHCDFEHAIE
```

2. 数或词的辨别

（1）听认字母　医生在60秒内以每秒一个的速度念无规则排列字母，其中有10个为指定的同一字母，让患者每听到此字母时举一下手，应举10次。

（2）重复数字　医生以每秒一个的速度给患者念随机排列的数目字，从2个开始，每念完一系列让患者重复一次，一直进行到患者不能重复为止。复述不到5个数字为异常。

（3）词辨认　向患者播放一录音带，内有一段短文，其中有一定数量的指定词（此例为"红"字），让患者每听到红字举一次手，短文如下："昨晚我骑着我的红自行车回家时，晚霞将天染得红通通的，我向红色的天空望了一眼，看见了一些云彩。回家时，我妹妹小红在屋里穿着一件红毛衣和红运动裤，她告诉我她要和同学去红都餐厅吃晚饭，她骑上我的红车子走了。我打开窗看见对面三层的红房子的阳台上挂着三件红色上衣。"举手次数少于9为有注意缺陷。

3. 听跟踪　让患者闭目听铃，将铃在患者左、右、前、后和头上方摇动，让他指出铃之所在。每种位置评1分，少于5分为异常。

4. 声辨认　可做下述检查。

（1）声认识　向患者放一录有"嗡嗡声"、电话铃声、钟表"咔嗒声"和号角声的录音，让他每听到号角声时举一下手，号角声出现5次，举手不到5次为有缺陷。

（2）在杂音背景中辨认词　向患者放一段有喧闹集市背景声的短文，其中亦有10个指定的词，让患者每听到此词时举一下手，举手不到8次为有缺陷。

（四）记忆障碍评定

Rivermead行为记忆功能评定见表2-20。

表2-20　Rivermead行为记忆功能评定表

检查项目	操作方法	评分标准	得分
1. 记住姓和名	让患者看一张人像照片，并告知他照片上人的姓和名。延迟一段时间后让他回答照片上人的姓和名，延迟期间让他看一些其他东西	姓和名均答对，2分；仅答出姓或名，1分；否则0分	
2. 记住藏起的物品	向患者借一些属于他个人的梳子、铅笔、手帕、治疗时间表等不贵重的物品，当着他的面藏在抽屉或柜橱内，然后让他进行一些与此无关的活动，结束前问患者上述物品放于何处	正确指出所藏的地点，1分；否则0分	
3. 记住预约的申请	告诉患者，医生将闹钟定于20分钟后钟响，让他20分钟后听到闹钟响时提出一次预约的申请，如向医生问"您能告诉我什么时候再来就诊？"	钟响当时能提出正确问题，1分；否则0分	
4. 记住一段短的路线	让患者看着医生手拿一信封在屋内走一条分5段的路线：椅子→门→窗前→书桌，并在书桌上放下信封→椅子→从书桌上拿信封放到患者前面。让患者照样做	5段全记住，1分；否则0分	
5. 延迟后记住一段短路线	方法同4，但不立刻让患者重复，而是延迟一段时间再让他重复，延迟期间和他谈一些其他事	全记住，1分；否则0分	
6. 记住一项任务	即观察4中放信封的地点是否对	立即和延迟后都对，1分；否则0分	

续表

检查项目	操作方法	评分标准	得分
7. 学一种新技能	找一个可设定时间、月、日的计算器或大一些的电子表，让患者学习确定月、日、时和分（操作顺序可依所用工具的要求而定）。①按下设定钮（set）；②输入月份，如为3月，输入3；③输入日，如为16，输入16；④接仪器上的日期（date）钮，告知这是日期；⑤输入时间，如为1时54分，输入1-5-4；按下时刻（time）钮，告诉患者这是时刻。然后按复位钮，消除一切输入，让患者尝试3次	3次内成功，1分；否则0分	
8. 定向	问患者下列问题：①今年是哪一年？②本月是哪个月？③今日是星期几？④今日是本月的几号？⑤现在我们在哪里？⑥现在我们在哪个城市？⑦您多大年纪？⑧您何年出生？⑨现在总理的名字是什么？⑩谁是现届的国家主席？	①②③④⑤⑥⑦全对，1分；否则0分	
9. 日期	8中的第④题时记下对、错	正确1分；否则0分	
10. 辨认面孔	让患者细看一些面部照片，每张看5秒，一共看5张。然后逐张问他这是男的还是女的，是不到40岁，还是大于40岁。然后给他10张面部照片，其中有5张是刚看过的，让他挑出来	全对1分；否则0分	
11. 认识图画	让患者看10张用线条图绘的物体画，每次一张，每张看5秒，让他叫出每图中物体的名字。在延迟后让患者从20张图画中找出刚看过的10张	全对1分；否则0分	
	总分		

以上11个项目除第1个项目最高2分外，其余各为1分，故满分为12分。正常人总分9~12分，平均10.12分，标准差为1.16。脑损伤时至少3项不能完成，总分0~9分，平均3.76，标准差为2.84。对脑损伤的患者最难的是1、2、3、10项，对第2项尤感困难。

（五）知觉障碍评定

1. 单侧忽略

（1）Albert 线段划消试验　将随机分布的40条短线逐一删除，最后分析遗漏线段数及偏向（图2-5）。

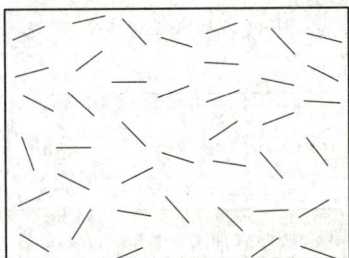

（2）Schenkenberg 等分线段试验　让患者找出直线中点。偏离百分数=测出左侧半-实际左侧半/实际左侧半×100%。异常标准：向左偏离百分数>1.16%，向右偏离百分数<2.51%（图2-6）。

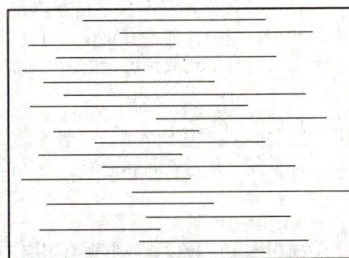

图2-5　Albert 线段划消试验

图2-6　Schenkenberg 等分线段试验

（3）绘图试验　让患者临摹给出的房子和钟表，如果患者只画一半，或明显偏向一侧，则提示存在单侧忽略（图2-7）。

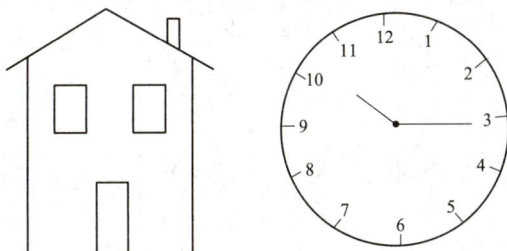

图2-7　绘图测验标准图形

2. 失用症评定

（1）意念运动性失用　让患者表演以下表格里的动作，不能按指令完成动作、不会模仿，但会操作实物为阳性（表2-21）。

表2-21　意念运动性失用

动作	完成（3分）	近似或模仿（2分）	仿似或实物（1分）	失败（0分）	备注
握拳					
挥手再见					
捻手指					
闭眼					
闻花					
用梳子梳头					
用汤匙喝汤					
用钥匙开锁					
假装敲门和开门					
假装点烟					
敬礼					
抓头					
伸舌					
吹哨					
吹熄火柴					
用牙刷刷牙					
用锤子钉钉子					
假装折纸					
假装弹钢琴					

（2）结构性失用　评定时让患者按以下4个立方体的示范拼图（图2-8），由易到难。

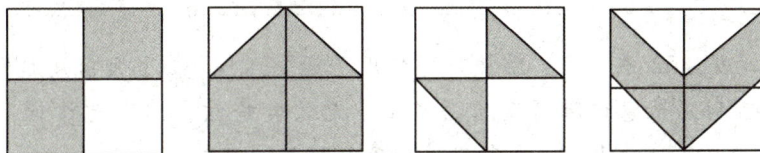

图2-8　立方体示范拼图

（六）执行能力障碍评定

常用的评定方法包括画钟测验和蒙特利尔认知评估量表（MoCA）（图2-9），MoCA是高效快速筛查老年轻度认知损害的工具。总分30分，≥26分为正常。

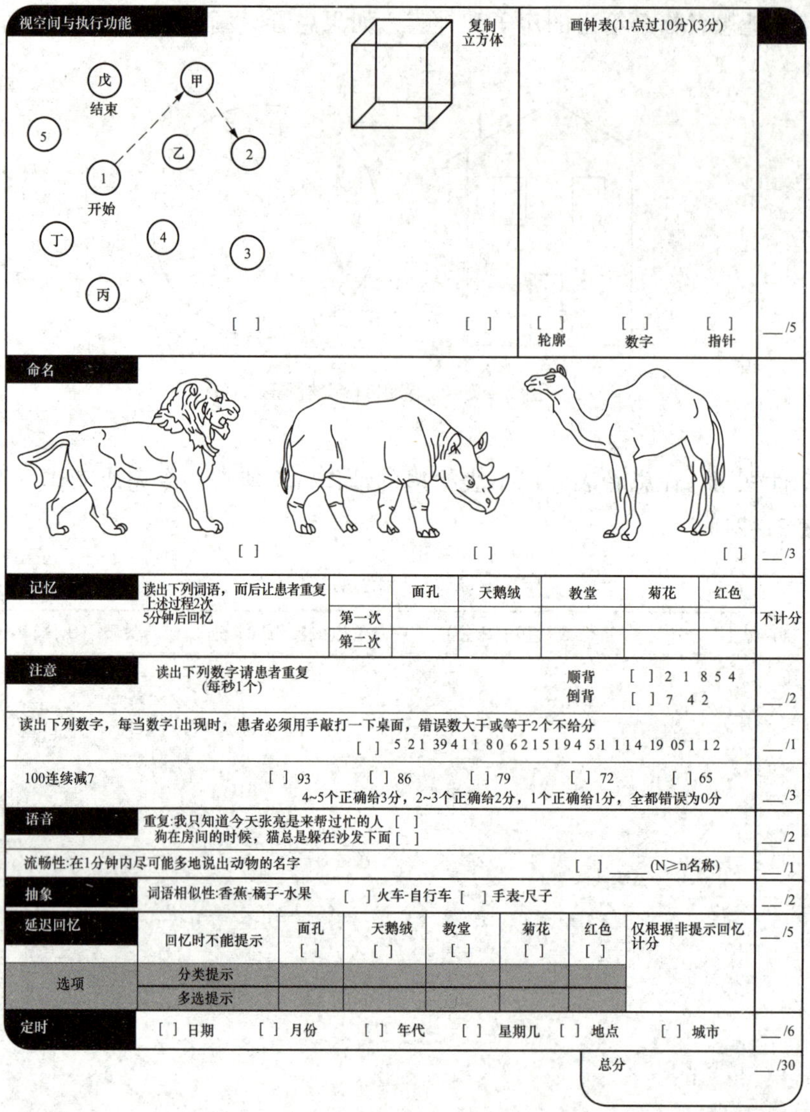
视空间与执行功能
戊 结束 甲 5 乙 2 1 开始 丁 4 3 丙
[ ]
复制立方体 [ ]
画钟表(11点过10分)(3分)
[ ] 轮廓 [ ] 数字 [ ] 指针 ___/5
命名
[ ] [ ] [ ] ___/3
记忆 读出下列词语，而后让患者重复上述过程2次 5分钟后回忆
	面孔	天鹅绒	教堂	菊花	红色
第一次					
第二次					
不计分
注意 读出下列数字请患者重复(每秒1个) 顺背 [ ] 2 1 8 5 4 倒背 [ ] 7 4 2 ___/2
读出下列数字，每当数字1出现时，患者必须用手敲打一下桌面，错误数大于或等于2个不给分
[ ] 5 21 39411 80 6215194 51 114 19 051 12 ___/1
100连续减7 [ ] 93 [ ] 86 [ ] 79 [ ] 72 [ ] 65
4~5个正确给3分，2~3个正确给2分，1个正确给1分，全都错误为0分 ___/3
语音 重复:我只知道今天张亮是来帮过忙的人 [ ]
狗在房间的时候，猫总是躲在沙发下面 [ ] ___/2
流畅性:在1分钟内尽可能多地说出动物的名字 [ ] ____(N≥n名称) ___/1
抽象 词语相似性:香蕉-橘子-水果 [ ] 火车-自行车 [ ] 手表-尺子 ___/2
延迟回忆 回忆时不能提示 面孔 [ ] 天鹅绒 [ ] 教堂 [ ] 菊花 [ ] 红色 [ ] 仅根据非提示回忆计分 ___/5
选项 分类提示 多选提示
定时 [ ] 日期 [ ] 月份 [ ] 年代 [ ] 星期几 [ ] 地点 [ ] 城市 ___/6
总分 ___/30

图 2-9　蒙特利尔认知评估（MoCA）

第六节　心理评定

PPT

案例引导

案例　患者，女，52 岁。因“脑梗死伴焦虑 7 天”入院，1 个月前晨起做饭时晕倒，出现右侧肢体活动不利，无意识障碍及言语不清，无饮食呛咳，到医院诊治，经检查诊断为“脑梗死”，住院治疗 2 周后出院，在家里进行康复训练。目前患者右侧肢体活动不利无明显加重，表现为步态不稳、肢体无力，伴有偏身感觉减退。因身体较胖，需要两位家属照顾，影响丈夫和子女的工作，且康复效果不是很明显。7 天前，患者出现烦躁、焦虑情绪，入睡困难、早醒，经常无故发脾气。现需对患者进行情绪评估。

讨论　应选用哪种量表对患者进行评估，还需进行哪些项目的评估？

一、概述

心理评定（psychological assessment）是指使用各种心理学的测量方法，如观察法、访谈法、调查法、心理测验对患者在康复过程及康复后的心理行为进行测评，及时掌握患者的心理状态，为康复治疗提供依据。其评定目的如下。

1. 为制订康复治疗的方案提供依据　心理评定可以了解病痛对患者生理功能和心理功能的影响，明确患者心理改变的性质、程度，以及心理问题可能对生理功能产生影响的状况，为更好地制订和调整康复计划提供重要依据，便于患者早日康复。

2. 对康复治疗的效果进行评价　在康复过程中，患者的心理和行为会发生改变，这些改变反过来又会影响康复效果。因此，心理评定的结果既可以了解患者的心理改变和先前康复治疗的效果，也可以为制订下一步治疗方案提供依据。

3. 为患者回归社会做准备　心理评定能够了解患者的心理情况，为患者回归社会、回归家庭提供指导，为患者更好地融入社会、健康地生活做准备。

二、心理评定的分类及方法

（一）心理评定的方法

1. 观察法　是指通过直接或间接（通过视频等方式）地观察或观测患者的行为表现并进行心理评定的方法。人的行为是由其基本心理特征决定的，也是稳定的，即使在不同的情况下也会有大致相同的反应。因此，观察得到的行为表现和印象可以推测被观察者的人格特征及问题。观察法分为自然情景中的观察和特定情境下的观察。

（1）自然情境　是指被观察者生活、工作等未被干扰下的原本状态，这种观察法对评估患者的心理状况是十分必要的，可以避免患者或其周围人所提供的信息与实际不一致的情况发生，评估者可以在实际情境中进行观察并加以判断。

（2）在特定情境下的观察　包括两个含义，一是平时很少遇到的、比较特殊的情境；另一个含义是心理评定者人为设置的、可以控制的情境。主要的观察内容是仪表、人际交往风格、言谈举止、注意力和应对行为等。

2. 访谈法　也称"交谈法""晤谈法"等，是最常用的一种心理评定方法，评估者与被评估者面对面地进行语言交流。形式包括自由式会谈和结构式会谈两种。

（1）自由式会谈　开放式的谈话，气氛比较轻松，被评估者较少受到约束，他们能够更多地表述自己的想法。

（2）结构式会谈　是指根据评估目的预先设定好结构和程序，使谈话的内容有所限定，因此效率相对较高，但有时被评估者也会感到拘谨。

3. 调查法　是一种通过间接的、迂回的方式获取患者信息的方法，即通过患者及家属的回忆或评定者查阅相关记录的方式获得信息。该方法能够收集患者的家族史、疾病史、受伤史以及现在的心理状态等，以便对患者的心理特征做出系统的、全面的判断。此法的优点是结合纵向与横向的内容，评估更加广泛而全面。

4. 心理测验　是心理评定的主要方法，而且占有十分重要的地位。尽管观察法、访谈法、调查法应用普遍，但这些方法都无法取代心理测验的作用。心理测验可以对心理现象的某些特定方面进行系统评定；它采用标准化、数量化的原则，所得到的结果可以与常模进行比较，避免了一些主观因素的影响，使评定结果更为客观。心理测验的应用范围很广，种类繁多。医学领域中涉及的心理测验内容主要包括器质和功能性疾病与心理学有关的各方面问题，如智力、人格、神经心理学测验和情绪测验等。

（二）智力测验

智力也称为智能，是一种潜在的、非单一的能力，是知觉、分析和理解信息的复杂混合体。智力与人的生物学遗传因素有关，在发展过程中可受到后天环境及学习因素的影响，与人的生理状况如生长、发育、成熟、衰老等关系密切。智力测验主要应用于儿童智力发育的鉴定以及作为脑器质性损害和退行性病变的参考指标。在康复医学中常用于脑卒中、脑外伤、缺氧性脑损害、脑性瘫痪、老年性脑病等脑部疾患的智力评估。常用的智力测验如下。

1. 韦克斯勒智力量表　简称韦氏智力量表，由于量表的分类较细，能够较好地反映一个人的智力全貌和各个侧面，是目前使用最广泛的智力测验量表。临床上常用于鉴别患者的脑器质性障碍或功能性障碍，此外，一些分测验（如数字广度、数字符号、木块图等）的成绩会随着衰老而降低，也可作为脑功能退化的参数。

韦氏智力测验包括韦氏成人智力量表（Wechsler adult intelligence scale，WAIS）、韦氏儿童智力量表（Wechsler intelligence scale for children，WISC）和韦氏幼儿智力量表（Wechsler preschool and primary scale of intelligence，WPPSI）。这三个量表相互衔接，可以对同一个人从幼年到老年的智力进行测量，便于前后对比。中国修订版韦氏成人智力量表（WAIS-RC）是龚耀先教授主持修订的，适用于16岁以上的成年人。韦氏智力量表包括言语和操作两个分量表，每个分量表含有5~6个分测验，每一分测验集中测量一种智力功能。言语分量表包括常识、领悟、算术、相似性、词汇和数字广度等一些分测验，根据测验结果可以得出言语智商；操作分量表包括数字符号、图画补缺、木块图形、图片排列、物体拼凑、迷津等分测验，测验结果可以得出操作智商，两个分量表合并后可以算出总智商。

⊕ 知识链接

中国修订韦氏儿童智力量表（C-WISC）的特点

（1）本土化程度较高，仅沿用韦氏测验的基本构架，在测验内容上做了较大更改，与原版WISC-R相比，沿用项目仅占9.4%，新编项目占77.7%，修改原版的项目占12.9%。修订版更适合中国的经济和文化背景，符合中国儿童心理发展特点。

（2）制订了城乡两套常模，更加适合我国的国情。

（3）测试内容详尽，包含大量的信度、效度资料，因子智商换算法，简式用法，有统计学资料和详细的评分标准。

（4）测试工具设计新颖、做工精美。

2. 斯坦福-比奈智力量表　是美国斯坦福大学特曼修订的。我国心理学专家以此为蓝本进行了多次修订，吴氏修订本就是在吴天敏教授的主持下完成的。此修订本的适用范围是2~18岁的城市少年儿童。量表共含51个试题，每一年龄阶段有三个试题。内容包括语义解释、理解、计算、推理、比较、记忆以及空间知觉等方面的能力。记分方法是按正确通过试题的题数记分，最后在附表中根据受试者的实际年龄即可查到相应的智商（IQ）值。

（三）人格测验

人格是指一个人全部的精神面貌，是具有一定倾向性的、稳定的心理特征的总和；同时，人的许多心理特征不是孤立存在的，而是有心理倾向性，如需要、动机、兴趣、信念和世界观等制约下构成稳定的有机整体，是一个人特有的心理品质。人格测验是对人格特征的描述，是测量个体在一定情境下经常表现出来的典型行为和情感反应。其形式比较庞杂，大体上分为客观性测验和投射性测验两大类。

1. 客观性测验　主要采用问卷法，要求受试者根据自己的实际情况回答问题，结果按标准记分点计分。常用的客观性测验包括明尼苏达多相人格调查表、卡特尔16项人格因素问卷和艾森克人格问卷。

（1）明尼苏达多相人格调查表（Minnesota multiphase personality inventory，MMPI）　适用于16岁以上、具有小学文化程度的个体，被广泛应用于人类学、心理学及医学等方面。MMPI含有550个题目，临床中常使用其中的399个题目。测验分为14个分量表，其中4个是效度量表，包括疑问、掩饰、诈病和校正，另外10个主要从精神病学的角度测量人格结构，包括疑病、抑郁、癔症、病态性偏离、性向、偏执、精神衰弱、精神分裂、轻躁狂和社会内向。MMPI的主要作用是协助医生对患者的精神状况做出诊断，对于判定疗效和病情预后也有一定价值，不仅应用于精神病学领域，也可用于心理卫生的评估和人格特征的研究。

（2）卡特尔16项人格因素问卷（16 personality actors questionnaire，16PF）　可通过因素分析法得出16个人格的因素。该问卷包含180多个题目，以及乐群、聪慧、稳定、恃强、兴奋、有恒、敢为、敏感、怀疑、幻想、世故、忧虑、实验、独立、自律和紧张16个因素，可对个体多个侧面的特征进行评估。

（3）艾森克人格问卷（Eysenck personality questionnaire，EPQ）　分为成人和儿童两个版本，分别对成人（16岁以上）和儿童（7~15岁）的人格特征进行测评。问卷包含3个维度4个分量表，共90多个题目。EPQ的4个分量表分别为：①E量表（extroversion – introversion，内外向量表），主要测量人格的外显或内隐倾向；②N量表（neuroticism，神经质量表），测量情绪的稳定性；③P量表（psychoticism，精神质量表），测量潜在的精神特质；④L量表（1ie，掩饰量表），也称"测谎"，为效度量表。测量受试者的掩饰或防御倾向。由于EPQ简便易操作，目前在临床、科研等方面应用较广泛。

2. 投射性测验　与精神分析的理论有关。主要以Freud的心理分析人格理论为依据。这种理论认为，个体部分潜意识的内驱力受到压抑，在日常生活中不易觉察，却影响着人们的思维和行为。这种潜意识可以在无规则的表达中表露出来。因此，心理学家则根据测试者表达出来的潜意识进行人格分析。主要包括洛夏墨迹测验、主题统觉测验和句子完成测验。

（四）神经心理学测验

神经心理学主要研究由于患者的脑功能或器质性改变所引起的各种行为障碍，如记忆减退、反应迟缓、失语等，并对脑功能或器质性损害的部位、程度和病情预后进行判断。神经心理学测验（neuropsychological test）通常包括个别的能力测验（如Kohs积木图案测验、Seguin形板测验、Benton视觉保持测验等）、记忆测验、思维测验和成套的神经心理学测验等，有时还包括成套智力测验。

（五）情绪测验

情绪是指个体对客观事物是否符合自身需要而产生的态度的体验和伴随的心身反应，是个体对事物的好恶倾向，具有心理和生理反应的特征。在康复护理中，经常出现的不良情绪是焦虑和抑郁。焦虑是指个体总是感到惊恐、烦恼和紧张，常常不能说清楚原因，即无名的恐惧。抑郁是指个体对客观事物产生的长时间的、以情绪低落为主要特征的情绪反应。在临床上，焦虑常用汉密尔顿焦虑量表及焦虑自评量表进行评定，抑郁常用汉密尔顿抑郁量表及抑郁自评量表进行评定。

1. 汉密尔顿焦虑量表（Hamilton anxiety scale，HAMA）　是一种医生用焦虑量表。本量表的评定方法简单易行，是最经典的焦虑量表，能够很好地评定治疗效果和比较治疗前后的病情变化。HAMA 包括 14 个项目，即焦虑心境、紧张、害怕、失眠、认知功能、抑郁心境、精神性焦虑、躯体性焦虑、心血管系统症状、呼吸系统症状、胃肠道症状、生殖泌尿系统症状、自主神经系统症状、会谈时行为表现。

2. 焦虑自评量表（self – rating anxiety scale，SAS） 由 Zung 于 1971 年编制，用于反映个体有无焦虑症状及其严重程度。SAS 由 20 个与焦虑症状有关的条目组成，每个条目有 1 ~ 4 级的评分选择。项目 5、9、13、17、19 为反向题。适用于有焦虑症状的成人，也可用于流行病学调查。

3. 汉密尔顿抑郁量表（Hamilton depression scale，HAMD） 是临床上评定抑郁状态时使用最普遍的量表，由于方法简单，标准明确，便于掌握，成为最经典的抑郁评定量表，可用于抑郁症、躁郁症、焦虑症等多种疾病的抑郁症状的评定，尤其适用于抑郁症。HAMD 包括 24 个项目，即抑郁情绪、有罪感、自杀、入睡困难、睡眠不深、早醒、工作和兴趣、迟缓、激越、精神性焦虑、躯体性焦虑、胃肠道症状、全身症状、性症状、疑病、体重减轻、自知力、日夜变化、人格解体或现实解体、偏执症状、强迫症状、能力减退感、绝望感、自卑感。

4. 抑郁自评量表法（self – rating depression scale，SDS） 由 Zung 于 1965 年编制，包括 20 个条目，每个条目有 1 ~ 4 级的评分选择，其中条目 2、5、6、11、12、14、16、17、18、20 为反向题。量表操作方便，容易掌握，能有效地反映抑郁状态的有关症状、变化和严重程度。另外，SDS 的评分不受年龄、性别、经济状况等因素影响，特别适用于综合医院抑郁症患者的筛查、患者情绪状态的评定。

第七节　心肺功能评定

PPT

⇒ 案例引导

> **案例**　患者，男，55 岁，冠心病患者。1 年前因急性心肌梗死行冠脉支架植入术。术后无明显胸痛，但间断发作活动后胸闷气短，因此自行停止所有运动。超声心动图示：射血分数（EF）67%。冠脉造影示：左主干开口 30% 狭窄，前降支开口狭窄约 80%，管腔弥漫性狭窄 60% ~ 70%，前向血流 TIMI 3 级。患者为提高运动能力，减少心脏症状，提高生活质量入住康复科。
>
> **讨论**　1. 患者目前心功能水平为几级？
>
> 　　　　2. 患者目前血管有残余狭窄，能否进行运动？

心肺功能评定可以了解患者的心肺功能状况，是制订康复方案，评价康复效果，判定预后的重要指标。

一、心功能评定

常用的心功能评定方法包括对体力活动的主观感觉分级（如心功能分级、自觉用力程度分级）、心脏负荷试验（如心电运动试验、超声心动运动试验、6 分钟步行试验）、心脏超声等。在进行评定时应注意结合患者相关病史、症状、体征以及辅助检查。在此，仅就康复医学常用的评定项目进行简要介绍。

（一）评定方法

1. 心功能分级 根据纽约心脏协会 1928 年提出的美国纽约心脏协会心功能分级（New York heart association classification，NYHA），心功能分 4 级，见表 2 – 22。虽然该方法主要根据患者自身症状来分级，易受主观因素影响，导致结果存在一定偏差，但由于该分级方法简便易行，安全有效，被广泛应用。

表 2-22 NYHA 心功能分级

分级	特点
Ⅰ	患者患有心脏病但活动量不受限制，平时一般活动不引起疲乏、心悸、呼吸困难或心绞痛
Ⅱ	心脏病患者的体力活动受到轻度的限制，休息时无自觉症状，但平时一般活动下可出现疲乏、心悸、呼吸困难或心绞痛
Ⅲ	心脏病患者体力活动明显限制，小于平时一般活动即引起上述的症状
Ⅳ	心脏病患者不能从事任何体力活动。休息状态下也出现心力衰竭的症状，体力活动后加重

2. 心电运动试验（exercise testing，ECG）

（1）定义 心电运动试验是让受试者在心电监护下进行负荷递增的运动，直至达到预定的运动终点或出现停止试验的指征，并根据受试者出现的异常反应（心电图、呼吸、血压、心率、气体代谢、临床症状与体征等），来判断心脏储备能力的试验方法。

（2）分类 按运动量或终止试验的标准可分为极量运动试验、次极量运动试验、症状限制运动试验和低水平运动试验。按试验的目的分诊断性运动试验和治疗性运动试验。按所用设备分为活动平板试验、踏车试验和台阶试验。

（3）适应证与禁忌证 ①适应证：患者病情稳定，神志清楚，无肢体运动功能障碍，无精神及智能障碍，能够主动配合该项试验。②禁忌证：未控制的心力衰竭、严重的左心功能障碍、严重的心律失常、不稳定型心绞痛、急性心包炎、心肌炎、心内膜炎、严重而未控制的高血压（高于28/14.7kPa或200/100mmHg）、急性肺动脉栓塞、急性全身性感染等。

（4）试验方案 运动试验的起始负荷应低于受试者的最大承受能力，方案难易适度，每级运动负荷一般持续2~3分钟，试验总时间在8~12分钟为宜。根据运动负荷量的递增方式设计了不同的试验方案，如 Bruce 方案、Naughton 方案、Balke 方案等。临床广泛应用改良 Bruce 方案，见表 2-23。Naughton 方案的特点是运动起始负荷低，每级运动时间为2分钟，负荷增量为1MET，对于重症患者较易耐受。Balke 方案的特点是速度保持不变，通过增加坡度来增加运动负荷，且递增较均匀、缓慢，受试者易适应。也可应用踏车运动试验检测心功能，见表 2-23。

表 2-23 改良 Bruce 方案

分级	坡度（%）	速度（km/h）	时间（min）	心功能容量（MET）
0	0	2.7	3	2.0
1/2	5	2.7	3	3.5
1	10	2.7	3	5.0
2	12	4.0	3	7
3	14	5.5	3	10
4	16	6.8	3	13
5	18	8.0	3	16
6	20	8.9	3	19
7	22	9.7	3	22

（5）试验方法 试验开始前，测基础心率和血压，并检查12导联心电图和3通道监测导联心电图。试验过程中，在试验中应密切观察和详细记录心率、血压、心电图及受试者的各种症状和体征。每级运动结束前30秒测量并记录血压，试验过程中除用心电示波器连续监测心电图变化外，每级运动结束前15秒

记录心电图。如受试者状态良好，未出现终止试验指征，在被试者同意继续增加运动强度的前提下，将负荷加大至下一级，直至到达运动终点。试验终止后，达到预定的运动终点或出现停止试验的指征时，应逐渐降低运动平板的速度，被试者继续行走。异常情况常常会发生在运动终止后的恢复过程中，因此，终止运动后，要于坐位或卧位描记即刻（30秒以内）、2分钟、4分钟、6分钟的心电图并同时测量血压。以后每5分钟测定一次，直至各项指标接近试验前的水平或患者的症状或其他严重异常表现消失为止。

（6）运动试验的终点　极量运动试验的终点为达到生理极限或预计最大心率；亚极量运动试验的终点为达到亚极量心率；症状限制运动试验的终点为出现停止试验的指征；低水平运动试验的终点为达到特定的靶心率、血压和运动强度。

停止试验的指征：①疼痛、头痛、眩晕、晕厥、呼吸困难、乏力等；②血压明显异常，收缩压 >250 mmHg和（或）舒张压 >115 mmHg；③心律失常，除持续性室性心动过速外的其他心律失常，新出现不能与室速相鉴别的室内阻滞。

⊕ 知识链接

心电监护上出现异常说明什么？

在生理情况下，由于运动时肌肉组织的需氧量增加，为满足这部分增加的需求，心率相应加快，心排出量增高，冠状动脉血流量增加，而心脏做功增加必然伴有心肌耗氧量的增加。当冠状动脉存在一定程度的狭窄（非重度狭窄）时，患者在静息状态下可以不发生心肌缺血，但当运动负荷增加伴随心肌耗氧量增加时，冠状动脉血流量不能满足相应需求，因而引起心肌缺氧、缺血，心电监护上可出现异常改变。

（7）注意事项　①受试者试验前应禁食3小时，12小时内需避免剧烈体力活动等。试验前最好停用可能影响试验结果的药物，但应注意β受体阻断剂骤停后的反弹现象；②12导联心电图的肢体导联均移至胸部，并避开肌肉和关节活动部位，以减少运动时的干扰、避免伪差；③放置电极前，应用酒精擦拭局部皮肤以减少皮肤和电极界面之间的电阻，改善信噪比；④试验室应配备除颤器和必要的抢救药品，以便出现严重问题时能给予及时的处理。

二、呼吸功能评定

呼吸的生理功能是进行气体交换，从外环境中摄取氧，并排出二氧化碳。肺循环和肺泡之间的气体交换称为外呼吸，其包括肺与外环境之间进行气体交换的通气功能和肺泡内的气体与肺毛细血管之间进行气体交换的换气功能。体循环和组织细胞之间的气体交换称为内呼吸。细胞代谢所需的氧和所产生的二氧化碳靠心脏的驱动、经血管由血液携带在体循环毛细血管和肺循环毛细血管之间运输。呼吸功能检查对临床康复具有重要的价值。评定方法如下。

（一）呼吸功能的主观症状评定

在对患者进行肺功能评定之前，先根据患者出现气短的程度对呼吸功能做出初步评定。

0级：日常生活能力和正常人一样

1级：一般劳动较正常人容易出现气短

2级：登楼、上坡时出现气短

3级：慢走100m以内即感气短

4级：讲话、穿衣等轻微动作便感到气短

5级：安静时就有气短，不能平卧

（二）肺功能测定

1. 肺容积的测定 肺容积是指安静状态下，测定一次呼吸所出现的容积变化，其组成包括8项，其中潮气量、补吸气量、补呼气量和残气量称为基础肺容积；深吸气量、功能残气量、肺活量和肺总量称为基础肺活量。除残气量和肺总量需先测定功能残气量后求得外，其余指标可用肺量计直接测定。

（1）基础肺容积 潮气量、补吸气量、补呼气量和残气量是肺的4种基本容积，它们互不重叠，全部相加等于肺的最大容量。如图2-10所示。

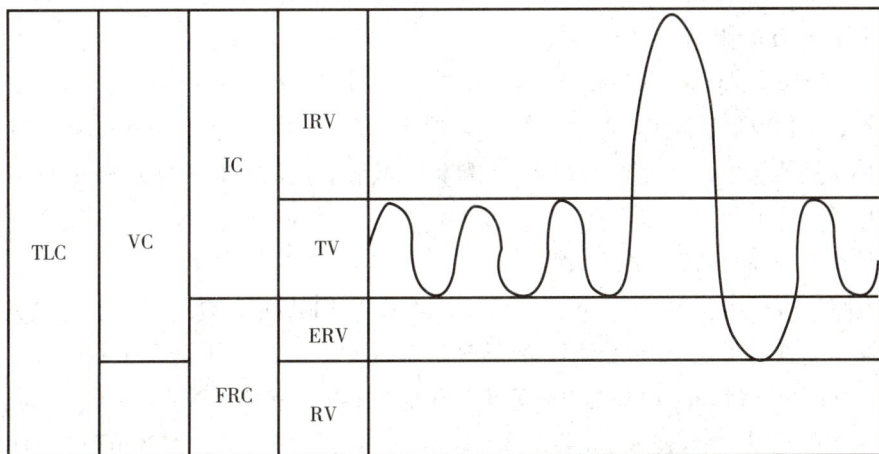

图2-10 基本肺容积和肺容量图解

1）潮气量（tidal volume，TV） 平静呼吸时每次吸入或呼出的气体量，正常成年人为400～500ml。

2）补吸气量（inspiratory reserve volume，IRV） 平静吸气末再尽力吸气所能吸入的气体量，正常成年人为1500～2000ml。

3）补呼气量（expiratory reserve volume，ERV） 平静呼气末再尽力呼气所能呼出的气体量，正常成年人为900～1200ml。

4）残气量（residual volume，RV） 最大呼气末尚存留于肺中而不能呼出的气体量，只能用间接方法测定，正常成年人为1000～1500ml。支气管哮喘和肺气肿患者，残气量增加。

（2）基础肺活量

1）深吸气量（inspiratory capacity，IC） 从平静呼气末最大吸气时所能吸入的气体量，正常成年人男性为2600ml，女性为1900ml，是潮气量和补吸气量之和，占肺活量的75%。是衡量最大通气潜力的重要指标。

2）功能残气量（functional residual capacity，FRC） 平静呼气末尚存留于肺内的气体量，是残气量和补呼气量之和，正常成年人约为2500ml。临床中检测方法是让患者在5000ml纯氧中呼吸7分钟，根据氧吸收情况计算而得。

（3）肺活量（vital capacity，VC） 指最大吸气后从肺内所能呼出的最大气体量，是潮气量、补吸气量和补呼气量之和，正常成年男性约为3500ml，女性为2500ml。肺活量是反映通气功能的基本指标。肺活量占预计值百分比>80%者为正常，60%～79%为轻度降低，40%～59%为中度降低，<40%为重度降低。

（4）肺总量（total lung capacity，TLC） 肺所能容纳的最大容量，是肺活量和残气量之和，正常成年男性约为5000ml，女性约为3500ml。

2. 通气功能的测定 通气功能是指在单位时间内随呼吸运动进出肺的气体量和流速，又称动态肺容积。凡能影响呼吸频率和呼吸幅度的生理、病理因素，均可影响通气量。常用检测指标如下。

（1）每分通气量（minute ventilation volume，VE）　是指平静呼吸时每分钟进或出肺的气体总量。VE = 呼吸频率 × 潮气量。平静呼吸时，成人呼吸频率如每分钟 12 次，潮气量为 500ml，则每分通气量为 6L。

（2）最大通气量（maximal ventilatory volume，MVV）　是指尽力做深快呼吸时，每分钟所能吸入或呼出的最大气量，正常男性（104 ± 2.71）L，女性（82.5 ± 2.17）L。它反映单位时间内充分发挥全部通气能力所能达到的通气量，是临床上常用的通气功能障碍判定指标，受呼吸肌肌力和体力强弱以及胸廓、气道及肺组织的病变的影响。

（3）肺泡通气量（alveolar ventilation，VA）　是指单位时间每分钟进入肺泡的气量，只有这部分气量才能参与气体交换，也称有效通气量。肺泡通气量 =（潮气量 − 生理无效腔）× 呼吸频率。生理无效腔指潮气量中不参与气体交换的部分，包括解剖无效腔和肺泡无效腔。正常人潮气量为 500ml，其中在呼吸性细支气管以上气道中的气量不参与气体交换，称解剖无效腔，约 150ml。进入肺泡中但无相应肺泡毛细血管血流与其进行气体交换的部分称为肺泡无效腔。

（4）用力肺活量（forced vital capacity，FVC）　又称时间肺活量，是深吸气后以最大用力、最快速度所能呼出的气量。正常人 FVC 约等于 VC，有通气阻塞时 FVC > VC。正常人 3 秒内可将肺活量全部呼出，第 1、2、3 秒所呼出气量各占 FVC 的百分率正常分别为 83%、96%、99%。开始呼气第 1 秒内的呼出气量称为第一秒用力呼气量（forced expiratory volume in one second，FEV_1），其占 FVC 的百分比（FEV_1/FVC%）称为一秒率。在阻塞性通气障碍者，其每秒呼出气量及其占 FVC 百分率减少；在限制性通气障碍者，其百分率增加。临床也常采用 FEV_1/FVC% 作为判定指标，其正常值应大于 80%。

3. 通气功能障碍的分型　通气功能障碍可分为 3 种类型，即阻塞型、限制型和混合型。临床上需结合病史资料与肺功能各项测定指标进行综合分析，方能做出准确评定。以下是 3 种类型通气功能障碍的肺功能表现（表 2 − 24）。

表 2 − 24　3 种类型通气功能障碍的肺功能表现

检测指标	阻塞型	限制型	混合型
肺活量（VC）	正常或下降	明显下降	下降
功能残气量（FRC）	明显下降	明显下降	不一定
肺总量（TLC）	正常或上升	明显下降	不一定
RV/TLC	上升	不一定	不一定
时间肺活量（FVC）	正常或下降	明显下降	明显下降
第一秒用力呼气量（FEV_1）	明显下降	下降	明显下降
FEV_1/FVC%	明显下降	正常或上升	正常或下降
最大通气量（MVV）	明显下降	下降	明显下降

三、有氧运动能力测定

机体的呼吸功能包括外呼吸和内呼吸两个过程，其中外呼吸是指肺完成气体交换，其能力反映心肺功能水平；内呼吸则指体内有氧代谢过程，其功能反映肌肉利用氧的能力。心肺运动试验是通过呼吸气体分析，推算体内气体代谢情况的一种运动试验。可以种客观评价心肺储备功能和有氧运动能力，在康复医学功能评定中应用价值很大。

常用检测指标如下。

1. 摄氧量（oxygen uptake，VO_2）　又称耗氧量，是指单位时间内机体所摄取并消耗的氧量，是反映机体能量消耗和运动强度的指标，也可以反映机体摄取、利用氧的能力，安静状态下为200~300ml/min。

2. 最大摄氧量（maximal oxygen uptake，VO₂max）　又称最大耗氧量，是指运动强度达到极限时机体所摄取并消耗的最大氧量，是反映心肺功能状况的较好生理指标。正常人最大摄氧量取决于心输出量和动静脉氧分压差，即 VO_2 = 心输出量 × （动脉氧分压 - 静脉氧分压），受心肺功能、血管功能、血液携氧能力和肌肉细胞有氧代谢能力的影响，如果氧的摄入、弥散、运输和利用能力的下降则最大摄氧量降低，反之则提高。运动训练，尤其是耐力训练，可以提高最大摄氧量。最大摄氧量可通过极量运动试验测定，运动达到极量时呼吸气分析仪所测定的摄氧量为最大摄氧量。正常成年男子为3.0~3.5L/min 或50~55ml/（kg·min）；女子较男子略低，为2.0~2.5L/min 或40~45ml/（kg·min）。

3. 代谢当量（metabolic equivalent，METs）　是指机体运动时代谢率相对于安静时代谢率的倍数。每公斤体重从事1分钟活动消耗3.5ml 的氧，其活动强度成为1MET，即1MET = 耗氧量3.5ml/（kg·min）。代谢当量以安静且坐位时的能量消耗为基础，表达各种活动时相对能量代谢水平。例如人在静坐时约1MET，速度为9.6km/h 的跑步约为10METs 等。尽管不同个体在从事相同活动时其实际耗氧量可能不同，但是不同个体在从事相同活动时其METs 值基本相同，故METs 值可用于表示运动强度，还用来评定康复心脏功能水平以及日常生活活动能力。METs 值在康复医学中的应用范围如下。

（1）判断心功能及相应的活动水平　在有氧运动范围内，机体所能完成的最大运动时的MET 值称为心功能容量（functional capacity，FC），所以心功能容量的单位常以MET 值来表示。代谢当量是量化心力衰竭患者的心功能分级标准，见表2-25。

表2-25　代谢当量量化心力衰竭患者的心功能分级标准

分级	代谢当量（MET）
I	MET≥7
II	5≤MET<7
III	2≤MET<5
IV	MET<2

（2）判断体力活动能力和预后　见表2-26。

表2-26　代谢当量判断体力活动能力和预后

最高代谢当量（MET）	体力活动水平和预后
<5	65岁以下的人预后不良
5	日常生活受限，相当于急性心梗恢复期
10	正常健康水平
13	即使运动试验异常，预后仍然良好
18	有氧运动员水平
22	高水平运动员

（3）制订运动处方　首先确定每周的能耗总量及运动训练次数或天数，将每周总量分解为每天总量，再确定运动强度，查表选择适当的活动方式，并将全天总的代谢当量分解到各项活动中去，组成运动处方。

（4）指导日常生活活动与职业活动　美国的标准见表2-27。

表 2 – 27　日常生活活动与职业活动的 MET（美国标准）

最高代谢当量（MET）	日常生活活动与职业活动
≥7	可参加重体力劳动
≥5	可参加中体力劳动
3～4	可参加轻体力劳动
2～3	可参加坐位工作，不能跑、跪、爬，站立或行走时间 不能超过工作时间的 10%

4. 无氧阈（anaerobic threshold，AT）　　是指无氧代谢时的摄氧量，即人体在逐级递增负荷运动中，有氧代谢已不能满足运动肌肉的能量需求时，开始大量动用无氧代谢供能临界点，也就是尚未发生乳酸酸中毒时的最高 VO_2。无氧阈是反映有氧能力的重要指标，无氧阈越高，机体的有氧供能能力越强。通常 AT 值以 VO_2 表示，未经训练的健康人 AT 为 45%～65% VO_{2max}。在递增负荷运动中，小于 AT 的运动以有氧代谢为主，大于 AT 的运动以无氧代谢逐渐增加为主，无氧阈时血乳酸含量、肺通气量、CO_2 排出量急剧增加，故可以采用有创的乳酸无氧阈（乳酸阈）和无创的通气无氧阈（通气阈）测定法测定无氧阈。VO_{2max} 和 AT 能够客观地评定心肺功能，是反映心肺储备和最大有氧运动能力的良好指标。

目标检测

答案解析

【A1 型题】

1. 残疾发生的原因中不包括（　　）

　　A. 药物过敏　　　　　　　B. 个体营养状况　　　　　　C. 毒物中毒

　　D. 外伤或创伤　　　　　　E. 环境因素

2. 根据《国际功能、残疾和健康分类》，影响功能的因素不包括（　　）

　　A. 健康状况　　　　　　　B. 身体功能　　　　　　　　C. 身体结构

　　D. 残疾情况　　　　　　　E. 环境因素

3. 以下不属于残疾二级预防的是（　　）

　　A. 早期普查高血压　　　　　　　　B. 定期对新生儿进行视力筛查

　　C. 对糖尿病做到早发现　　　　　　D. 进行婚前优生优育咨询

　　E. 对脑卒中患者尽早给予有效的言语治疗

4. 俯卧，肩外展，肘屈，前臂在床沿外下垂，用于测定（　　）

　　A. 肩关节外展　　　　　　B. 肩关节屈伸　　　　　　　C. 肘关节屈伸

　　D. 肩关节内外旋　　　　　E. 桡尺关节旋前旋后

5. 根据 Lovett 的 6 级分法，能完成抵抗重力的活动，提示患者徒手肌力测定已达（　　）

　　A. 1 级　　　　　B. 2 级　　　　　C. 3 级　　　　　D. 4 级　　　　　E. 5 级

6. 按改良的 Ashworth 分级方法，将肌张力分为（　　）

　　A. 2 级　　　　　B. 3 级　　　　　C. 4 级　　　　　D. 5 级　　　　　E. 6 级

7. 徒手肌力评定中，根据 Lovett 的 6 级分法，3 级的评分标准为（　　）

　　A. 有肌肉收缩，但无关节活动

　　B. 在消除重力的体位下能做全关节活动范围的运动

　　C. 在抗重力的体位下能做全关节活动范围的运动，但不能抗阻力

D. 能抗重力和一定的阻力运动

E. 能抗重力和充分的阻力运动

8. 不属于 Barthel 指数评定内容的是（　　）

　　A. 进食　　　　　　B. 洗澡　　　　　　C. 叠衣服　　　　D. 穿脱衣服　　　E. 大小便控制

9. FIM 评定的 6 个方面不包括（　　）

　　A. 环境认知　　　　B. 括约肌控制　　C. 转移　　　　　D. 行走　　　　　E. 交流

10. Broca 失语症的特点是（　　）

　　A. 言语不流畅、理解好、复述差　　　　　　　　B. 言语流畅、理解差、复述好

　　C. 言语不流畅、理解差、复述好　　　　　　　　D. 言语流畅、理解好、复述差

11. 以下检查中，被认为是吞咽障碍检查的"理想方法"和诊断的"金标准"的是（　　）

　　A. 电视荧光放射吞咽功能检查　　　　　　　　　B. 电视内镜吞咽功能检查

　　C. 洼田饮水实验　　　　　　　　　　　　　　　D. 反复唾液吞咽实验

12. 让患者做出打电话的姿势，患者不知怎么做，但给其一部电话时，却能灵活使用该电话。该患者可能存在（　　）

　　A. 肢体运动性失用　　　　　　　　　　　　　　B. 意念性失用

　　C. 意念运动性失用　　　　　　　　　　　　　　D. 结构失用

13. 韦氏成人智力量表（WAIS－RC）适用的年龄是（　　）

　　A. 14 岁以上　　　　　　　　　　　　　　　　　B. 15 岁以上

　　C. 16 岁以上　　　　　　　　　　　　　　　　　D. 18 岁以上

14. 某患者轻体力劳动受限，一般体力活动即可引起心悸、气促等症状，按纽约心脏学会心功能分级应为（　　）

　　A. Ⅰ级　　　　　　B. Ⅱ级　　　　　　C. Ⅲ级　　　　　D. Ⅳ级

15. 心电运动试验总的时间适宜在（　　）

　　A. 6～10 分钟　　　B. 8～12 分钟　　C. 12～15 分钟　　D. 15～20 分钟

16. 呼吸功能徒手评定分级中，上楼时出现气促属于（　　）

　　A. 1 级　　　　　　B. 2 级　　　　　　C. 3 级　　　　　D. 4 级

【A2 型题】

患者，男 45 岁，因"颅脑外伤术后伴四肢运动障碍、言语不清及吞咽功能障碍 6 个月余"入院。查体：神志清楚、反应迟钝、记忆力、注意力、理解力尚可，可用单词对答，构音不清，舌运动尚可。软腭上台无力，双侧咽反射减弱，进食缓慢，日常生活能力受限。

患者饮水实验 3 级，需要进一步检查，需要进行的检查是

A. 反复吞唾液实验　　　　　　　　　　　　　　　B. 吞咽造影检查

C. 构音障碍检查　　　　　　　　　　　　　　　　D. 失语症检查

【X 型题】

1. 注意障碍的评定方法包括（　　）

　　A. 视跟踪和辨别　　　　　　　　　　　　　　　B. 数或词的辨别

　　C. 听跟踪　　　　　　　　　　　　　　　　　　D. 声辨认

2. 单侧忽略的评定方法包括（　　）

　　A. 绘图试验　　　　　　　　　　　　　　　　　B. 形状辨别

　　C. Albert 线段划消试验　　　　　　　　　　　　D. Schenkenberg 等分线段试验

3. 心理评定方法的方法包括（　　）

    A. 观察法　　　　　　　　　　　　　　B. 访谈法

    C. 调查法　　　　　　　　　　　　　　D. 心理测验

4. 代谢当量的用途是（　　）

    A. 指导特殊人士的日常生活活动和职业活动的选择

    B. 判断体力活动能力和预后

    C. 判断心功能及相应的活动水平

    D. 制订运动处方

（王雅立　张丹丹　刘润芝）

书网融合……

本章小结　　　　　　　微课　　　　　　　题库

第三章　康复护理治疗技术

📖 **学习目标**

知识要求：

1. 掌握　正确体位摆放、体位排痰、心理护理、吞咽训练、皮肤护理、肠道护理、膀胱护理和放松训练等常用康复护理技术的护理方法和注意事项。

2. 熟悉　运动疗法、物理疗法、作业疗法、言语治疗和心理治疗等常用康复治疗方法及护理要点。

3. 了解　康复工程及传统疗法的应用。

技能要求：

1. 运用所学知识对患者进行正确体位摆放、体位排痰、心理护理、吞咽训练、皮肤护理、肠道护理、膀胱护理和放松训练等。

2. 运用所学知识督促指导患者正确完成熟悉运动疗法、物理疗法、作业疗法、言语治疗和心理治疗，指导患者正确使用各种康复器具，做好全方位的健康宣教工作。

素质要求：

具有身心同治的素养，中西医融合发展的思维和意识，自我实现价值感及自我满足需求。

第一节　康复护理专业技术

PPT

⇒ **案例引导**

案例　患者，男，53岁。因"左侧肢体活动不利1天"就诊入院。患者于1天前无明显诱因出现左侧肢体无力，行走困难，症状逐渐加重，紧急就诊，查头颅CT显示：脑梗死。进一步检查头颅MRI显示：右侧基底节区、右侧颞顶叶大面积脑梗死。给予脱水降颅压、营养神经、改善脑供血等治疗后，来康复医学科就诊，门诊以"脑梗死"收入院。患者神清，精神差，左侧上、下肢肌力0级，肌张力低，膝腱反射减弱。

讨论　如何对患者实施良肢位的摆放？

一、正确体位的摆放

体位是指人的身体所保持的姿势或某种位置。临床上通常是指患者根据治疗、护理以及康复的需要所采取并能保持的身体姿势和位置。体位摆放是康复护理工作中的重要部分，实施正确的体位摆放具有预防或减轻痉挛、畸形的出现，使躯干和肢体保持在功能状态的作用，定时更换体位有助于预防并发症的发生。在康复护理中，护士应根据疾病的特点，协助并指导患者摆放正确、舒适的体位。常用体位摆放方法包括脑卒中偏瘫患者的良肢位摆放、脊髓损伤截瘫患者体位摆放、骨关节疾病患者的功能位摆放、烧伤患者抗挛缩体位等。

⊕ **知识链接**

"世界卒中日"的由来

2004年6月24日，在加拿大温哥华召开第5届世界卒中大会，世界各地的神经病学专家代表发表一份宣言，呼吁设立"世界卒中日"，并将这份宣言提交给世界卫生组织。脑卒中具有高发病率、高致残率、高死亡率和高复发率的特点，我国将面临脑卒中带来沉重的医疗、经济和社会负担，这些都突显了中国卒中预防的重要性。

世界卒中组织将每年的10月29日定为"世界卒中日"，每年设定一个主题，全世界各国都围绕这个主题开展各种相关活动。我国通过举办卒中相关的义诊和患者教育活动，对宣传卒中知识和提高公众关注方面起到了非常好的效果。希望我们一起努力为中国的卒中事业贡献力量。

（一）脑卒中偏瘫患者的良肢位摆放

良肢位是从治疗的角度出发而设计的一种临时性体位。偏瘫急性期时，大部分患者的患侧肢体呈弛缓状态；急性期过后，患者逐渐进入痉挛阶段。患侧上肢以屈肌痉挛占优势，下肢以伸肌痉挛占优势。长时间的痉挛会造成关节挛缩、关节半脱位以及关节周围软组织损伤等并发症。早期实施良肢位摆放对抑制痉挛模式、预防肩关节半脱位和肩胛骨后缩、防止骨盆后倾和髋关节外旋、早期诱发分离运动等均能起到良好的作用，为后期的康复打下良好的基础。偏瘫患者的良肢位摆放包括患侧卧位、健侧卧位、仰卧位、床上坐位等。

1. 摆放方法

（1）患侧卧位　即患侧在下，健侧在上。头部垫枕（高度一般为10～12cm），躯干稍向后旋转，后背部用枕头支撑。患侧上肢前伸，前臂外旋，将患肩拉出以免肩关节受压和后缩。肘关节伸直，手指伸展，掌心向上，手中不应放置任何东西，以免诱发抓握反射而强化患手的屈曲痉挛。健侧上肢放在身上或后面的枕头上，避免放在身前，以免因带动整个躯干向前而引起患侧肩胛骨后缩。患侧髋关节略后伸，膝关节略屈曲，放置舒适位，踝关节置于屈曲90°位，防止足下垂的发生。健腿屈髋屈膝向前，腿下放一软枕支撑。

患侧卧位又称第一体位或首选体位，该体位可以增加对患侧的知觉刺激输入，伸张患侧肢体，减轻或缓解痉挛，同时利于健侧肢体自由活动（图3-1）。

（2）健侧卧位　即健侧在下，患侧在上。头部垫枕，胸前放一软枕。患侧上肢向前伸出放在枕上，使肩部充分前伸，肘关节伸展，前臂旋前，腕关节背伸，手指伸展，掌心向下。患侧骨盆旋前，髋、膝关节尽量前屈90°，置于体前另一软枕上，注意患侧踝关节不能内翻悬在软枕边缘，以防造成足内翻下垂。健侧肢体自然放置。此体位避免了患侧肩关节的直接受压，减少了患侧肩关节的损伤，但是限制了健侧肢体的主动活动（图3-2）。

（3）仰卧位　头部垫枕，但不宜过高，面部略朝向患侧。患侧肩胛下垫一薄枕，使肩上抬前挺，以防肩胛骨后缩，上臂外旋稍外展，肘、腕关节伸直，掌心向上，手指伸直并分开，整个患侧上肢放置于枕头上。患侧臀部、大腿外侧下放一枕头，其长度要足以支撑整个大腿，以防下肢外旋，膝关节稍垫起使微屈并向内，踝关节保持中立位。足底不放任何东西，以防增加不必要的伸肌模式的反射活动（图3-3）。

（4）床上坐位　当病情允许时，应鼓励患者尽早在床上坐起。取床上坐位时，患者背后给予多个软枕垫实，使脊柱伸展，达到直立坐位的姿势，头部无须支持固定，以利于患者头部主动控制。患侧上肢抬高，放置于软枕上，如有条件可在床上放置一个横过床可调节的桌子，桌上放一软枕，患侧上肢放在软枕上。下肢髋关节屈曲近90°。此体位难以使患者的躯干保持端正，容易出现半卧位姿势，助长躯干的屈曲，强化下肢的伸肌痉挛。因此在无支持的情况下应尽量避免这种体位（图3-4）。

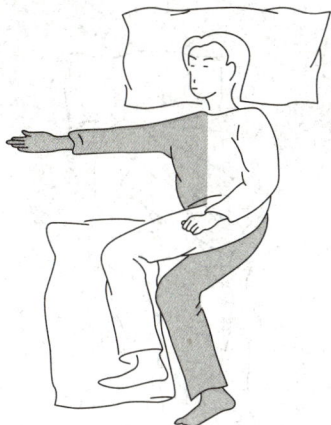

图 3-1　患侧卧位

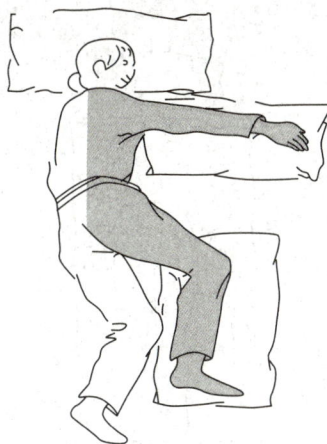

图 3-2　健侧卧位

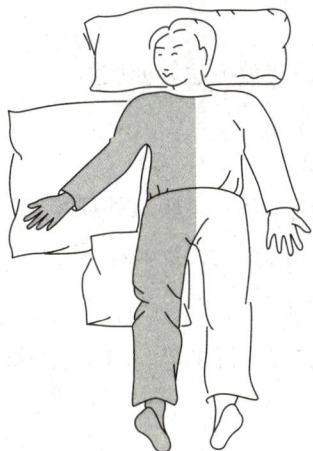

图 3-3　仰卧位

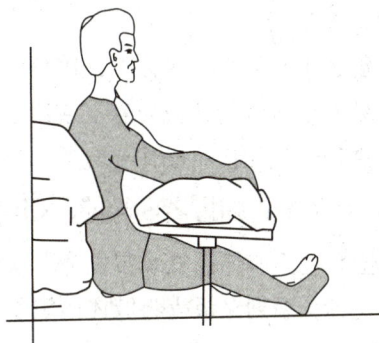

图 3-4　床上坐位

2. 注意事项

（1）良肢位摆放方法应经常变换，每2小时变换一次体位，以免发生压疮。

（2）体位摆放前向患者说明目的和要求，以取得患者的配合。

（3）进行体位转换时动作要轻柔，避免拖、拉、拽，充分利用患者的残存功能，同时给予必要的协助和指导。

（4）仰卧位尽量少用，因为仰卧位容易受紧张性颈反射和迷路反射的影响，极易引发异常反射活动，加重异常痉挛模式，而且容易造成骶尾部、足跟、外踝等处发生压疮。

（5）严禁将患者摆放成半坐位，因这种体位会加重患者的痉挛。

（二）脊髓损伤四肢瘫及截瘫患者的体位摆放

1. 四肢瘫患者体位摆放方法

（1）仰卧位　肩下垫枕，使肩处于内收位、中立位或前伸位，伸肘，腕背伸30°~40°，手指稍屈曲，拇指对掌。下肢在双臀部下方大腿外侧方各垫一个枕头，防止髋关节外展、外旋；膝关节稍垫起呈轻度屈曲位；双足抵住足板或枕头，使踝关节背屈保持中立位。必要时两腿之间放一枕头，以防髋内收（图3-5）。

（2）侧卧位 胸前放一枕头，下方上肢肩前屈，伸肘，前臂旋后；上方上肢肩前屈，稍屈肘，前臂旋前，腕背伸，手指稍屈曲，拇指对掌。双下肢稍屈髋屈膝呈迈步状，踝关节背屈位，上方下肢用软枕支撑（图3-6）。

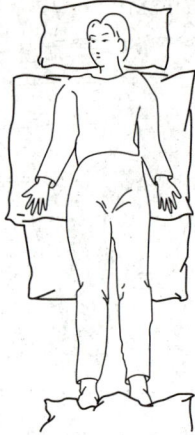

图 3-5　仰卧位

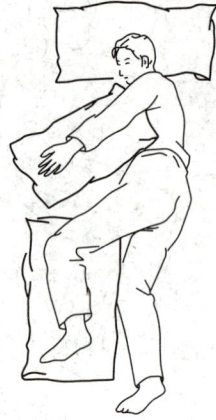

图 3-6　侧卧位

2. 截瘫患者体位摆放方法 截瘫患者双上肢自然放置，双下肢摆放方法同四肢瘫。

3. 注意事项

（1）每2小时变换一次体位，以免发生压疮。

（2）易发生压疮的部位要悬空或给予足够的支撑，如枕部、骶尾部、足跟、外踝等。

（3）进行体位转换时动作要轻柔，避免拖、拉、拽，同时给予必要的协助和指导。

（三）骨关节疾病患者的功能位摆放

功能位有利于肢体恢复日常生活活动能力，如进食、洗漱、穿衣、行走等。临床上常采用绷带、石膏、矫形支具、系列夹板等将肢体固定于功能位。

1. 摆放方法

（1）上肢功能位 肩关节外展40°，前屈30°，内旋15°；肘关节屈曲90°，前臂中立位；腕关节背伸30°~45°并稍内收（稍尺侧屈）；各掌指关节和指间关节稍屈曲，从示指至小指屈曲度有规律地递增；拇指在对掌中间位（在掌平面前方，其掌指关节半屈曲，指间关节轻微屈曲）。

（2）下肢功能位 下肢髋伸直，无内、外旋，膝稍屈曲20°~30°，踝处于90°中间位。

2. 注意事项

（1）当患者肩部受伤后，坐位、站位时，应将上臂略前屈、外旋，腋下垫以大棉垫，用三角巾将上肢悬吊于胸前。

（2）膝关节受伤包扎固定时，成人应处于175°的功能位，切不可固定在过伸位。

（四）烧伤患者的抗挛缩体位

在烧伤的急性期，正确的体位摆放，可减轻水肿、维持关节活动度、防止挛缩和畸形，以及使受损的功能获得代偿。抗挛缩体位原则上取伸展和外展位，但不同的烧伤部位摆放也有差异，也可使用矫形器协助。早期康复体位的介入很重要，是与烧伤部位软组织收缩方向相反的体位，这种体位有助于预防挛缩。

知识链接

烧伤深度的诊断（三度四分法）

深度	损伤深度	外观特点及临床体征	创伤愈合过程
Ⅰ度	表皮浅层	表面红斑、干燥，烧灼感	3~5 天痊愈，脱屑，无瘢痕
浅Ⅱ度	表皮的发生层及真皮的乳头层	局部红肿明显，大小不一的水疱，去表皮层后创面湿润，疼痛明显	如不感染，1~2 周痊愈，不留瘢痕
深Ⅱ度	真皮深层	表皮下积薄液，或水疱较小，去表皮后创面微湿或红白相间，痛觉较迟钝	3~4 周痊愈，常有瘢痕
Ⅲ度	全皮层，皮下脂肪，甚至肌肉骨骼	无水疱，呈蜡白或焦黄色，甚至炭化，干燥、皮革样，痛觉消失，局部温度低	需植皮愈合，遗留瘢痕、畸形

1. 摆放方法

（1）头　患者仰卧位，头居中位，避免耳部受压；俯卧位时头居中，吊带悬吊前额以支持头重，且颜面悬空；头偏向一侧时半小时左右交替一次，以免面颊肌肉受压萎缩。

（2）颈　应用毛巾圈或过伸垫保持颈部后伸位，必要时使用热塑板制作矫形器，以防颈部挛缩。

（3）肩　用枕、夹板或矫形器使肩保持外展90°和外旋位。

（4）肘　肘屈侧烧伤时，肘部应保持伸直位；伸侧烧伤则保持屈肘70°~90°，以防肘关节挛缩而影响关节的活动度，前臂保持中立位。

（5）腕及手　腕背侧或手背烧伤时，腕掌屈，掌指关节屈曲，指间关节伸直，拇指外展。掌侧烧伤时腕、掌指、指间关节均伸展，并以夹板固定且保持之。全手烧伤时，腕微背伸，掌指关节屈曲80°~90°，使侧副韧带在最长位置；指间关节微屈5°~10°位，以免肌腱损伤。平时以夹板固定，活动时取下，出现挛缩时用动力夹板牵引，以维持手各关节的关节活动度。

（6）髋　以枕保持其中立位和伸展位，大腿内侧烧伤应将髋关节外展15°~30°。

（7）膝　后方烧伤时以夹板或制动器保持伸直，前方烧伤应保持10°~20°的轻度屈曲位。

（8）踝　以夹板或足托保持旋中背伸位，防止足内翻或足外翻。

2. 注意事项　摆放方法是与烧伤部位软组织收缩方向相反的体位。当患者不能维持正确体位，出现关节挛缩倾向时，应及时使用矫形器达到固定体位、防止挛缩的目的。

案例引导

案例　患者，男，65岁。主因"咳嗽、咳痰、活动后气促30年，加重4天"入院。患者于30年前冬季受凉后出现咳嗽、咳白黏痰，夜间及晨起时咳嗽较重，快走及爬坡时即感气促，无发热、胸痛、心悸等不适。此后每年天气转冷后便出现上述症状，持续1~3个月不等，天气转暖后减轻。常年自行口服"肺宝三效片、复方氨茶碱片"等。4天前患者感冒后出现活动后气促加重，夜间咳嗽、咳白色痰，痰量较多。查体：胸廓呈桶状，语音震颤减弱或消失，叩诊呈过清音。

讨论　1. 该患者最可能的诊断是什么？

2. 对该患者如何进行体位排痰？

二、体位排痰训练

体位排痰训练又称为气道分泌物去除技术（secretion removal techniques）。具有促进呼吸道分泌物的排出、有效改善患者的肺通气和气体交换功能、维持呼吸道通畅、减少反复感染的作用。主要包括有效咳嗽训练、辅助咳嗽技术、体位引流、叩击、振动等方法。

⊕ **知识链接**

慢性阻塞性肺疾病

慢性阻塞性肺疾病（chronic obstructive pulmonary disease，COPD）简称慢阻肺，是指一组呼吸道病症，包括以气流受限为特征的慢性支气管炎及合并的肺气肿。气流受限不完全可逆，呈进行性发展。传统的 COPD 包括慢性支气管炎、阻塞性肺气肿和部分气道阻塞不可逆的支气管哮喘患者，是三种慢性呼吸系统疾病的综合与重叠。美国国立心肺血液研究所、美国胸科学会、欧洲呼吸病学会和世界卫生组织共同制订了"全球关于 COPD 的诊断和防治策略"（GOLD）。2004 年版的 COPD 新概念将 COPD 定义为一种可以预防、可以治疗的疾病，以不完全可逆的气流受限为特点。气流受限常呈进行性加重，且多与肺部对有害颗粒或气体（主要是吸烟的异常炎症反应）有关。虽然 COPD 累及肺，但也可以引起显著的全身效应。不再强调甚至不再引用"慢性支气管炎和阻塞性肺气肿"的病名。可以看出，新定义在 GOLD 的基础上强调了 COPD 可以预防、可以治疗，并提出 COPD 不仅是呼吸系统疾病，还有全身效应。

（一）有效咳嗽训练（effective cough training）

咳嗽是一种防御性反射，有助于保持呼吸道的清洁和通畅，改善通气，预防感染。当呼吸道黏膜上的感受器受到微生物性、物理性、化学性刺激时，可引起咳嗽反射。有效的咳嗽能够排出呼吸道阻塞物并保持肺部清洁，是呼吸系统疾病康复治疗的一个组成部分。无效的咳嗽只会增加患者的痛苦和消耗体力，加重呼吸困难和支气管痉挛。因此，控制无效咳嗽，掌握有效咳嗽的方法和时机，是非常有必要的。

1. 方法

（1）患者处于放松舒适体位，仰卧位或坐位，身体前倾，颈部稍屈曲。

（2）嘱患者深吸气，使气体在肺内得到最大分布。

（3）吸气后稍屏气片刻，进一步增强气道中的压力，使呼气时产生高速气流，同时使气管到肺泡的驱动压尽可能保持持久。

（4）快速打开声门，用力收腹将气体迅速排出，引起咳嗽。咳嗽时腹肌用力收缩，腹壁内陷，一次吸气，可连续咳嗽 3 声。

（5）停止咳嗽，缩唇将余气尽量呼尽。

（6）之后平静呼吸片刻，准备再次咳嗽。

2. 注意事项

（1）如深吸气可能诱发咳嗽，可试断续分次吸气，争取肺泡充分膨胀，增加咳嗽频率。

（2）咳嗽训练一般不宜长时间进行，可在早晨起床后、晚上睡觉前或餐前半小时进行。

（二）辅助咳嗽技术（assisted cough techniques）

辅助咳嗽技术主要适用于腹部肌肉无力，不能引起有效咳嗽的患者。通过手法压迫腹部可协助患者产生较大的腹内压，增强咳嗽的力量。手法可由治疗师、护士、患者自己操作。

1. 方法　患者仰卧于硬板床上或坐在床上，或靠在有靠背的轮椅上，面对或背对护士，护士的手置于患者肋骨下角处，嘱其深吸气，然后尽量屏住呼吸，当其准备咳嗽时，护士的手向上向内用力推或上提帮助患者快速呼气，引起咳嗽。

2. 注意事项　痰液过多者可配合吸痰器吸引。

（三）体位引流（postural drainage）

体位引流机制是根据各肺段解剖位置不同，通过适当的体位摆放，利用重力作用促使各肺叶或肺段气道分泌物引流至大气管，再配合正确的呼吸和咳痰，将痰液排出体外的方法。合理的体位引流可以控制感染，减轻呼吸道阻塞，保持呼吸道通畅。其原则是将病变位置置于高处，使引流的支气管开口方向向下。

1. 方法

（1）准备好体位引流用物。向患者解释体位引流的目的、方法以及如何配合，消除患者的紧张情绪。

（2）确定病变部位，可借助 X 线直接判定痰液潴留的部位，也可采用触诊、听诊、叩诊等方式判断。

（3）摆放引流体位，根据痰液潴留部位，将患者置于正确的引流姿势，尽可能让患者舒适放松，同时观察患者的反应。将病变部位置于高处，使此肺段的痰液向主支气管垂直引流（图3-7）。

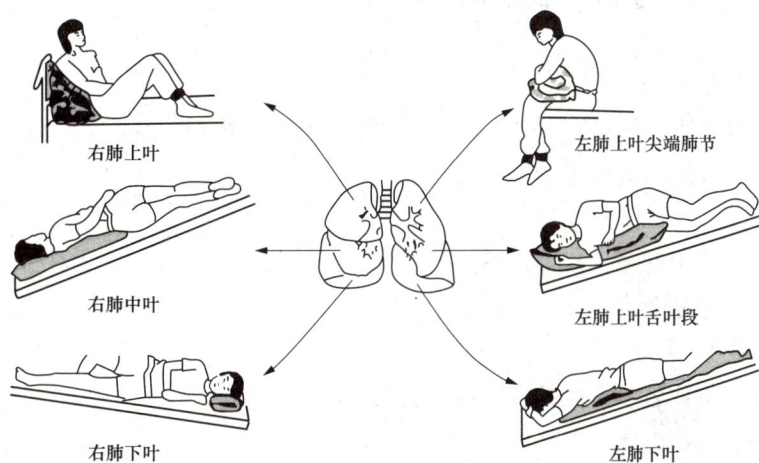

右肺上叶　　左肺上叶尖端肺节

右肺中叶　　左肺上叶舌叶段

右肺下叶　　左肺下叶

图 3-7　体位引流部位与体位

（4）每次引流一个部位，一般 5～10 分钟，如有多个部位，总时间不超过 45 分钟，以避免患者疲劳。

（5）引流时让患者轻松呼吸，避免过度换气或呼吸急促。如需要，应鼓励患者做深而急剧的双重咳嗽。

（6）在体位引流时，可联合不同的徒手操作技术如叩击、振动等，同时指导患者做深呼吸或者有效的咳嗽以促进痰液排出。

（7）体位引流结束后让患者缓慢坐起并休息一会，以防发生体位性低血压。

（8）评估引流效果并记录。记录内容包括：①分泌物的形态、质感、颜色、数量；②患者对引流的耐受程度；③患者的血压、心率情况；④听诊并注明被引流的肺叶上呼吸音改变情况；⑤观察患者的呼吸模式；检查胸壁扩张的对称性。

2. 临床应用

（1）适应证　①年老体弱、高度疲乏、麻痹、胸部手术后、疼痛等原因，不能有效咳出肺内分泌物者；②慢性支气管炎、肺气肿等患者发生急性呼吸道感染及急性肺脓肿，痰量多（痰量在 300～400ml/d），且黏稠，并位于气管末端者；③长期不能清除肺内分泌物，如支气管扩张、囊性纤维化等；④某些特殊检查前的准备，如支气管镜、纤维镜、支气管造影等。

（2）禁忌证　①内外科急、重症患者，如头颈部损伤、急性胸部外伤、出血性疾病、心肌梗死、心功能不全、支气管瘘、肺水肿、肺栓塞等；②疼痛明显、认知障碍或不合作者。

3. 注意事项

（1）时机选择　绝对不能在饭后立即进行体位引流，应在饭后 1～2 小时或饭前 1 小时进行头低位引流，防止胃食管反流、恶心和呕吐；引流过程中需注意生命体征的变化；夜间支气管纤毛运动减弱，分泌物易在睡眠时潴留，宜在早晨清醒后做体位引流；引流期间应配合饮水、支气管湿化、化痰、雾化吸入、胸部的扩张练习、呼吸控制等措施增加疗效。

（2）治疗频率　应根据患者的病情而制订，一般情况下每天上、下午各引流一次，痰量较多时，可增至每天 3～4 次。

（四）叩击（percussion）

1. 方法　护士五指并拢，掌心空虚呈杯状，以腕部为支点，患者呼气时在与肺段相应的特定胸壁部位进行有节律的快速叩击（80～100 次/分），同时做深呼吸和咳嗽。叩击时发出"膨膨"的声音。每一部位叩击 2～5 分钟，叩击与体位引流相结合可使排痰效果更佳。

2. 临床应用

（1）适应证　同体位引流。

（2）禁忌证　近期急性心肌梗死、心绞痛、骨折或骨质疏松部位、肿瘤部位、肺栓塞、有出血倾向、胸壁疼痛（胸部手术后）等患者禁用此方法。

3. 注意事项

（1）操作过程中不应引起患者疼痛或不适。

（2）对敏感的皮肤应避免直接刺激，可以让患者穿一件薄的柔软舒适的衣服，或者在裸露的身体上放一条舒适轻薄的毛巾。

（3）避免在骨突部位或者是女性的乳房区敲打。

（五）振动（vibration）

1. 方法　护士双手直接放在患者胸壁的皮肤上并压紧，在其呼气时双手对胸廓进行快速、细小的弹性压迫。每次振动 30 秒至 1 分钟，每一部位振动 5～7 次。胸廓的振动部位与病变肺段一致。振动法有助于纤毛系统清除分泌物，常用于叩击之后。

2. 临床应用　①适应证同体位引流；②注意事项同叩击法。

⇒ **案例引导**

　　案例　患者，男，39 岁。主因"四肢运动功能障碍伴二便障碍 2 个月"入院。患者于 2 个月前在工地劳动时从 3m 高处坠落，伤后四肢不能活动，颈部疼痛，无意识丧失，紧急住院，行颈椎MRI 等检查，诊断为颈 4～5 椎体骨折，脊髓受压。伤后 5 天行"颈椎骨折内固定术"治疗。术后给予营养神经等药物治疗及康复治疗。患者自入院以来一直情绪低落，饮食、睡眠差，不积极配合治疗。

　　讨论　对该患者如何实施心理护理？

三、心理护理技术

心理护理学（nursing psychology）是心理学和护理学相结合的一门交叉学科，是护理人员应用心理学的基本理论和方法去帮助解决因伤病而导致的心理功能障碍者，从而实现最佳护理的一门学科。它既是一门基础性学科，又是一门应用学科。从心理护理学的研究范围来看，涉及了多学科知识和技术的交叉、融合，研究护理工作中的心理行为问题，包括护理对象的心理行为特点、各种疾病的心理学基础和心理行为变化等；同时将心理学系统知识和技术，结合护理工作实践，应用到临床护理工作的各个方面，指导护理人员依据护理对象的训练活动规律实施心理护理，从而提升整体护理水平。

（一）原则

1. 建立良好的沟通环境　良好和融洽的沟通环境是心理护理的基础。

2. 身心治疗相结合　即在心理护理的同时，综合药物、运动等其他治疗方法，积极处理和改善躯体症状；而在面对躯体治疗的同时，充分发挥心理护理的作用，以减轻消极心理因素对疾病的影响。

3. 自主性原则　是一种心理健康的表现，是在医护人员的指导下自觉地参与康复护理的过程。

（二）患者常见的心理问题

1. 情感脆弱、易激动、愤怒　患者表现为心烦意乱，情绪易波动，稍有不顺就大发雷霆，易哭闹、愤怒，常常把这种愤怒的情绪投射到医务人员和家属身上，向治疗、护理和照顾者发泄不满情绪；也会将怒火发在自己身上，自责、怨恨命运。

2. 高度敏感、猜疑　患者主观感觉异常，对环境的变化以及对别人的说话敏感、猜疑、反感，躯体不适，耐受力下降，主观体验增强，害怕病情加重。

3. 否认　是一种消极的心理防御反应。也叫自我保护机制，是患者常用的心理防御机制，在早期有一定的好处。患者面对自己的伤残或疾病，抱有侥幸心理，对病情产生部分或完全的曲解，以减轻心理上的痛苦。多见于突然外伤所致的残疾等。

4. 悲观、绝望　患者陷于悲观绝望情绪之中，是一种心理应激能力失控，自信心和自我价值感丧失的一种消极情绪，多见于癌症晚期、外伤导致的残疾、久治不愈、生命垂危等患者。

5. 抑郁　是大多数患者在伤后或患病后必经的心理阶段。随着对病情的深入了解，一旦面对现实，承认自己终身残疾或认识到所患疾病的严重程度，即表现为心理压抑、沉默、失眠、食欲下降、对生活失去信心以致希望结束生命，可出现明显的孤独感，或对外界反应高度敏感。

6. 焦虑　患者对自身疾病或功能障碍、康复治疗效果、自己的未来甚至死亡等做出过于严重的判断和体验，心境处于极坏的状态之中，表现为心慌、出汗、面色苍白、头晕、胸闷、尿频等。

7. 依赖　由于过分强调了自己的患者身份，而出现对医生、护士或家属的依赖，在康复过程中，被动、不重视自我调节和自我训练，阻碍了主观能动性的发挥，影响康复效果。

8. 偏见或偏信　多见于文化水平低、缺乏相关卫生科学知识的人群。他们对卫生、保健和康复的理解和态度，受陈腐传统观念和某些错误理论的影响，对医生的科学指导不信任，反而对江湖医生、骗子的"灵丹妙药"等非医务人员不科学的建议深信不疑。也有些患者虽不全信，但却抱着试试看的态度，结果上当受骗，延误康复治疗时机。

9. 固执　这类患者坚持己见，自以为是，摆布医生、护士和家人，百般挑剔，干预诊断、治疗和康复方案，采取不合作态度，影响康复效果。

（三）护理要点

1. 环境要求　病房环境要整洁美观、色调和谐、布局合理、空间宽敞、床褥舒适、阳光充足、空气流通、无各种气味和噪音、生活设施安全方便。

2. 支持疗法 主要是帮助患者发现和找到心理资源，如物质的、生理的、心理的、社会的资源等。常用的技术有倾听、共情、安慰、开导、解释、建议和指导等。

（1）倾听 是心理干预工作中的基本技术。有利于护士了解患者的情况，发现其心理问题。同时也有助于患者对护士产生信任和亲切感，建立良好干预关系和为患者提供帮助。护士要用"心"去听患者的诉说，设身处地地体会和接受患者在发生问题时的感受，接纳他痛苦的情绪，从而帮助患者宣泄情绪。

（2）共情 ①护士应尽可能理解患者的价值观、生活方式、生活态度等，尽可能容纳患者的认知能力、行为模式、人格特征等，站在对方的角度上看待患者，体验并真正理解其内心世界；在表达共情时，要善于把握护士－患者的角色转换；设身处地地站在患者的角度去看待患者及其问题。②护士对不同的患者，在不同的心理干预阶段表达共情时应有所区别。那些迫切希望得到理解，迫切需要抒发自己内心感受的患者更需要共情。③护士表达共情时，除言语表达外，还要学会非言语表达，如目光传递、面部表情、身体姿势、动作等。

（3）安慰、开导 在临床中，患者总是将疾病看得过分严重，对自己的病情有很多顾虑和担忧，只看到消极不利的一面，看不到希望。护士应安慰和开导患者面对现实，接受现实，充分认识到对自己有利的方面，提高患者战胜疾病的信心和决心。

（4）解释、建议和指导 护士在了解患者心理问题的原因后，对问题做出透彻的分析，并向患者做出适当的解释，提出解决问题的方法和真诚地劝告，从而使患者从一个新的、更全面的角度来审视自己和自己的问题，并借助新的观念和思想加深对自身行为、思想和情感的了解，以便于患者慢慢领悟，逐步树立信心去解决问题。

⊕ **知识链接**

情绪对人体的影响

情绪是人心理活动的一个重要组成部分，它是对客观事物的心理反应。情绪的变化与患者的健康及疾病均有着密切的关系。

情绪的变化对人的行为、意志、思维等均有很大的影响。人在情绪稳定时，食欲增加，睡眠充分，精神爽朗，机体防御机制增强。当情绪低落时，会出现沮丧、失落、焦虑、抑郁等表现，这种负面情绪可以对人体的新陈代谢过程和全身各器官系统功能状态带来不同程度的影响，强烈持久的精神紧张刺激，会导致正常生理功能活动紊乱，并继发功能障碍，在躯体的易感器官上出现器质性病变，如原发性高血压、冠心病等。对已患有疾病的患者，消极情绪加重疾病恶化，甚至导致患者死亡。因此，促使患者保持稳定情绪对疾病的恢复会产生良好作用。

3. 放松疗法 又称肌肉松弛训练或自我调整疗法，是一种患者通过机体主动放松，体验到身心的舒适，以调节因紧张反应所造成的心理、生理功能紊乱的行为治疗方法。放松训练可以使患者肌肉放松、消除紧张和疲劳、缓解疼痛、镇静、催眠。

（1）渐进性松弛疗法 主要是通过肌肉紧张和松弛的转变来降低肌肉的张力，具体步骤如下。①实施的条件，选择安静、舒适、光线柔和的房间。患者脱鞋，松开衣带，取下眼镜和手表，双眼闭合，以舒适的姿势在座椅、躺椅或软垫子上进行治疗。②让患者握紧拳头，然后松开；咬紧牙关，然后松开。反复做几次，让患者细心体会什么是紧张，什么是放松。在领会了紧张和放松的主观感觉之后，开始进行放松训练。③紧张—松弛周期循环过程，该治疗的中心环节是掌握紧张—松弛的周期循环。从手和前臂的肌群开始，然后依次练习放松头面部、颈部、肩部、背部、胸部、腹部、下肢到脚16组肌群。每一肌群的练习应分散于几次治疗中完成。要求患者将注意力集中于某一肌群。如"请注意您的右手"，接下来发紧张的指令："现在请您握拳，尽可能地握紧"。紧张的时间5~10秒（腿部的紧张时间应短些，防止抽搐）。在紧张期内，提醒患者注意其感受有何不同并使其保持注意，"请注意这块肌肉收缩时摸起来是什么感觉……感受一下这块肌肉的收缩！"接下来发放松的指令，松弛时间持续30~40秒，此时同样提醒患者注意其感受。④松弛练习结束后要求患者按顺序逐一活动双脚、双腿、双手、胳膊、头颈部，然后睁开双眼。此训练借助生物反馈技术可加快放松进程。

（2）钟摆样摆动法　是将上肢或下肢置于下垂位，前后放松摆动，直到肢端出现明显的麻木感为止，也可在肢体末端加0.4~1.0kg重的物体，然后再做摆动，使其达到放松的程度。

（3）深呼吸放松训练　患者站位或坐位，双肩下垂，闭上双眼，慢慢做深呼吸。在呼吸变慢感觉越来越轻松的同时，想象自己的心跳也在渐渐变慢，变得越来越有力，整个身体变得很平静，好像周围没有任何东西，自己感到轻松自在，静默数分钟结束。

（4）肌肉放松体操　用于肌张力很高无法放松的患者。主要用于颈部、肩部、胸部、背部肌肉的放松训练。在肌肉放松操前先做相应部位的热敷和按摩，可在仰卧位、坐位、站立位、步行等各种姿势下进行，并配合呼吸运动让患者吸气时收缩，呼气时放松。

⇒ 案例引导

案例　患者，男，66岁。主因"脑梗死后肢体活动不利，吞咽障碍24天"入院。患者于24天前晨起自觉头晕、恶心、呕吐1次，为胃内容物，左侧肢体无力，饮水呛咳入院，入院后行头颅CT及MRI检查，诊断为脑干梗死。给予抗血小板、改善脑血液循环、营养脑细胞药物治疗，治疗后左侧肢体活动有改善，进食仍呛咳，且发生肺部感染，给予鼻饲饮食。患者精神差，多卧床状态，翻身需要辅助，不能独立床边坐位，为进一步改善肢体运动及吞咽功能，就诊康复科。吞咽功能评定：洼田饮水试验Ⅴ级。

讨论　对该患者如何进行吞咽训练？

四、吞咽训练技术

吞咽（swallowing）是人类最复杂的行为之一。咀嚼与吞咽过程至少需要6对脑神经、第1~3颈神经节段和口、咽及食管的26块肌肉参与。吞咽障碍（dysphagia, deglutition dlsorders, swallowing disorders）是指由于下颌、双唇、舌、软腭、咽喉、食管括约肌及食管功能受损，不能安全有效地将食物由口腔送到胃内取得足够营养和水分的现象。主要表现为液体或固体食物进入口腔、吞下过程发生障碍或吞下时发生哽咽、呛咳等，导致口臭、流涎、反复肺部感染、吸入性肺炎、营养不良、脱水等，严重者危及生命。

（一）训练方法

1. 基础训练　是针对摄食、吞咽活动有关的器官所进行的功能训练。包括颈部放松、吞咽器官运动训练、冷刺激、呼吸训练和有效咳嗽训练、吞咽模式训练等。

（1）颈部放松　头部和躯干的过度紧张会妨碍舌及口腔周围肌肉的运动，降低舌咽控制能力及咳出误咽物的能力。放松方法：颈部前屈、后伸、左右旋转、左右侧屈运动，提肩、沉肩运动。

（2）吞咽器官运动训练　其目的是加强下颌、面颊、唇、舌运动及声带闭合运动控制，强化肌群的力量及协调，从而改善吞咽功能。

　　1）局部肌肉运动控制训练　主要是下颌、面部、腮部及唇部的肌肉运动控制训练。令患者进行皱眉、闭眼、鼓腮、张嘴、闭嘴、噘嘴、微笑等表情及动作的训练，改善面颊部肌肉的紧张性，促进其恢复主动收缩功能。

　　2）舌训练　①被动运动：护士用纱布包住患者的舌尖，用手将舌头向各个方向牵拉，有助于降低舌肌张力。②主动运动：让患者进行舌前伸、后缩、侧方顶颊部、唇齿间卷动转圈、弹舌等主动运动，以提高舌运动的灵活性。③抗阻运动：指导患者将舌抵向颊后部，护士用手指指其面颊某一部位，患者用舌顶推，以增强舌肌的力量。

　　（3）冷刺激　用冰棉棒依次置于患者软腭、腭弓、咽后壁、舌根处缓慢移动，每个部位刺激4~5次，然后做一次吞咽动作。此方法可很好地刺激咽部压力感受器和水感受器，提高软腭和咽部的敏感性，使吞咽反射容易发生。冷刺激可以诱发和强化吞咽反射。

　　（4）呼吸训练和有效咳嗽训练　对患者进行早期呼吸训练和有效咳嗽训练是功能恢复的重要环节。可指导患者采用腹式呼吸、缩唇式呼吸训练，并强化训练患者进行有效咳嗽，以提高呼吸系统的反应性，达到排出分泌物、预防误吸的目的。

　　（5）吞咽模式训练　①用鼻深吸一口气，然后完全屏住呼吸；②空吞咽（空吞咽2~3次为极限）；③吞咽后立即咳嗽。

　　2. 摄食训练　又称直接训练，是实际进食活动的训练。患者吞咽反射恢复后，才可试行摄食训练。适用于意识清醒，全身状态稳定，能产生吞咽反射，并可随意咳嗽者，即可进行训练。

　　（1）进食体位　根据患者身体状况、饮食习惯及吞咽障碍的程度，选择安全且利于进食、又容易被患者接受的体位。①半卧位，如果患者不能坐起，可取仰卧位将床头抬高30°~60°，头部前屈，偏瘫侧颈下用小软枕或毛巾垫起，偏瘫侧肩部垫软枕，护士位于患者健侧。②坐位，只要病情允许，就应鼓励患者坐起进食，进食时让患者全身放松，头部略向前倾，颈部微弯曲，躯干直立，患侧手放在桌子上。

　　（2）食物的形态　根据吞咽障碍的程度及阶段，本着先易后难的原则进行选择。容易吞咽的食物其特征为密度均一、有适当的黏性、不易松散、通过咽及食管时容易变形、不在黏膜上残留，如蛋羹、豆腐脑、面糊等。逐渐过渡到进普通饮食和水，此外，还要兼顾食物的色、香、味及温度等。

　　（3）一口量　即最适合于患者吞咽的每次喂食量。正常成人约20ml。一口量过多，食物易从口中漏出或引起咽部滞留，增加误咽的危险；一口量过少，则因刺激强度不够，难以诱发吞咽反射。应从小量（1~4ml）开始，逐步增加，掌握合适的一口量。成人每次进食总量不宜超过300ml。进食后30分钟内不宜翻身、叩背、吸痰等操作（抢救等特殊情况除外）。

　　（4）餐具的选择　应选择匙面小、难以粘上食物的汤匙。从患者的健侧喂食，尽量把食物放在舌根部。若患者能够自己进食，则选用勺柄粗、柄长均适宜的勺子。用吸管有困难时，可用挤压柔软容器，挤出其中食物。因颈部伸展过多，用普通杯子有导致误咽的危险，可选用杯口不接触鼻部的杯子等。

　　（5）咽部滞留食物去除法　可通过以下方法去除滞留在咽部的食物残渣：①空吞咽，每次吞咽食物后，再反复做几次空吞咽，使食团全部咽下，然后再进食；②交互吞咽，让患者交替吞咽固体食物和流食，或每次吞咽后饮少许水（1~2ml），这样既有利于激发吞咽反射，又能达到去除咽部滞留食物的目的；③点头样吞咽，颈部后仰时会厌谷变窄，可挤出滞留食物，然后低头并做吞咽动作，反复数次，可清除并咽下滞留的食物；④侧方吞咽，梨状隐窝是另一处吞咽后容易滞留食物的部位，让患者分别向左、向右侧转头，同时做吞咽动作，可使同侧的梨状隐窝变窄，挤出残留食物。

　　（6）咳嗽训练　深吸气—憋气—咳嗽，对患者进行早期呼吸训练是功能恢复的重要环节，目的是提高咳出能力和防止误咽。

知识链接

延髓性麻痹与假性延髓性麻痹导致吞咽障碍的鉴别

延髓性麻痹	假性延髓性麻痹
下运动神经元损害	双侧上运动神经元损害
不影响一般精神状态	影响精神状态，包括精神错乱，痴呆，定向、定位力差
咽反射消失	咽反射存在
情绪易变罕见	情绪易变常见
一般无病理反射	有病理反射
咽喉期	口腔期

（二）临床应用

临床应用主要适应于脑卒中、脑外伤、肌萎缩侧索硬化症、帕金森病、硬皮病、头颈部恶性肿瘤等引起的吞咽障碍的患者。

（三）注意事项

（1）创造一个良好的进食环境，减少各种外部因素的干扰。

（2）开始训练时时间不宜过长，防止患者出现疲劳和烦躁，以后根据患者的情况逐渐延长训练时间。

（3）指导家属掌握患者进食的体位、食物选择、进食餐具的选择、喂食的方法以及并发症的预防等。

案例引导

案例　患者，男，68 岁。主诉多发性骨髓瘤 3 年。患者于 2021 年 5 月行自体造血干细胞移植，2022 年 2 月检查结果提示疾病复发。此后给予输血抗感染治疗，并口服雷利度胺维持治疗。患者现处于多发性骨髓瘤终末期，精神食欲差，全身消瘦，四肢水肿。既往病史：高血压病 II 级；2 型糖尿病；冠状动脉粥样硬化性心脏病。实验室检查：白细胞 $1.76 \times 10^9/L$，血小板 $6 \times 10^9/L$，血色素 64g/L，中性粒细胞 $1.1 \times 10^9/L$，白蛋白 29g/L。B 超提示：有心包积液及少量胸腔积液。压疮评分 9 分。

讨论　对此患者该如何进行皮肤护理？

五、皮肤护理技术

皮肤是人体最大的器官，覆盖于全身。完整的皮肤具有天然屏障作用。皮肤的新陈代谢产物如不及时清除，屏障作用被破坏，就成为细菌入侵的门户。对皮肤的清洁与护理，有助于维持身体的完整性，给人体带来舒适的感觉，预防感染，防止压疮及其他并发症的出现。

（一）清洁护理技术

清洁是皮肤护理的主要活动。全身一般情况良好的患者可行沐浴或盆浴。病情较重、身体虚弱长期卧床患者，或是手术后为避免沾湿伤口，预防感染，可采用床上擦浴的方法。

清洁护理的注意事项：①沐浴训练前做好准备工作，向患者解释训练的目的、方法、注意事项，根据需要协助患者排便；②调节浴室温度，一般在 22～24℃，水温一般以 39～42℃为宜，擦浴时水温应保持在47℃左右；③训练时有人在旁保护，患者出入浴室穿防滑拖鞋，浴盆底部应有防滑材料，以免发生意外；④墙壁上设有扶手，浴盆边缘可设移动式扶手，便于患者把持以保持身体平衡；⑤洗浴时间不宜过长，15~20分钟为宜，浴后注意保暖；⑥观察患者反应，如发生晕厥或滑跌等意外，洗浴过程中出现寒战、面色苍白、脉速等征象，立即停止，给予适当处理。

（二）压疮的预防及护理

压疮（pressure sores）是局部组织持续受压，血液循环障碍，局部持续缺血、缺氧、营养不良而致的软组织溃烂和坏死。是临床最常见的并发症之一，也是护理工作的一大难题。由于患者同时患有多种疾病，免疫力低下，一旦发生压疮，往往经久难愈，易于继发感染，加重病情，甚至发生败血症而威胁患者生命。因此，预防压疮的发生显得尤为重要。

⊕ 知识链接

"压疮"的起源及进展

最早有关压疮的文献记载源自公元前400年的古希腊时期，当时被称为褥疮（bed sore），认为褥疮是因长久卧床而引起的。随着医学技术和知识的不断发展和进步，逐渐认识到其致病原因是压力、剪切力和摩擦力共同作用，故称为压疮或压力性溃疡（pressure ulcer, PU）。2016年4月，在美国国家压力性损伤咨询委员会（National Pressure Injury Advisory Panel, NPIAP）阶段性共识会议上对PI进行了重新定义，将"压疮"（PU）一词改为"压力性损伤"（PI）。自1975年后，"压迫性溃疡""压迫性褥疮""压疮"逐渐被研究者使用，直至2016年NPIAP的重新定义才逐渐将压疮修改为压力性损伤。

压力性损伤（pressure injury, PI）是由于强烈和（或）长期存在的压力或压力联合剪切力导致的皮肤和（或）软组织的局部损伤，常表现为完整皮肤或开放性溃疡，可能会伴疼痛感，多发生于骨隆突处、医疗或其他器械压迫处，是全球卫生保健机构共同面临的难题之一。

目前，国内外的科研论文中压疮（PU）和压力性损伤（PI）都被广泛使用，暂无区别。

1. 压疮的诱发因素　压疮的外在因素主要有压力、剪切力、摩擦力和潮湿刺激。压力和剪切力并存时，压疮发生的危险会更大。压疮的内在因素包括营养、年龄、运动性因素及组织灌注等。另外，吸烟、体温、心理因素等都可增加压疮的危险性。

2. 压疮的好发部位　压疮易发于缺乏脂肪组织保护、无肌肉包裹或肌层较薄的骨隆突及受压部位，如枕、颌、肩胛骨、肘、骶骨、坐骨、髂前上棘、股前转子、膝、胫前、踝及足跟等。

3. 压疮的分期及临床表现　2007年，美国NPUAP讨论更新了压疮的分期标准，将压疮分为6期。

（1）Ⅰ期　即瘀血红润期，此期皮肤完整、发红，与周围皮肤界限清楚，压之不褪色，伴疼痛、皮温变化，常局限于骨隆突处。

（2）Ⅱ期　即炎性浸润期，此期部分表皮缺损，皮肤表浅溃疡，基底红、无结痂；也可为完整或破溃的充血性水疱。

（3）Ⅲ期　即浅度溃疡期，此期全层皮肤缺失，但骨、肌腱或肌肉尚未暴露，可有潜行或窦道。

（4）Ⅳ期　即坏死溃疡期，此期全层皮肤缺失，伴骨、肌腱或肌肉外露，局部可有坏死组织或焦痂，通常有潜行或窦道。

（5）可疑深部组织损伤　此期皮肤完整，呈紫色或褐红色，或出现充血性水疱，可有疼痛、硬块；在肤色较深部位，深部组织损伤难以检出，必须在完成清创后方能准确分期。

（6）难以分期的压疮　此期全层皮肤缺失，但溃疡基底部覆有腐痂和（或）痂皮。需在腐痂或痂皮充分去除后方能确定真正的深度和分期。

4. 压疮的预防　压疮护理的首要措施是预防，预防的主要措施在于消除诱发因素。

（1）避免局部长期受压　指导帮助患者定时翻身，一般白天每2小时翻身1次，晚间不超过3小时翻身1次，翻身间隔时间最长不超过4小时。条件允许的可用气圈、气垫床等缓解局部受压情况。对使用石膏、夹板、牵引固定的患者，随时观察局部指（趾）甲的颜色、温度变化，适当调节夹板或器械松紧，或加衬垫。

（2）促进局部血液循环，改善局部营养状况　经常检查受压部位，根据情况选用50%红花乙醇按摩。病情允许时可经常用温水擦浴、擦背或用温热毛巾敷于受压部位，以改善局部血液循环。

（3）保持清洁干燥，避免局部皮肤刺激　及时清理排泄物和分泌物，保持皮肤清洁干燥，适当涂油或药膏如氧化锌，以保护皮肤免受刺激。保持床铺和被服清洁、干燥、平整、无渣屑、无皱褶。移动患者时避免拖拉损伤皮肤。

（4）加强营养，增强机体抵抗力　长期卧床的患者应给予营养丰富、易于消化的膳食。营养状态不佳者要多进食高蛋白、高碳水化合物及富含微量元素、维生素的食物，体重超标者要制订减肥计划。

5. 压疮的治疗

（1）全身治疗　主要在于营养补充和全身抗感染治疗。良好的营养是创面愈合的重要条件，给予平衡饮食，增加蛋白质、维生素和微量元素的摄入。另外，应用抗生素进行抗感染治疗，预防败血症的发生。

（2）局部治疗　通过压疮的局部治疗可有效地促进创面的愈合。

1）Ⅰ期　此期的护理原则是及时解除危险因素，避免压疮继续发展。主要的护理措施为增加翻身次数，避免摩擦、潮湿和排泄物的刺激，保持床铺的平整、干燥、无渣屑、无皱褶。可给予透明贴、水胶体或泡沫敷料保护。换药间隔：7～10天或敷料自然脱落。

2）Ⅱ期　此期的护理原则是保护皮肤，预防感染。除继续加强上述护理措施外，对未破的小水疱不要刺破，消毒后可直接贴透气性薄膜敷料或透水性敷料进行保护，让水疱自行吸收。大水疱可用无菌注射器抽出疱内液体，消毒局部皮肤，用无菌敷料包扎。创面渗液少时，敷水胶敷料，如透明贴、溃疡贴等。创面渗液多时，可用藻酸盐－水胶体敷料/泡沫敷料外敷。换药间隔：3～5天。

3）Ⅲ期　此期护理的重点为清洁伤口，清除坏死组织，处理伤口渗出液，促进肉芽组织生长并预防和控制感染。可根据伤口类型选择伤口清洗液。创面无感染时，多用0.9%氯化钠溶液进行冲洗；创面有感染时，需根据创面细菌培养及药敏试验结果选择消毒液或抗菌药。根据伤口渗出情况确定换药频率。另外，可用具有清热解毒、活血化瘀、去腐生肌的中草药治疗，如无菌紫草油纱条。

4）Ⅳ期　轻者用0.9%氯化钠溶液、0.02%呋喃西林溶液、1：5000高锰酸钾溶液冲洗，再用无菌凡士林纱布及敷料包扎，还可用甲硝唑溶液湿敷创面；感染严重的，要清除坏死组织，用0.3%过氧化氢溶液冲洗和氧气疗法、中草药等治疗，必要时可手术治疗。

5）可疑深部组织损伤　谨慎处理，不能被表象所迷惑。严禁强烈和快速的清创。早期可用水胶体敷料，使表皮软化。

6）难以分期的压疮　清创是基本的处理原则。足跟部稳定的干痂予以保留。

7）局部处理注意事项　严格遵守无菌操作原则。可用0.9%氯化钠溶液涡流式冲洗创面及伤口边缘至周围5cm区域（不主张创面过多使用消毒液），干燥后用敷料封闭伤口。如怀疑伤口有感染，不能用密闭性湿性愈合敷料。

（3）物理治疗　不同时期的压疮可根据创面的情况适当选用红外线、半导体激光或超短波等物理治疗方法。

　　案例　患者，男，42岁。因"车祸后双下肢无力3月余"收入院，诊断为"第7、8胸椎椎体骨折内固定术后"。查体：四肢肌张力正常，双上肢肌力正常，双下肢肌力0级。T_8以下深浅感觉减退，T_{12}以下浅感觉消失。患者自诉排便困难，5~7天排便1次，情绪焦躁，肛门指诊发现粪块阻塞嵌顿，肛门括约肌紧张，肛周反射正常。膀胱容量和压力测定结果提示：膀胱最大安全容量大于500ml，残余尿量为240ml，膀胱逼尿肌收缩不明显，尿流速度慢，膀胱胀满时有尿意。既往无其他病史。

　　讨论　1. 判断该患者的肠道障碍类型。

　　　　　　2. 制订该患者的肠道护理方案。

六、肠道护理技术

　　大肠是参与人体排便活动的主要器官，分盲肠、结肠、直肠和肛管4个部分。排便活动受大脑皮质控制，意识可促进或抑制排便。神经源性直肠是神经系统疾病或外伤、药物、认知障碍或减少活动所引起的排便功能减弱或丧失，最终表现为排便失控。

（一）功能评定

　　1. 一般情况　观察排便障碍特点，询问患者排便感觉及排便习惯，了解饮食习惯等；询问是否有外伤、手术、糖尿病、脊髓炎等病史及用药史。

　　2. 体格检查　①肛门括约肌张力检查，进行肛门指诊，确定肛门括约肌是正常、松弛还是痉挛；②肛门和会阴区感觉检查，可以确定神经损伤平面和程度；③前庭球-肛门反射检查，可以判断脊髓休克期是否结束。

　　3. 实验室检查　根据医嘱给予血常规、大便常规等检查。

（二）临床分类

　　1. 根据肠道发生病变的部位分类　分为肠道传输功能障碍、肛管与直肠功能异常、结肠慢传输和出口梗阻。

　　2. 根据神经损伤的部位分类　分为反射性大肠和弛缓性大肠。

（三）处理策略

　　1. 反射性大肠　主要表现为便秘。康复护理目标是养成规律的排便习惯，减少由于便秘导致的并发症，如肛裂、痔疮等。护理技术包括直肠感觉再训练、肠道功能训练等。

　　2. 弛缓性大肠　由于患者排便中枢被破坏，因此患者无法依靠肠蠕动实现主动排便，通常表现为大便失禁。康复护理目标是保持成形大便，减少大便失禁的次数，养成规律排便习惯。护理技术包括手法清除、肠道功能训练等。

（四）护理要点

　　肠道护理技术可帮助患者形成定期排便的规律，消除或减少由于大便失控而造成的日常生活不便，预防因便秘、腹泻及大便失禁导致的并发症。

　　1. 定时排便　按照患者以往生活习惯选择排便时机，养成每日定时排便的习惯。国外一般采用"每日大便常规"，即每日早餐后进行排便，因为此时胃结肠反应最强。也可根据患者作息时间的不同选择排便时机，但必须坚持每天同一时间进行排便活动，通过训练逐步建立排便反射。

　　2. 排便体位的选择　排便体位以蹲、坐位为佳。蹲或坐位时肛门直肠角度变大、伸直达到有效的排便角度，同时借助重力作用使大便易于通过，也易于增加腹压。如果不能取蹲或坐位，则以左侧卧位为宜。

3. 直肠感觉再训练　①腹部按摩，在指力刺激前或者同时，进行腹部顺时针按摩。患者取仰卧位，屈膝。放松腹部，把手指并拢平放在腹部，微微施压，用手掌自右沿结肠解剖位置（升结肠、横结肠、降结肠、乙状结肠）方向，即自右下腹→右上腹→左上腹→左下腹做环形按摩约 10 分钟，以促进肠道蠕动，加速粪团排出。②肛周按摩或刺激是最好的刺激肠道排空方式，应鼓励患者尝试。

4. 肛门牵张技术　将示指或中指戴指套，涂润滑油，缓缓插入肛门，把直肠壁向肛门一侧缓慢持续地牵拉，此法可有效地缓解肛门内外括约肌的痉挛，同时扩大直肠腔，诱发肠道反射，促进粪团排出。

5. 手法清除　圆锥部或圆锥以下脊髓损伤患者常需要手法清除。操作时动作应轻柔，避免损伤肛门和直肠黏膜，甚至伤及肛门括约肌。

6. 运动疗法　在排便动作中，腹肌和骨盆肌肉的力量起着非常重要的作用，应注意加强腹肌训练，如：仰卧起坐、腹式呼吸、提肛运动等。大便失禁患者应同时进行肛门括约肌和盆底肌肌力训练，增加括约肌的神经－肌肉控制能力。

7. 饮食管理　建立良好的饮食习惯，尽量选择粗纤维食物，多食新鲜蔬菜水果，禁烟、酒，避免辛辣刺激性食物。同时保证足够的水分摄入，每日约 2000ml（包括水、汤汁、果汁、饮料、中药等）。

8. 药物　便秘时可使用肠道活动促进剂、缓泻剂、解痉剂和肛门润滑剂（液状石蜡类），通便药效不佳时，可用小量保留灌肠促进排便。大便失禁时使用肠道活动抑制剂、肠道收敛剂和水分吸附剂。有肠道感染时采用敏感的抗菌药物，减少刺激。

9. 中医传统疗法　便秘时可在天枢、大横、支沟、上巨虚等穴位进行温和灸，每个穴位 10 分钟左右；大便失禁时，可选择大肠俞、神阙、关元、足三里等穴进行温和灸，每个穴位 10 分钟左右。

（五）注意事项

（1）由于排便训练需坚持几周甚至数月，因此训练时应注意循序渐进。指导患者要有耐心和毅力，不要因暂时效果不佳而停止。在训练过程中，做好心理疏导，以防因情绪欠佳影响排便。

（2）每次训练时给予患者充裕的时间进行排便训练，操之过急可能会造成患者过度紧张而不能达到应有的效果。

（3）患者发生严重腹泻时，注意加强对肛周皮肤的护理，随时用温水清洁会阴及肛周皮肤，如出现肛周发红，可涂氧化锌软膏。

（4）室内应及时开窗通风，保持空气清新，去除不良气味。

（5）当合并痉挛时，直肠活动与痉挛相关，需要加以注意。

（6）便秘也是导致脊髓损伤患者自主神经反射异常的主要原因之一，如患者出现突发性血压升高、皮肤潮红、出汗、头痛等症状时，应及时排除肠道原因。

（7）排便训练的时间要符合患者的生活规律，及时根据患者的情况进行评价和调整。

⇨ 案例引导

案例　患者，男，28 岁。因"高处坠落伤后双下肢感觉运动障碍 2 月余"入院，诊断为"T_{12}～L_1 脊髓损伤"，双上肢肌力正常，双下肢肌力 0 级。大便秘结，3～5 日一行，需用开塞露帮助才能排出。小便障碍，膀胱有充盈感，但不能自行排尿。尿流动力学检查结果：逼尿肌无力。膀胱安全容量测定：最大安全容量为 460ml。尿常规检查结果：尿白细胞（＋＋）。既往史：无高血压、糖尿病等慢性病病史。

讨论　1. 该患者目前属于何种类型膀胱？

　　　　2. 对该患者应该采取哪些膀胱护理技术？

七、膀胱护理技术

膀胱（bladder）是一个储尿器官。控制膀胱的中枢或周围神经发生病变后引起的排尿功能障碍，称之为神经源性膀胱功能障碍。主要表现为尿潴留和尿失禁。膀胱护理技术主要应用于神经源性膀胱功能障碍的患者。选择适宜的膀胱管理方法，早期开始、正确处理、终身管理和随访，可以最大限度地避免尿路并发症的发生，提高患者的生存质量。

（一）功能评定

1. 一般情况　观察排尿障碍特点及是否伴有排便障碍，询问有无膀胱充盈、排尿感等膀胱感觉的减退或丧失，了解饮水和排尿习惯；询问是否有外伤、手术、糖尿病、脊髓炎等病史及用药史。

2. 体格检查　注意血压；注意腹肌张力，下腹部有无包块、压痛，膀胱充盈情况；其他神经系统体征，如感觉、反射、肌力、肌张力等，其中会阴部检查尤为重要，如肛门指检、前庭球 – 肛门反射检查等。

3. 实验室检查　根据医嘱给予血常规、尿常规、细菌培养、细菌计数、药敏试验、血尿素氮、血肌酐等检查。

4. 器械检查

（1）尿流动力学检查　能客观地反映逼尿肌和尿道内、外括约肌功能状态及其在储尿、排尿过程中的相互作用，可以准确诊断及治疗膀胱功能障碍。

（2）膀胱容量与压力测定　可以评估患者的膀胱逼尿肌及括约肌功能。目前，公认的膀胱安全压力上限是 $40cmH_2O$。膀胱内不超过安全压力时的最大容量被称为安全容量。

（3）残余尿量测定　排尿后膀胱内残留的尿液称为残余尿。当残余尿量 >100ml，需要采用导尿等方法辅助排出。测定残余尿量常用的方法有导管法和 B 超法。

（二）临床分类

1. 根据临床表现和尿流动力学特点分类　分为尿失禁、尿潴留、潴留与失禁混合。

2. 根据欧洲泌尿协会提供的 Madersbacher 分类　分为逼尿肌过度活跃伴括约肌过度活跃、逼尿肌活动不足伴括约肌活动不足、逼尿肌过度活跃伴括约肌活动不足、逼尿肌活动不足伴括约肌过度活跃。

（三）处理策略

对于神经源性膀胱的处理，应从整体上考虑患者的膀胱管理，采取个性化的处理方案。

总的原则：①恢复膀胱正常容量；②增加膀胱顺应性，恢复低压储尿功能，减少膀胱 – 输尿管反流，保护上尿路；③减少尿失禁；④恢复控尿能力；⑤减少和避免泌尿系感染和结石形成等并发症的发生。

总体目标：使患者能够规律排出尿液，排尿间隔时间不少于 3 ~ 4 小时，夜间睡眠不受排尿干扰，减少并发症的发生。

1. 早期处理策略　早期因膀胱功能不稳定、大量输液、尿道损伤、手术等情况，处理以留置导尿为主，导尿管保持开放状态。此阶段最主要的是预防膀胱过度储尿和感染。保持尿道口或穿刺口的干燥，保持整个引流通路的密闭性，不要随意打开引流通路作消毒或清洗，以免带入外界病菌。

2. 恢复期的处理策略　进入恢复期后，尽早拔除留置导尿管，评估逼尿肌和括约肌功能，制订针对性的治疗方案，及早采取膀胱再训练、间歇导尿等方法，以促进膀胱功能的恢复。连续 1 周自解尿量与残余尿量的比值都达到 3:1（平衡膀胱）时，即膀胱训练成功。

3. 不同分类的处理策略　根据膀胱功能障碍临床表现为例，如图 3 – 8 所示。

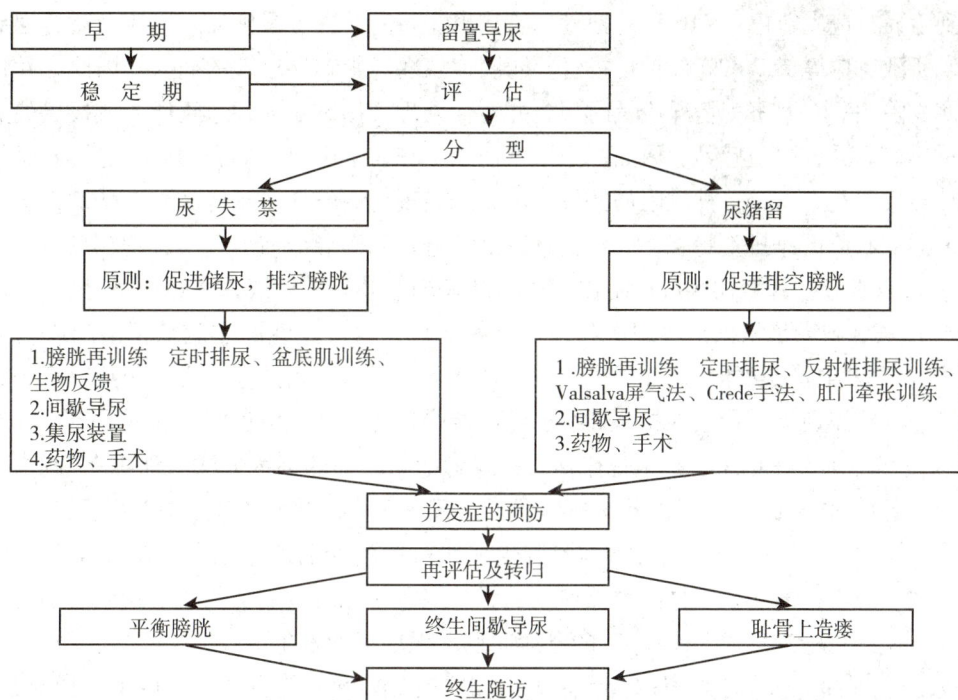

图 3 – 8　根据膀胱功能障碍表现的处理流程

（四）护理要点

膀胱护理技术包括各种膀胱管理方法、膀胱功能再训练及电刺激等。

1. 留置导尿术（indwelling catheterization）　分为经尿道留置导尿术和耻骨上膀胱造瘘两种。国内医院常采用经尿道留置导尿术，其适应证、禁忌证、操作流程及注意事项详见《护理学基础》。

2. 间歇导尿术（intermittent catheterization）　指不将导尿管留置于膀胱内，仅在需要时插入膀胱，排空后即拔除。间歇导尿可使膀胱间歇性扩张，有利于保持膀胱容量和恢复膀胱的收缩功能。现已被国际尿控协会推荐为治疗神经源性膀胱功能障碍的首选方法。

（1）适应证　神经系统功能障碍，如脊髓损伤导致的排尿问题；非神经源性膀胱功能障碍，如产后尿潴留导致的排尿问题；膀胱内梗阻致排尿不完全；常用于下列检查：获取尿标本，测量尿量、尿流动力学检查。

（2）禁忌证　不能自行导尿且照顾者不能协助导尿的患者；缺乏认知导致不能配合插管或不能按计划导尿者；尿道生理解剖异常者，如尿道狭窄；可疑的完全或部分尿道损伤和尿道肿瘤者；膀胱容量小于 200ml；尿路感染者；严重尿失禁者；每天摄入大量液体无法控制者；经过治疗仍有膀胱自主神经异常反射者；有出血倾向者；下列情况需慎用间歇导尿术：前列腺、膀胱颈或尿道手术后，装有尿道支架或人工假体等。

（3）导尿时机和频率　①导尿时机，间歇导尿宜在病情基本稳定、无须大量输液、饮水规律、无尿路感染的情况下开始，一般于受伤后 8～35 天开始。②导尿间隔时间，取决于残余尿量，一般为 4～6 小时。根据膀胱容量及压力测定评估，每次导尿量以不超过患者的最大安全容量为宜，一般每日导尿次数不超过 6 次；随着残余尿量的减少可逐步减少每日导尿次数。当每次残余尿量 <100ml 时，可停止间歇导尿。

（4）操作指导　参照常规导尿流程。

（5）间歇导尿注意事项　①切忌待患者尿急时才排放尿液。理想情况下，导尿的尿量应控制在400ml 以下。②插管时动作宜轻柔，嘱患者放松、深呼吸，切忌用力过快过猛致尿道黏膜损伤。③导尿过程中若遇到障碍，应先暂停 5 ~ 10 秒并把导尿管拔出 3cm，然后再缓慢插入。拔管时若遇到阻力，可能是尿道痉挛所致，应等待 5 ~ 10 分钟再拔管。④阴道填塞会影响导尿管的插入。因此，女性在导尿前应将阴道填塞物除去。⑤遇下列情况应及时报告并对症处理：出现血尿；尿管插入或拔出失败；插管时出现疼痛加重难以忍受；尿道感染、尿痛；尿液混浊、异味；下腹或背部有灼痛感等。⑥膀胱压力过高易引起自主神经反射亢进，是一种危险的并发症。临床表现为突发性血压升高、皮肤潮红、出汗、头痛等，如出现上述症状应迅速排空膀胱，并对症处理。⑦进行间歇导尿前 1 ~ 2 天，教会患者按计划饮水，24 小时内均衡摄入水分，每日饮水量控制在 1500 ~ 2000ml。⑧导尿后认真做好相关记录。

3. 膀胱功能再训练　是根据学习理论和条件反射原理，通过患者的主观意识活动或功能锻炼来改善和恢复膀胱的储尿和排尿功能，从而减少下尿路功能障碍对机体的损害。主要包括：行为技巧、排尿意识训练、反射性排尿训练、代偿性排尿训练、肛门牵张训练及盆底肌训练。

（1）行为技巧　①习惯训练，是指规律地安排患者如厕时间的训练方法。训练在特定时间内进行，如晨起、睡前或餐前 30 分钟，安排患者如厕排尿。白天每 3 小时排尿 1 次，夜间排尿 2 次，可根据患者具体情况进行调整。②延时排尿，对于因膀胱逼尿肌过度活跃而产生尿急症状和反射性尿失禁的患者，可采用此法。患者在逼尿肌不稳定收缩启动前感觉尿急，此时收缩括约肌阻断尿流出现，从而中断逼尿肌的收缩。治疗目标为形成 3 ~ 4 小时的排尿间期，无尿失禁发生。

（2）排尿意识训练　适用于留置尿管的患者。放尿前 5 分钟，使患者卧于床上，指导其全身放松，想象自己在一个安静、宽敞的卫生间，听着潺潺的流水声，准备排尿，并试图自己排尿，然后陪护人员缓缓放尿。想象过程中，强调患者利用全部感觉。

（3）反射性排尿训练　此方法仅适用于一些特殊病例，其前提是逼尿肌、括约肌功能协调，膀胱收缩易触发，收缩时压力在安全范围，收缩时间足够，无尿失禁。方法是在导尿前半小时，寻找刺激点，如轻叩耻骨上区或大腿上 1/3 内侧，牵拉阴毛、挤压阴蒂（茎）或用手刺激肛门，诱发膀胱反射性收缩，产生排尿。

（4）代偿性排尿训练

1）Crede 按压法　用拳头于脐下 3cm 深按压，并向耻骨方向滚动，动作缓慢柔和，同时嘱患者增加腹压帮助排尿。

2）Valsalva 屏气法　患者取坐位，身体前倾，屏气呼吸，增加腹压，向下用力做排便动作帮助排出尿液。以上两种代偿性排尿训练方法适用于逼尿肌和括约肌均活动不足的患者。

（5）肛门牵张训练　此方法适用于盆底肌痉挛的患者。方法是先用手指缓慢牵张肛门使盆底肌放松，再采用 Valsalva 屏气法排空膀胱。

（6）盆底肌训练　指患者有意识地反复收缩盆底肌群，增强支持尿道、膀胱、子宫和直肠的盆底肌肉力量，以增强控尿能力。适用于盆底肌尚有收缩功能的尿失禁患者。训练方法如下：①患者在不收缩下肢、腹部及臀部肌肉的情况下自主收缩会阴及肛门括约肌，每次收缩动作维持 5 ~ 10 秒，每组 10 ~ 20 次，每日 3 组；②在指导患者呼吸训练时，嘱患者吸气时收缩肛门周围肌肉，维持 5 ~ 10 秒，呼气时放松。

（7）膀胱功能再训练注意事项　①训练前必须做好评估，判断是否可以进行训练；②训练前告知患者或家属训练的目的，提高患者配合的积极性；③训练要以患者不疲劳为宜；④训练时密切观察患者的反应及变化，发现异常立即停止训练；⑤训练过程中做好动态评估和相关记录。

4. 电刺激　已经是膀胱护理技术中重要的手段。目前常用的电刺激有盆底肌电刺激、骶神经根电刺激等。

（五）终生随访

神经源性膀胱患者需终生随访和坚持尿控训练。定期随访参考时间：出院后 3 个月内，每月 1 次；3

个月后，每季度1次；6个月后，每半年1次到医院复诊。随访内容：是否正确执行间歇导尿、饮水计划执行情况、残余尿量监测、并发症管理、坚持膀胱训练的情况、排尿日记记录，及时给予指导和督促。每2年至少进行1次临床评估和尿流动力学检查，发现危险因素及早处理，如患者有不适或发现尿液颜色、性状等异常，应及时就诊。

⊕ **知识链接**

参考饮水计划

由于患者的饮水量或进食量会直接影响其排尿的次数及容量，甚至影响肾功能等，所以正确的饮水计划至关重要。膀胱训练期间饮水量应限制在 1500~2000ml，于 6:00~20:00 平均分配，每次不超过 400ml，入睡前 3 小时尽量避免饮水。依据《神经源性膀胱护理指南（二）》（2011年版）提供的参考饮水计划如下。

早餐：200~250ml 水分、流质或粥类。

早餐后午餐前：200~250ml 水分、流质。

午餐：200~250ml 水分、流质或粥类。

午餐后晚餐前：200~250ml 水分、流质。

晚餐：200~250ml 水分、流质或粥类（如进食水果或汤类，则减少饮水量）。

⇒ **案例引导**

案例 患者，男，68 岁，因"头痛，夜间尤甚，失眠，烦躁易怒半个月"就诊。患者半年前因"脑梗死"出现右侧肢体无力，言语不能，经住院治疗后好转。查体：体温 36.4℃，脉搏 78 次/分，呼吸 18 次/分，血压 155/90mmHg，神志清楚，言语欠流利，眼球转动灵活，右侧鼻唇沟、额纹变浅，口角左偏。神经系统检查：右侧肢体肌力 3 级，右侧肢体肌张力偏高，右侧肢体浅表感觉障碍。辅助检查：头部 CT 提示"脑梗死"。

讨论 选取哪些方法可以帮助患者改善睡眠和情绪状态？

八、放松训练技术

放松训练（relaxation training）又称放松疗法、松弛疗法，是指在医生指导下，患者通过各种固定程序进行反复训练，使自己的思想、情绪及全身肌肉处于完全放松、宁静状态的一种重要行为治疗方法。放松训练基本种类有腹式呼吸放松法、肌肉放松法、想象放松法、肌肉放松体操和四肢爬行位。而具体放松训练的形式又是多种多样，有渐进式放松训练、印度的瑜伽术、日本的禅宗以及中国的气功等。

（一）训练原则

放松训练的核心在于"静""松"二字。"静"是指环境安静，心理平静；"松"是指情绪轻松，肌肉放松。

（1）在整个放松过程中，禁止说话、吸烟、吃零食、嚼口香糖等，以免破坏放松过程，导致情绪紧张，影响放松效果。

（2）放松练习的时间一般安排在午餐后 1 小时或晚上睡觉之前。刚开始练习时，最好每天练习 2 次，每次 30 分钟；随着动作熟练程度的提高，每次练习的时间可缩短为 20 分钟或更少一些，每日练习的次数，也可由两次减少为 1 次。

（3）放松训练需经数周乃至数月的时间方能收到明显的效果。因此，训练时患者必须克服急躁情绪，要有耐心和毅力，切忌时断时续。

（二）训练方法

1. 准备　训练前，找一处安静的场所，最好是单人房间，房间内配置一把软椅或单人沙发。然后，松开颈带、皮带等紧身衣物（如领带、皮带等），脱掉鞋帽，摘下首饰、眼镜等妨碍放松的物品（如首饰、眼镜等），以减少触觉刺激。

2. 姿势　最基本、最适宜的姿势是使患者自然地坐在软椅或沙发上，双臂和手平放于扶手之上，双腿自然前伸，头和上身轻轻地靠在椅背或沙发靠背上，肌肉不必用力反能支撑身体即可。

3. 方法

（1）腹式呼吸放松法　这种呼吸方法充分利用了肺的容量，可以获得正常浅呼吸 7 倍的氧气量，并且任何时候都可以练习。实验证明，有节奏、有规律的呼吸，可以增强大脑的灵敏度。在吸气和呼气的间隙，屏息几秒钟，可以使大脑稳定，注意力集中。缓慢的深呼吸，可以主动地控制身体的活动，减慢脉搏的跳动，改变人的意识状态，从而使人感到身体轻松，心情舒畅。方法：一只手放在胸口上，另一只手放在腹部。当吸气时，让腹部慢慢地向外扩张，持续 4 秒；呼气时，让腹部慢慢地向下凹陷，同样持续 4 秒。连续进行约 4 分钟，此过程应温和缓慢进行，切忌大口呼吸，呼吸时利用口或鼻均可。

（2）想象放松法　通过对一些广阔、宁静、舒缓的画面或场景的想象达到放松身心的目的。这些画面和场景可以是坐在海边欣赏海面上缓慢升起的日出或海潮的涨落、漫步在清晨沾满露珠的竹林、躺在小舟里在平静的湖面上漂荡等一切能让心灵平静愉悦的美好场景。

（3）肌肉放松法　是放松治疗的重要方法之一，骨骼肌完全无收缩，处于伸长状态，属于一种深度放松，是非药物性的、积极的肌肉放松。放松的要点：先紧张，后放松，在感受紧张之后，再充分地体验到放松的效果。在临床康复训练中渐进性放松疗法比较常用，是通过训练肌肉放松，继而达到心理上的放松，也被称为 Jacobson 放松疗法。具体操作方法包含 5 个步骤：集中注意—肌肉紧张—保持紧张—解除紧张—肌肉松弛。放松的顺序一般为手臂部—头部—躯干部—腿部。

（4）肌肉放松体操　此法适用于肌紧张严重、无法进行肌肉放松的患者，多用于颈、肩、胸、背部的肌肉。训练前最好先进行局部热敷和轻按摩，可采取仰卧位、椅坐位、立位、步行立位等各种姿势。训练时应配合呼吸运动，吸气时收缩，呼气时放松。具体方法如下。

1）仰卧位　①患者充分放松，闭眼；②双上肢放松，侧放于身体两侧，由一侧开始，交替进行，然后双侧同时进行以下动作：轻握拳—握拳—握紧拳—放松；③双上肢放松，侧放于身体的两侧，双手手指伸展，再将手握紧抬起，然后放松放下；④抬起双侧前臂，然后放下；⑤侧展上肢，抬起，然后放下，可单侧、双侧同时或双侧交替进行；⑥头稍抬起，然后放下；⑦上半身抬起，然后放松躺下。

2）坐位　①上肢向上伸展，然后放松落下，可单侧、双侧同时或双侧交替进行；②将腰挺起呈端坐位，再恢复日常习惯坐位，然后放松；将背向后弓起坐位，再恢复至日常习惯坐位，然后放松；③将腰挺起端坐，伸展上肢，上举，再恢复常坐位，放松上肢，再落下，可单侧、双侧同时或双侧交替进行。最好与呼吸同时进行：全身重力向下—呼气—放松，端坐—伸展上肢—吸气—收缩；④将腰挺起端坐，抬头，放松，全身重力向下，向前垂头；⑤将腰挺起端坐，伸展上肢，上举，同时抬头，放松，全身重力向下，向前下垂头和上肢，可单侧、双侧同时或双侧交替进行；⑥坐于椅前部，手放于坐处，然后伸展下肢，以足跟为轴做内旋、外旋运动。

3）立位　①将身体呈直立位，抬头，放松，向前垂头；②伸展上肢，上举，放松，落下，可单侧或双侧同时进行；③上半身放松，前倾，再重新直立；④将双上肢抬起，伸展，放松上半身和双上肢，双上肢自然落下；⑤双上肢放松，使其随意摆动 2 ~ 3 次。

4）步行法　①正步行走，伸展上肢，抬起，放松落下摆动，可单侧、双侧同时或双侧交替进行；②正步行走，抬起上肢，然后伸展不动，足尖站立，行走，上肢放松落下，如平时行走，可单侧、双侧同时或双侧交替进行；③正步行走，抬起上肢，再伸展上肢，上半身放松，上肢放松下落，双臂自由摆动，与呼吸一致进行。

（5）四肢爬行位　这种姿势训练时可以使脊椎和肩部得到充分的放松。

4. 其他放松措施　听舒缓式的音乐，按摩式地数数字，施以热疗、光疗、热水浴。

第二节　康复治疗与护理方法

PPT

一、运动疗法

　　运动疗法是通过器械、手法以及患者自身的参与，以运动学、生物力学和神经发育学为基础，以作用力和反作用力为治疗因子，运用主动或被动的运动方式达到恢复和改善躯体生理、心理和精神功能障碍的治疗方法，属于一种物理治疗方法。治疗作用：改善运动器官（肌肉、骨骼、关节、韧带等）的血液循环；增加关节活动范围；提高肌肉力量和耐力；改善平衡协调能力；增强心肺功能；调节患者精神心理状态，提高患者日常生活活动能力；预防和治疗并发症。

　　常见的运动疗法种类包括：关节活动范围训练、肌力增强训练、体位转移训练、牵伸训练、关节松动技术、平衡训练、协调训练、步行训练、神经促通技术、运动再学习、呼吸训练、医疗体操等。

（一）关节活动范围训练

1. 概念　关节活动范围是指关节所能达到的活动范围。关节活动范围训练是指利用各种方法来维持和恢复因组织粘连或肌肉痉挛等因素所导致的关节功能障碍的运动训练。根据是否借助外力分为被动运动、辅助 - 主动运动、主动运动 3 种类型。

2. 影响关节活动范围的因素

（1）生理因素　拮抗肌张力的限制、关节周围软组织的弹性、关节韧带张力的限制或松弛、骨骼组织的限制等。

（2）病理因素　关节部位发生病变、损伤、疼痛、长期制动；关节周围软组织挛缩与粘连或疼痛。

另外，皮肤瘢痕挛缩、肌肉挛缩、骨质增生等也是影响关节活动范围的因素。

3. 训练方法　根据患者关节活动范围评定结果选择合适的训练方法。每次每个关节做平滑而有节律的活动 5～10 次；活动可按运动平面（额状面、矢状面、水平面）进行，也可按复合平面或功能模式进行。主要训练方法如下。

（1）被动关节活动范围训练　是指患者完全不用力，借助外力来完成关节活动范围的训练方法。外力主要来自治疗师、患者健侧肢体以及各种康复训练器械。持续性被动活动（continuous passive motion，CPM）是利用机械或电动活动装置，使肢体进行持续性、无疼痛、在一定范围内的被动活动。持续性被动活动训练在术后可立即用于患肢，术后当日可根据病情选择关节活动范围，以后可视病情改善程度对每日或每次训练进行调整，逐渐增大关节活动范围。临床实践证明，CPM 可以缓解疼痛、改善关节活动范围、防止粘连和关节僵硬、消除手术和制动带来的并发症。

（2）辅助－主动关节活动范围训练　是指患者在外力的辅助下主动收缩肌肉来完成关节活动的运动训练，助力可由治疗师、患者健侧肢体、各种康复器械（如悬吊、滑轮等）以及引力或水的浮力提供，是由被动运动向主动运动过渡的形式，有利于增强肌力，建立协调动作模式。

（3）主动关节活动范围训练　是由患者主动用力完成关节活动的运动训练。根据患者关节活动受限的方向和程度，设计有针对性的关节活动。主动关节活动训练有助于松解组织粘连、牵拉挛缩韧带、改善血液循环、保持和增加关节活动度。

4. 适应证和禁忌证

（1）适应证　①被动关节活动度训练，适用于患者不能主动活动身体的某部分，如昏迷、麻痹、卧床患者等。持续被动运动适用于骨折，特别是关节内或干骺端骨折、切开复位内固定术后；关节形成术、人工关节置换术、关节韧带重建术、滑膜切除术后；创伤性关节炎、肩周炎、类风湿关节炎；关节粘连松解术后；关节软骨损伤等。②辅助－主动关节活动训练，适用于可进行主动肌肉收缩但肌力不达3 级的患者。③主动关节活动度训练，适用于患者可主动收缩肌肉且肌力大于 3 级的患者，有氧练习适用于改善心血管和呼吸功能。

（2）禁忌证　各种原因所致的关节不稳、骨折未愈合又未做内固定、骨关节肿瘤、全身状况差、病情不稳定等。若运动破坏愈合过程，造成该部位新的损伤，导致疼痛、炎症等症状加重时，也应为禁忌。

5. 护理要点

（1）活动前后观察患者的一般情况，注意重要体征、皮温、颜色、关节活动范围变化、有无疼痛等。

（2）帮助患者做好治疗部位的准备，如局部创面的处理，矫形器、假肢的处置。

（3）运动出现疼痛时，酌情调整运动范围并记录治疗效果，调整训练方法。

（4）熟悉其适应证和禁忌证。

（二）关节松动技术

1. 概念　是指治疗师在患者关节活动允许范围内完成的一种手法操作技术，是一种被动的关节活动。具体应用时常选择关节的生理运动和附属运动作为治疗手段。

生理运动是指关节在生理范围内完成的运动，如关节的曲与伸、内收与外展、内旋与外旋等。生理运动可以由患者主动完成，也可由治疗师被动完成。附属运动是指关节在允许范围内完成的一种被动运动，是关节发挥正常功能不可缺少的运动，通常自己不能完成，通过健侧肢体或其他人帮助可以完成，如：一个人不能主动使脊柱的关节发生分离或使相邻的关节发生前后移位、旋转等。治疗时通常在改善关节的生理运动之前，先改善关节的附属运动；而关节附属运动的改善又可以促进其生理运动的改善。

关节松动术主要包括2种类型的运动：① 被动振动运动，在关节运动范围内的任何位置，进行每分钟2~3次的大幅度或小幅度的振动；② 持续牵拉，在关节活动范围终末端，牵拉同时进行轻微幅度的振动。

⊕ 知识链接

关节松动术与我国传统康复手法的区别

关节松动术是西方现代康复治疗技术中基本技能之一，在手法上与我国传统康复中的手法治疗（推拿术或按摩术）有类似之处，但在理论体系和手法操作上有明显区别。我国的传统康复学中，推拿和按摩基本相同，而西方的康复治疗技术中，推拿术和按摩术是完全不同的概念。西方的按摩术用于皮肤、皮下组织、肌肉、肌腱、韧带等软组织手法治疗。西方的推拿术则是用于脊柱及四肢关节的一种快速、小范围的手法治疗。关节松动术在广义可以归纳为推拿术的范畴，但在实施治疗时其速度比推拿术要慢。

关节松动术广泛应用于临床，国外发展很快，已形成独立的治疗体系，与按摩术、推拿术共同构成治疗骨科疾患的三大基本操作技术。

2. 关节松动术四级分法　Ⅰ级：治疗师在关节活动允许的范围内的起始端，小范围、节律性地来回推动关节。Ⅱ级：治疗师在关节活动允许范围内，大范围、节律性地来回推动关节，但不接触关节活动的起始端和终末端。Ⅲ级：治疗师在关节活动允许的范围内，大范围、节律性地来回推动关节，每次均接触到关节活动的终末端，并能感觉到关节周围软组织的紧张。Ⅳ级：治疗师在关节活动的终末端，小范围、节律性地来回推动关节，每次均接触到关节活动的终末端，并能感觉到关节周围软组织的紧张。

3. 手法等级的选择　Ⅰ级、Ⅱ级手法适用于因疼痛引起的关节活动受限；Ⅲ级适用于治疗因关节疼痛伴有僵硬；Ⅳ适用于治疗因关节周围组织粘连、挛缩引起的关节活动受限，手法分级范围随着关节可动范围的大小而变化，当关节活动范围减小时，分级范围也相应减小；治疗后关节活动范围改善时，分级范围也相应增大。

4. 治疗作用　缓解疼痛，改善关节活动范围，增加关节本体反馈。

5. 适应证和禁忌证

（1）适应证　因力学因素（非神经性）引起的关节功能障碍，包括关节疼痛，肌肉紧张；可逆性关节活动降低；功能性关节制动；进行性关节活动受限等。

（2）禁忌证　关节活动已过度者；外伤或疾病引起关节肿胀者；关节炎症者；恶性疾病及未愈合骨折等患者。

6. 护理要点

（1）注意患者的体位，患者应处于一种舒适、轻松、无疼痛的体位，一般选择卧位或坐位，尽量暴露所治疗关节并使其放松。

（2）手法操作前先评估拟松动的关节，找出存在的问题及其程度，根据问题的主次选择针对性的手法进行治疗。

（3）实施手法前，应向患者进行宣教及心理护理，使其做好治疗前的心理准备。

（4）注意观察治疗后的反应。治疗后一般症状会有不同程度的缓解，若有轻微的疼痛多为正常的治疗反应,一般在 4~6 小时后消失。若第 2 日仍未消失或较前加重,提示手法强度太大,应调整强度或暂停治疗 1 日。

(三)软组织牵伸技术

1. 概念　软组织包括肌肉及其辅助结构肌腱、筋膜、滑囊、腱鞘和关节辅助结构关节囊、韧带以及皮肤等连接组织。软组织牵伸技术指通过外力牵伸来拉长挛缩或短缩的组织。

2. 治疗方法　牵伸分为手法牵伸、机械装置被动牵伸和自我牵伸。

(1) 手法牵伸　是治疗师徒手对挛缩或短缩的组织及活动受限的关节进行牵伸。

(2) 机械装置被动牵伸　是指借助重量、滑轮系统和夹板等机械装置进行持续增加小强度的外力,较长时间牵伸短缩的组织,牵伸时间至少 20 分钟。

(3) 自我牵伸　是指患者利用自身重量、体位改变和肢体运动等作为动力来源进行牵伸。

3. 治疗作用　改善关节活动范围;防止组织发生不可逆的挛缩;调整肌张力;防治粘连、缓解疼痛;预防软组织的损伤。

4. 适应证和禁忌证

(1) 适应证　各种原因导致的软组织挛缩、粘连或瘢痕形成,由此引发的关节活动范围受限,日常生活活动能力受影响;预防长期制动、骨折内外固定等造成肌力减弱和软组织短缩。

(2) 禁忌证　关节内外组织感染、结核和肿瘤急性期;新发的骨折和软组织损伤;严重骨质疏松;神经损伤或修复术后 1 个月内;骨性因素造成关节活动受限;不可逆的软组织挛缩等。

5. 护理要点　①对被牵伸肌肉进行功能评估,明确牵伸的肌肉和关节;②被牵伸部位保持放松的体位;③牵伸动作宜缓慢可控制;④避免过度牵伸长时间制动的组织、肿胀的组织或肌力较弱的肌肉。

(四)肌力训练

1. 概念　肌力是指肌肉收缩时所产生的最大力量,与肌肉收缩时的张力有关。肌力训练技术,是指在康复过程中,通过主动或被动的方式,采用不同的肌肉收缩形式恢复或增强肌肉力量的训练。

2. 训练原则

(1) 抗阻训练原则　施加阻力训练是增强肌力的重要因素,阻力主要来自肌肉自身的重量、肌肉在移动过程中所受到的障碍、外加的阻力等。当肌力在 3 级以上时应考虑采用抗阻训练方法,增加收缩肌肉的张力水平,以达到增强肌力的目的。

(2) 渐进抗阻训练原则　肌肉抗阻收缩有利于增加肌力。根据患者现有的状态、疼痛程度、体力水平决定阻力的大小,一般按渐进抗阻训练,主要应用于等张性训练。

(3) 超负荷原则　根据训练肌肉的现有肌力水平,所给的负荷阻力应略大于现有的能力,避免出现过度疲劳。

(4) 超量恢复原则　是指肌肉或肌群经过适当的训练后,产生适度的疲劳。肌肉或肌群先经过疲劳恢复阶段,然后达到超量恢复阶段。肌力增强训练应在前一次超量恢复阶段进行,以前一次超量恢复阶段的生理水平为起点,巩固和叠加超量恢复的作用,逐步实现肌肉形态的发展及功能的增强。

3. 训练方法

(1) 等张收缩训练　肌肉收缩时,肌肉长度有变化而张力不变,产生关节活动,可分为向心性收缩和离心性收缩。例如,膝关节伸展时股四头肌收缩为向心性收缩;手握哑铃由屈肘位至伸肘位,肱二头肌收缩为离心性收缩。施加阻力可以在肌肉拉长或缩短时,两者的应用取决于患者的肌力和功能需要。

(2) 等长收缩训练　肌肉收缩时,肌肉张力增加而长度不变,不产生关节运动。等长收缩训练是增强肌力的有效方法,适用于关节疼痛或关节不允许活动的情况下进行肌力增强训练。

（3）等速训练 又称等动性训练，训练需要在专门的等速训练仪上进行。主要特点是由仪器限定了肌肉收缩时肢体的运动速度，使受训练的肢体在运动全过程始终保持相等的角速度。在关节活动范围内的任何一个点上都能向肌肉提供合适的阻力，使肌肉保持合适的张力和收缩力。

4. 适应证和禁忌证

（1）适应证 失用性肌肉萎缩、关节源性肌萎缩、神经源性肌萎缩、肌源性疾病时肌肉收缩异常、骨关节畸形、脊柱稳定性差、关节周围主动肌和拮抗肌不平衡内脏下垂、尿失禁等患者。

（2）禁忌证 全身严重感染和高热患者、严重心脏病患者、皮肌炎和严重肌病患者、局部有活动性出血、骨折后石膏外固定、骨折断端尚未形成牢固骨痂时禁用。

5. 护理要点

（1）肌力训练应从助力运动、主动运动、抗阻运动逐步进行。肌力在 2 级以下时，选择助力运动；肌力达到 3 级时，让患者做主动运动；肌力达到 4 级时，可进行抗阻运动。

（2）有高血压、冠心病或其他心血管疾病的患者，进行等长抗阻训练，尤其是抗阻较大时，护理人员提醒患者保持呼吸道通畅，避免屏气引起 Valsalva 效应，增加心血管负担。

（3）施加阻力通常在需要增强肌力的肌肉远端附着部位，如在肌力较弱情况下，也可靠近肌肉附着点的近端，以减少阻力。阻力的方向与肌肉收缩时关节运动的方向相反。

（4）肌力训练后应观察患者全身反应以及局部有无不适，如有明显酸痛感觉，可给予热敷或按摩以缓解疲劳。若疼痛明显，调整次日训练量。

（五）平衡训练

1. 概念 平衡是指物体所受到来自各个方向的作用力与反作用力大小相等，使得物体处于一种稳定的状态。平衡训练是指改善人体平衡功能的训练。

2. 训练方法 训练内容主要包括静态平衡（即在安静坐位或立位状态下保持平衡）和动态平衡（包括自动动态平衡、他动动态平衡）。自动动态平衡指患者自己取坐或立位时，自己改变重心能保持平衡状态，他动动态平衡指患者在外力破坏其平衡的作用下，仍能恢复平衡。

（1）坐位平衡训练 有长坐位平衡训练和端坐位平衡训练，前者用于截瘫患者，后者用于偏瘫患者。

1）长坐位平衡训练 ①静态平衡训练，患者取长坐位，护理人员位于患者后方，辅助完成静态平衡维持，逐渐减少辅助力量，直至独立完成，并保持 30 分钟。②自动动态平衡训练，患者取长坐位，指导患者向前方、后方、侧方倾斜，躯干左右侧屈和旋转，然后恢复起始位置。可以利用抛球和接球动作完成动态平衡训练。③他动动态平衡训练，患者取长坐位，护理人员从前方、后方、侧方给予一定外力，然后恢复起始位置。

2）端坐位平衡训练 ①静态平衡训练，患者取端坐位，护理人员位于患侧，肩部给予辅助完成静态平衡维持，逐渐减少辅助力量，直至独立完成，并保持 30 分钟。②自动动态平衡训练，患者取端坐位，指导患者向前方、后方、侧方活动上肢，躯干左右侧屈和旋转，然后恢复起始位置。可以利用健侧手拿取各个方向物体来完成动态平衡训练。③他动动态平衡训练，患者取端坐位，护理人员从前方、后方、侧方给予一定外力，然后恢复平衡和维持端坐位。

（2）站位平衡训练 ①静态平衡训练，患者取站立位，护理人员帮助控制患侧骨盆和膝关节，患者可以手扶平衡杠或其他固定物体。平衡功能改善后，逐渐减少辅助，完成独立站位静态平衡。②自动态平衡训练，患者取站立位，双足保持不动，身体向各个方向活动；或左右下肢交替负重，最后恢复至起始状态。③他动动态平衡训练，患者取站立位，护理人员站在患者侧方，从前方、后方、侧方给予一定外力，然后恢复平衡和维持站位。

3. 护理要点

（1）训练时要求患者放松，消除紧张情绪。

（2）训练时由易到难，身体的重心由低到高。

（3）由睁眼训练保持平衡过渡到闭眼的平衡训练。

（4）其体位应由最稳定的体位，逐渐过渡到最不稳定的体位。

4. 注意事项

（1）当患者有严重的心肺疾患，生命体征不稳定时，暂时不做训练。

（2）训练过程中，要注意保护，防止跌倒。

（3）训练前、中、末及时给予评估，以便修订治疗计划。

（4）患者同时存在多种功能障碍时，给予综合康复护理。

（六）协调性训练

1. 概念　协调是指人体产生平滑、准确、有控制力的运动的能力。人体协调保持需要感觉输入、中枢整合和运动控制。协调性障碍包括深感觉性、小脑性及大脑性的运动协调。

2. 训练方法

（1）上肢协同训练　双上肢伸直交替上举过头；双上肢交替触摸肩部然后上举；双上肢交替前伸；交替屈肘；双上肢同时进行前臂旋前旋后；双侧同时进行腕的屈伸；左右交替指鼻练习；双手相应的手指接触。

（2）下肢协调训练　双下肢交替屈髋，逐渐加速；双下肢交替伸膝；坐位交替踏步；双足跟不离地，交替拍地；站位原地踏步，原地抬高腿。

3. 护理要点

（1）先易后难、先卧位、坐位再立位。

（2）先单个肢体、一侧肢体（多先做健侧或症状较轻的一侧），再双侧肢体同时运动。

（3）先做双侧对称性运动，再做不对称性运动。

（3）先缓慢，后快速；先睁眼做，再闭眼做。

（4）上肢着重训练动作的准确性、节奏性与反应的速度，下肢着重训练正确的步态。

（5）指导患者利用一些生活动作来辅助强化协调动作，例如可采用作业疗法、竞赛等趣味性方法进行训练。

4. 注意事项

（1）有严重的心律失常、心功能衰竭、严重感染者不宜训练。

（2）严重痉挛、肢体新发损伤者不宜训练。

（3）协调训练与肌力以及平衡训练同时进行，提高康复效果。

（4）操练时切忌过分用力，以避免兴奋扩散，因为兴奋扩散往往会加重不协调。

（七）呼吸训练

1. 目的　改善呼吸系统的通气功能；改善呼吸机的肌力和耐力以及协调能力；促进排痰和痰液引流；维持胸廓的活动度；建立有效的呼吸方式。

2. 训练方法

（1）呼吸肌强化训练　卧位的患者，治疗师用手法揉提、按摩肋间肌；可以坐起的患者，进行缓慢起坐练习和侧方起坐练习加强腹肌；除膈肌、肋间肌和腹肌外，呼吸运动增强时胸肌、腰背肌都参与呼吸运动。取坐位，以前屈辅助呼气，以后伸辅助吸气；取立位，双手持体操棒，双足开立，上举时吸气，放下时呼气；双手斜上举体操棒，向右侧屈时吸气，向左侧屈时呼气。

（2）腹式呼吸训练　①上腹部法，患者取仰卧位或坐位，双手放置剑突下，吸气时腹部缓缓隆起，双手加压对抗练习；呼气时腹部下陷，双手随之下沉，在呼气末加压，增加腹压，帮助膈肌进一步抬高。此法可以增加膈肌的活动度。②胸腹法，患者取仰卧位或坐位，一手放置胸部（双乳间胸骨处），另一手放置上腹部，吸气时对抗加压手，腹部缓缓隆起；呼气时手随之下沉，呼吸过程中置于胸部的手基本不动。此法可以纠正不正确的腹式呼吸。

3. 适应证和禁忌证

（1）适应证　呼吸系统疾病、心肺手术后、T_6 以上脊髓损伤患者。

（2）禁忌证　临床病情不稳定、肺部感染未得到有效控制、呼吸衰竭患者。

4. 护理要点

（1）不可在饭后或空腹时训练。

（2）避免过深呼吸，以防引起一过性的呼吸停止。

（3）胸式呼吸和胸式分节呼吸训练适用于胸腹部手术的术前和术后，有助于胸肌肌力的恢复和残存肺功能的强化。

（4）心肺手术者，应于术前 1 周开始预备训练。

（八）体位转换训练 📱微课

1. 概念　体位转移是指人体从一种姿势转变至另一种姿势的过程。包括卧位的翻身训练、由卧位到坐位的转换及由坐位到立位的转换。

2. 训练方法

（1）床上翻身训练　从仰卧位到患侧卧位：嘱患者仰卧位，双上肢 Bobath 握手伸肘，肩上举 90 度，健侧下肢屈髋屈膝，头转向患侧，健侧上肢和手伸向患侧，健腿蹬床协助躯干带动骨盆向患侧翻。从仰卧位向健侧卧位：患者将健足从患侧腘窝处插入并沿患侧小腿伸展，将患足置于健足上方；然后双手 Bobath 握手进行上举后向左、右两边摆动，利用上肢摆动的惯性带动躯干及骨盆向健侧翻身。

（2）卧位到坐位训练　患者仰卧位，双手交叉抓握，向健侧翻身，健足置于患足下并利用健侧下肢将患侧下肢移至床边，利用健手支撑坐起，护理人员可扶持患侧肩和骨盆，帮助坐起。

（3）坐位到立位训练　患者坐位，双足分开与双肩等宽距离，患者双手交叉抓握，身体前倾重心前移，当双肩前移超过双足时，抬起臀部，伸直膝关节，伸展躯干，完成站起动作。在此过程，患侧髋关节和躯干伸展。如不能独立完成，护理人员站在患者对面，双手放在患者的肩部，双膝抵住患者的膝关节，帮助完成坐位至站位转移。

3. 护理要点

（1）每次训练时仅给予最小辅助，并依次减少辅助量，最终使患者独立翻身。

（2）向患者分步解释动作顺序及要求，以获得患者的主动配合。

（九）步行训练

1. 概念　步行训练是以矫治异常步态，促进步行转移能力恢复，提高患者生活质量的训练方法。步行训练的对象是因伤病损害而造成步行障碍者，如偏瘫、截瘫、截肢及下肢损伤或术后的患者等。

2. 训练方法

（1）步行前训练　①关节活动范围（ROM）训练，主要是预防关节挛缩和肌肉萎缩，在无痛的前提下进行各关节全范围的活动。②肌力训练，上肢主要肌群力量训练、下肢主要肌群力量训练、核心肌训练。③耐力训练，以上肌群进行肌肉耐力训练。④平衡及协调训练。⑤合理选用辅助用具，包括矫形器、助行器、拐杖、手杖和轮椅等。

（2）步行基本动作训练　①单腿负重训练，指一侧肢体能够承受身体的重量的状态。零负重是指患侧肢体不承受任何重量；部分负重是指患侧肢体仅承受身体部分重量；全负重是指患侧肢体能完全承受身体全部重量。单腿负重训练可从部分负重开始，逐渐过渡到全负重。②患侧肢体摆动训练，屈髋、屈膝、迈步训练。③重心转移训练，患侧下肢支撑时，重心应落在该侧肢体上，患侧下肢开始摆动时，重心移到健侧下肢上。

步行训练顺序：平行杠内步行→平行杠内扶杖步行→杠外持杖步行→弃杖步行→应用性步行（复杂性训练）。

3. 护理要点

（1）提供必要保护，以免跌倒。

（2）掌握训练时机，不可急于求成。如偏瘫患者在平衡、负重、下肢分离动作训练未完成时不可过早进入步行训练，以免造成异常步态。

（3）患者能完成的动作，要鼓励患者自己完成，不要辅助过多，以免影响康复训练进程。

（十）医疗体操

医疗体操是运动疗法的一种形式，是针对一些伤病患者的发病机制、病理、症状、功能障碍以及患者的全身情况，编制的专门性训练体操。有其特殊的消除症状、恢复病情、改善功能、加强代偿、促进康复作用。其适应证十分广泛，但具体方法应根据病情需要，有针对性地合理选用呼吸运动、加大关节活动范围的练习、增强肌力的练习、协调练习等主动运动动作，组编为成套的体操。

1. 训练方法　每套体操分为三部分：3～5分钟轻量的预备活动开始，然后过渡到有若干操节、持续10～30分钟的基本活动，最后逐渐减小活动量，以整理活动结束。每个操节要规定活动方式和重复次数，每日练习1～2次。根据患者的体质、运动素质与功能，并经过3～7天的试验，确定每次的运动强度和时间、频次与疗程，运动量循序渐进，因人而异。

2. 护理要点

（1）注意实施治疗时血压应平稳。

（2）治疗后无过度疲劳感，如仅有治疗后疲劳感，不伴其他异常时，可给予热水浴，以配合治疗。

（十一）神经发育疗法

根据神经生理与神经发育规律，应用促进或抑制方法改善脑病损者功能障碍的系列康复技术，又称神经生理疗法。其典型代表为Brunnstrom技术、Bobath技术、Rood技术及本体神经肌肉促进技术（PNF）等。

1. 治疗原则　将神经发育学、神经生理学的基本原理和法则应用到脑损伤后运动障碍的康复治疗中。治疗对象为神经系统疾病和损伤。

2. 神经发育疗法的共同特点

（1）以神经系统作为治疗的重点对象。

（2）治疗中应用多种感觉刺激。

（3）按照从头至尾、从近端到远端的顺序治疗。

（4）治疗与日常生活活动（ADL）结合起来。

（5）强调早期治疗、综合治疗及相关专业的密切配合。

3. 神经发育疗法的不同点

（1）Bobath技术　主张早期抑制不正常的姿势、病理反射或异常运动模式，尽可能诱发正常运动模式，提高日常生活活动能力。

（2）Brunnstrom技术　主张早期充分利用姿势反射、联合运动、共同运动等各种方法诱发出运动反应，再从异常运动模式中引导、分离出正常运动模式。

（3）Rood 技术 主张正常的感觉输入是产生正确运动反应的必需条件，有控制的感觉输入可以反射性地诱发肌肉活动，强调多种感觉刺激技术。

（4）PNF 是通过对本体感受器刺激，促进相关神经肌肉反应，增强相应肌肉的收缩能力，从而达到正常运动的一种康复治疗技术。

4. 护理要点

（1）按照运动发育的顺序进行，强调运用人类正常运动模式反复训练患者，由头至尾，由近端向远端训练。

（2）多种感觉刺激（躯体感觉、语言的、听觉的及视觉的）并用。

（3）强调重复学习的重要性，要求患者尽可能在日常生活中反复练习。

（4）在动作进行过程中和完成后给予患者适当鼓励。

（十二）运动处方

运动处方即运动治疗的处方。通过康复医师的临床检查和康复评定后，根据所获得的资料和患者的健康状况，为患者选择适宜的运动方案，进行科学训练，才能发挥运动对人体的有益作用。

1. 制订原则

（1）个体化 不同的疾病、不同的对象（年龄、性别、文化程度、生活习惯等），制订具体的治疗处方。

（2）渐进性 在实施运动处方时，治疗项目由少到多，难度由易到难，运动量由小到大，让患者逐渐适应。

（3）持续性 运动治疗项目需要坚持一定时间，才能取得治疗效果。尤其对于神经系统损伤患者以及年老体弱的患者，必须持之以恒地进行运动治疗。

（4）可变性 运动处方实施后，要根据评定结果，及时调整治疗方案，然后，再评定再实施，不断修正运动处方，直至治疗方案结束。

2. 处方内容 包括运动方式、运动强度、运动持续的时间及运动频度等。

（1）运动方式 有氧运动是身体大肌肉群参与、运动强度较低、持续时间较长、有规律的运动方式。其锻炼方法简单易行。一类是运动强度不大、心率变化不大的运动，如步行、慢跑、游泳、自行车等；另一类是运动强度和心率变化大，而不易维持的活动，如舞蹈和游戏等。

（2）运动强度 心率和运动强度之间呈线性关系，故心率是确定运动治疗强度的可靠指标。在制订运动处方时，应选择安全、适宜的运动心率，即目标心率或靶心率（简易计算方法：靶心率 = 170 − 年龄）。此外还可采用代谢当量（MET）来表示运动强度，一个代谢当量相当于每分钟每公斤体重 3.5ml 摄氧量。以 MET 值表示运动强度的范围为 3 ~ 20MET。一般认为 60% ~ 70% 最大功能（最大MET）是适量的运动强度。运动开始时规定的运动强度，应比其靶心率时的 MET 值低 1MET，直到适应运动为止。

（3）运动时间 取决于运动治疗的强度。一次运动时间可分为准备阶段、治疗阶段、整理阶段。准备阶段通常采用小强度的运动，使心肺功能、血压以及肌肉韧带有初期的适应过程；治疗阶段是主要部分，至少出现 20 ~ 30 分钟；整理阶段主要做一些放松运动，防止运动结束后，血液聚集于肢体，回心血量减少而出现心血管症状。

（4）运动频度 取决于运动强度和每次运动持续的时间。根据需要和功能状态，每周 3 ~ 7 次。小运动量每日一次，大运动量隔日一次，每周至少运动 3 次。每日运动可产生较好的运动疗效。

3. 注意事项 掌握适应证，对不同疾病应选择不同的运动治疗处方。心脏病和高血压患者应选择主动运动为主的运动，如有氧训练、医疗体操；肺部疾患（慢阻肺）的患者应选择呼吸体操；慢性颈肩腰腿痛患者，常常选择医疗体操，巩固疗效预防复发；肢体瘫痪患者（脑卒中、脑外伤、脊髓损伤、脑性瘫痪等），选择适合的治疗方法，给予"一对一"运动治疗。

⇒ 案例引导

　　案例　患者，男，26岁。车祸外伤后致左膝关节疼痛伴活动受限，就诊于骨外科，行膝关节 MRI 检查示：左膝软组织肿胀，左股骨下端骨折，左膝关节髁间骨折、内外侧副韧带撕裂，前交叉韧带断裂，择期在局麻下行膝切开骨折复位内固定及韧带修补术，目前术后2个月，现患者膝关节手术切口处瘢痕增生明显伴有瘙痒，膝关节活动明显受限。该患者为瘢痕体质，患者目前手术切口瘢痕增生明显且伴有瘙痒。

　　讨论　1. 针对患者的手术瘢痕增生及瘙痒，目前有效的物理治疗是什么？
　　　　　　2. 该物理治疗时的注意事项有哪些？

二、物理因子疗法

（一）电疗法

　　应用电治疗疾病的方法统称为电疗法（electrotherapy）。根据所采用电流频率的不同，通常将电疗法分为直流电疗法、低频电疗法（小于 1000Hz）、中频电疗法（1～100kHz）、高频电疗法（大于 100kHz）等。

　　直流电疗法：包括直流电疗法、直流电药物离子导入疗法、电化学疗法。

　　低频电疗法：包括经皮神经电刺激疗法、功能性电刺激疗法、神经肌肉电刺激疗法、感应电疗法、电兴奋疗法、电体操疗法、间动电疗法、电睡眠疗法、直角脉冲脊髓通电疗法、高压脉冲电疗法等。

　　中频电疗法：包括等幅正弦中频电疗法、干扰电疗法、脉冲调制中频电疗法、正弦调制中频电疗法、音乐电疗法等。

　　高频电疗法：包括短波疗法、超短波疗法、分米波疗法、厘米波疗法、毫米波疗法等。

　　1. 直流电疗法与直流电药物离子导入疗法　直流电是电流方向不随时间变化而变化的电流。以直流电通过电极传入人体以治疗疾病的方法称为直流电疗法（galvanization），是最早应用的电疗法之一。目前，单纯应用直流电疗法较少。但它是离子导入疗法和低频电疗法的基础。使用直流电将药物离子通过皮肤、黏膜或伤口导入人体内以治疗疾病的方法称为直流电药物离子导入疗法，或称直流电离子导入疗法、电离子导入疗法（iontophoresis）。

　　（1）治疗作用　①调节神经功能；②消炎、加速组织生长；③促进静脉血栓溶解退缩；④促进骨再生修复；⑤改善冠脉循环和血液循环；⑥抗癌作用；⑦离子导入的作用：在直流电场的作用下，按照电学"同性相斥"的原理，药物溶液中阴离子和阳离子进行定向移动而导入人体内。

　　（2）治疗技术

　　1）衬垫法　使用两个铅片电极或导电橡胶电极，并用温水将衬垫浸透，进行药物离子导入时，将药液洒在滤纸上，再将滤纸、一个衬垫和电极依次放在患部皮肤上，作为作用极；另一个衬垫和电极为辅极，与作用极对置或并置。按照治疗要求将衬垫固定，每次治疗20分钟，每日或隔日1次，15次为一个疗程。适用于体表较平整的部位。

　　2）电水浴法　治疗使用陶瓷或塑料盆（槽）。将炭棒电极或铅片电极置于盆壁，盆内盛温水。进行药物离子导入时，在盆内加入药液。患肢放入盆水内，另一片状电极与衬垫置于患肢近端或相应节段。可以单个肢体治疗，也可以两个以上肢体同时治疗。每次治疗 15～25 分钟，每日或隔日1

次，15～20 次为一个疗程。适用于四肢远端凸凹不平的部位。

3）眼杯法 治疗使用消毒的特制眼杯电极，进行离子导入时，眼杯内需注入可用于滴眼治疗的药液。治疗时眼杯周围涂少许凡士林，嘱患者低头睁眼，眼眶紧贴眼杯边缘，使角膜与眼杯内液体相接触。另一个片状辅极置于颈后。每次治疗 12～20 分钟，15 次为一个疗程。

4）体腔法 将特制的体腔电极插入治疗部位（如直肠、阴道等），向电极内灌药液，非作用电极置于邻近部位的皮肤上，用于腔道部位。

5）离子导入用药的选择 用于离子导入的药物应具有以下特点：易溶于水，易于电离、电解；可导入的有效成分与极性明确；成分纯；局部应用有效。

（3）临床应用 ①适应证：神经炎、神经根炎、神经痛、自主神经功能紊乱、偏头痛、高血压、动脉硬化、冠心病、溃疡病、颈椎病、肩关节周围炎、关节炎、慢性炎症、感染、术后浸润、术后粘连、瘢痕增生、注射后硬结、血栓性静脉炎、盆腔炎性疾病、功能性子宫出血、颞颌关节功能紊乱等。②禁忌证：恶性肿瘤（电化学疗法时除外）、高热、昏迷、出血倾向、心力衰竭、孕妇的下腹腰骶部、急性化脓性炎症、急性湿疹、局部皮肤破损、局部金属异物、植有心脏起搏器者及对直流电过敏者等。

（4）注意事项 ①电极与电极衬垫必须与皮肤均匀紧贴、固定稳妥，以免引起皮肤烧伤；②治疗过程中患者不得移动体位，治疗结束时要缓慢将电流调低至零，关闭电流后可取下电极及衬垫；③感觉障碍与血液循环障碍的部位治疗时所用的电流强度宜较小，以免引起电烧伤；④如治疗后皮肤出现瘙痒、充血、小丘疹，不要抓挠，并涂 50% 甘油保护皮肤；⑤使用过的电极片使用后应彻底刷洗干净，煮沸消毒，必要时可用 75% 乙醇或消毒液浸泡；⑥直流电所引起的电烧伤不易愈合，应予紫外线照射、涂甲紫等，防止感染、促进愈合。

2. 低频电疗法 应用频率在 1000Hz 以下的脉冲电流来治疗疾病的方法称为低频电疗法（low frequency electrotherapy）。

⊕ 知识链接

药物离子导入数量的相关因素

（1）在一定范围内，溶液浓度越大，导入数量增多，如肝素在 0.25%～5% 的范围浓度越大，导入体内的数量增多。

（2）复杂的溶剂寄生离子增多，药物导入量减少，药物在电场中最大的转移是在蒸馏水中。

（3）向溶液加乙醇是一种增加有效导入的办法，但乙醇对那些易导致沉淀变性的药物并不适用。

（4）不溶解的药物不能导入皮肤，如乳状的氢化可的松不能导入皮肤，只有溶解的作静脉注射用的才能导入。

（5）离子导入的数量与所使用的电流量成比例，在一般情况下，通电时间长导入量多，大的电流强度导入药物增多。

（6）不同部位导入的数量也有差别，以躯干导入最多，上肢次之，下肢特别是小腿最少。

（1）电体操疗法 是应用低频脉冲电流刺激神经或肌肉产生收缩达到治疗作用的方法。

1）治疗作用 ①刺激运动神经可引起肌肉发生收缩，增强肌力；②刺激失神经支配的肌肉，可保持肌肉性能与质量，有利于运动功能的恢复；③电刺激后肌肉发生节律性收缩，从而增加肌肉的血液循环，减轻水肿，改善营养，防止、延缓或减轻肌萎缩的发生，防止纤维化、硬化和挛缩；④刺激中枢性瘫痪肌肉时，促进中枢运动控制功能的恢复和正常运动模式的重建；⑤刺激平滑肌可提高平滑肌的张力。

2）治疗技术　①单极法：应用手柄电极或直径为 1.5～2.5cm 的板状电极，放置在运动点上，应用阴极刺激，另一极 150～200cm² 作为辅极，置于肌肉远端。②双极法：取两个点状电极和衬垫置于患肌肌腹的两端，一般近端电极为阳极，远端电极为阴极。进行失神经肌肉电刺激疗法时，采用能输出三角波或方波的低频脉冲治疗仪。治疗前应先进行强度 - 时间曲线检查，确定失神经支配的程度，选择治疗所应采用的脉冲宽度和刺激强度。

3）临床应用　①适应证：下运动神经元损伤后肌肉失神经支配、失用性肌萎缩、宫缩无力、习惯性便秘等。②禁忌证：痉挛性瘫痪，其余禁忌证与直流电疗法相同。

4）注意事项　①在病情发生变化时可重复强度 - 时间曲线检查，以便及时调整电流参数；②治疗中要经常询问患者的感觉，尤其老人、儿童、体弱者的治疗时间要短，输出强度要弱。

（2）经皮神经电刺激（transcutaneous electric nerve stimulation，TENS）疗法　是通过皮肤将特定的低频脉冲电流输入人体刺激神经以镇痛、治疗疾病的方法。这是 20 世纪 70 年代兴起的一种电疗法，在止痛方面收到较好的效果，因而在临床上（尤其在美国）得到了广泛的应用。

⊕ **知识链接**

经皮神经电刺激作用机制

经皮神经电刺激作用机制有下面几种假说。

1. 闸门控制假说　认为 TENS 是一种兴奋粗纤维的刺激，粗纤维的兴奋关闭了疼痛传入的闸门，从而缓解了疼痛症状。电生理实验证明，频率 100Hz 左右、波宽 0.1ms 的方波，是兴奋粗纤维较适宜的刺激。

2. 内源性阿片样多肽物质释放假说　一定的低频脉冲电流刺激，可能激活了脑内的内源性阿片多肽能神经元，引起内源性阿片样多肽释放而产生镇痛效果。有实验证明：以极板面积 24cm² 置于右腿中 1/3 外侧面，用方波，宽度 0.2ms，频率 40～60Hz，电流强度 40～80mA，刺激 20～45 分钟时，腰穿脑脊液内 β - 内啡肽含量显著增高，认为内啡肽由于电刺激而释放入脑脊液，导致疼痛一时性显著缓解。

3. 促进局部血循环　TENS 除镇痛外，对局部血液循环，也有促进作用，治疗后局部皮温上升 1～2.5℃。

1）治疗作用　①镇痛是其主要的治疗作用；②改善周围血液循环；③促进成骨效应，加速骨折愈合；④加速慢性溃疡的愈合；⑤缓解痉挛。

2）治疗技术　治疗时将两个电极对置或并置于痛点、扳机点、腧穴或相应神经节段，根据患者的病情及个人耐受性选择电流类型与强度，每次治疗 20 分钟，每日 1～3 次。急性疼痛的治疗以 5～7 天为一个疗程，慢性疼痛的疗程可适当延长。

3）临床应用　①适应证：各种急慢性疼痛如神经痛、头痛、关节痛、肌痛、扭挫伤、术后伤口痛、分娩宫缩痛、截肢后残端痛、幻肢痛、癌痛等，骨折后骨愈合不良、慢性溃疡、中枢性瘫痪后感觉运动功能障碍等。②禁忌证：置有心脏起搏器者（特别是按需型起搏器更应注意），颈动脉窦处，头颈部、体腔内、孕妇下腹腰骶部，认知障碍者，局部感觉缺失和对电过敏者等。

4）注意事项　①治疗时专用的碳硅电极、粘贴型电极下可不放置衬垫；②治疗时避开皮肤有瘢痕、溃疡或皮疹的部位，以免电流集中引起烧伤；③对儿童进行治疗时，先施以弱电流消除恐惧，再将电流调到治疗量；④综合治疗时，先采用温热治疗法，再用 TENS 进行镇痛，可减少皮肤电阻，提高效率。

（3）功能性电刺激（functional electrical stimulation，FES）疗法　是应用一定强度的低频脉冲电流，通过预先设定的程序来刺激已丧失功能的器官或肢体，以所产生的即时效应来代替或纠正器官或肢体功能的康复治疗方法。该方法可用于许多器官的功能康复，如心脏起搏器、膈肌起搏器、人工耳蜗、电子脊柱矫正器，以及膀胱、尿道和吞咽肌的电刺激（尿失禁、语言吞咽障碍治疗技术）等。

1）治疗作用　①代替或矫正作用；②肢体功能重建。

2）治疗技术　治疗时各通道的刺激电极按预置的程序进行刺激，使各肌肉先后产生收缩活动，形成接近正常的动作。治疗初期每次刺激10分钟，每日数次，随着功能的恢复，逐步延长刺激时间，调节电流参数，最后过渡到自主活动。

3）临床应用　①适应证：脑卒中、脊髓损伤与脑瘫后的足下垂、站立步行障碍、手抓握障碍，马尾或脊髓损伤后的排尿功能障碍，中枢性呼吸肌麻痹，脊柱侧弯等。②禁忌证：植有心脏起搏器者，意识障碍、肢体挛缩畸形、骨折未愈合、下运动神经元受损者和神经应激性异常者。

4）注意事项　①根据患者病情选择电流参数；②掌握与其有关的解剖及运动医学的基本知识，治疗时应定位准确；③肢体运动功能的重建应与运动训练、心理治疗配合进行。

3. 中频电疗法　应用频率为1~100kHz的正弦交流电治疗疾病的方法称为中频电疗法（medium frequency electrotherapy）。

（1）等幅正弦中频电疗法（undamped medium frequency electrotherapy）　是应用频率为1~20kHz的等幅正弦电流治疗疾病的方法，习惯称为"音频电"疗法。

1）治疗作用　①主要为消散硬结、软化瘢痕、松解粘连；②促进局部血液循环、消炎、消肿作用；③镇痛、止痒等。

2）治疗技术　治疗时将电极与以温水浸湿的衬垫对置或并置于治疗部位，治疗电流密度为0.1~0.3mA/cm²，以电极下产生可耐受的麻、颤、刺、抽动感为度，也可酌情采用"感觉阈"上下或"运动阈"上下的电流强度。每次治疗20分钟，每日1次，10~20次为一个疗程，治疗瘢痕、粘连时疗程可适当延长。

3）临床应用　①适应证：瘢痕、关节挛缩、术后粘连、炎症后浸润硬化、注射后硬结、血肿机化、腱鞘炎、肌纤维组织炎、硬皮病、阴茎海绵体硬结、血栓性静脉炎、带状疱疹后神经痛、慢性咽喉炎、声带肥厚、肩关节周围炎、肱骨外上髁炎、关节炎、神经炎、神经痛、盆腔炎性疾病、肠粘连、术后尿潴留、术后肠麻痹等。②禁忌证：恶性肿瘤、急性炎症、出血倾向、局部有金属异物、置有心脏起搏器者的心前区、孕妇下腹腰骶部，对电流不能耐受者等。

4）注意事项　①治疗前应除去治疗部位及其附近的金属异物；②选择适合治疗部位的电极，在治疗部位上放置好衬垫，电极不可接触皮肤，以防造成电击灼伤；③治疗期间不可随意移动电极板，电流量不宜过强；④对有皮肤感觉障碍、烧伤后瘢痕等患者的治疗，应掌握好电流量的强度；⑤脑部、心脏治疗时电量要小，禁用对置法。

（2）调制中频电疗法（modulated medium frequency electrotherapy）　是应用被低频电流调制后的中频电流治疗疾病的方法，又称脉冲中频电疗法。20世纪60年代应用于临床。调制中频电流具有低频电与中频电两种电流的特点，低频调制波频率多为1~150Hz，波形有正弦波、方波、三角波、梯形波等；中频载波频率多为2~8kHz，电流的波形、幅度、频率、调制方式不断变化。

1）治疗作用　①镇痛，即时止痛效果更好；②改善局部血液循环和淋巴回流，消炎作用；③锻炼骨骼肌，提高平滑肌张力的作用；④调节自主神经功能。

2）治疗技术　治疗时按患者的病情选用不同处方，治疗采用导电橡胶电极，电流强度为0.1~0.3mA/cm²，以患者有可耐受的麻刺、震颤、抽动、肌肉收缩感为度。每次治疗20分钟，每日1次，

10 次为一个疗程。

3）临床应用　①适应证：颈椎病、肩关节周围炎、腰椎间盘突出症、关节炎、肌肉劳损、扭挫伤、肌纤维组织炎、腱鞘炎、瘢痕、粘连、血肿机化、注射后硬结、坐骨神经痛、面神经炎、周围神经病损、失用性肌萎缩、胃十二指肠溃疡、尿路结石、盆腔炎、术后肠麻痹、尿潴留等。②禁忌证：与等幅正弦中频电疗法相同。

4）注意事项　与等幅正弦中频电疗法相同。

（3）干扰电疗法　两路频率分别为 4000Hz 与（4000±100）Hz 的正弦交流电通过两组电极交叉输入人体，在电场线交叉处形成干扰场，产生差频为 0～100Hz 的低频调制中频电流，以这种干扰电流治疗疾病的方法称为干扰电疗法（interferential electrotherapy）。

1）治疗作用　干扰电流兼有低频电与中频电的特点，最大的电场强度发生于体内电流交叉处，作用深、范围大。不同差频的干扰电流的治疗作用有所不同。①镇痛作用，90～100Hz 差频电流可抑制感觉神经，使皮肤痛阈升高，有较好的镇痛作用。②促进局部血液循环，50～100Hz 差频电流可使毛细血管与小动脉持续扩张，改善血液循环，促使渗出物吸收。③锻炼骨骼肌、提高平滑肌张力，10～50Hz 差频电流可引起骨骼肌强直收缩，改善肌肉血液循环，锻炼骨骼肌；也可以提高平滑肌张力，增强血液循环，改善内脏功能。④调节自主神经功能。⑤促进骨折愈合。

2）治疗技术　治疗时使用两对电极/双路电流或三对电极/三路电流输出，病变部位处于电极交叉的中心，按病情需要选用 1～3 种差频。每种差频治疗 10 分钟，电流强度以引起麻颤感或肌肉收缩活动为度，每次治疗 20 分钟，每日 1 次，10 次为一个疗程。

3）临床应用　①适应证：腰椎间盘突出症、颈椎病、肩关节周围炎、关节炎、扭挫伤、肌纤维组织炎、坐骨神经痛、术后肠粘连、肠麻痹、胃下垂、弛缓性便秘、尿潴留、压迫性或张力性尿失禁、失用性肌萎缩、雷诺病、骨折延迟愈合等。②禁忌证：与等幅正弦中频电疗法相同。

4）注意事项　与等幅正弦中频电疗法相同。

4. 高频电疗法　应用频率大于 100kHz 的高频电流作用于人体以治疗疾病的方法称为高频电疗法（high frequency electrotherapy）。

（1）超短波疗法　超短波波长 10～1m，频率为 30～300MHz，应用超短波治疗疾病的方法称为超短波疗法（ultrashortwave therapy）。

1）治疗作用　热效应：①消炎；②止痛；③解痉作用；④大功率可杀灭癌细胞；⑤提高免疫力；⑥加速组织生长修复。非热效应：①神经纤维再生加速；②白细胞吞噬作用加强，急性化脓性炎症发展受阻；③细胞膜离子通道发生改变，影响细胞功能。

2）治疗技术　①治疗剂量：无热量（Ⅰ级剂量），无温热感，氖灯管刚启动辉光暗弱；微热量（Ⅱ级剂量），有刚能感觉到的温热感，氖灯管全亮，光暗淡；温热量（Ⅲ级剂量），有明显而舒适的温热感，氖灯管明亮；热量（Ⅳ级剂量），有刚能耐受的强热感，氖灯管明亮。②治疗方法：治疗时应按照治疗仪的输出功率与病灶部位的深度，在治疗仪的输出谐振（输出电流最大、测试氖光灯最亮）情况下，调整电极与皮肤的间隙来达到患者治疗所需的剂量。电极与皮肤间隙的调节一般应是大功率治疗仪治疗时电极间隙较大，小功率治疗时间隙较小；病灶较深时间隙宜适当加大，病灶较浅时间隙较小；无热量治疗时间隙大于微热量、温热量治疗。电容场法治疗时将两个电容电极对置（作用较深）或并置（作用较浅）于治疗部位。治疗急性伤病时采用无热量，10 分钟，每日 1 次，10 次为一个疗程；治疗亚急性伤病时采用微热量，15 分钟，每日 1 次，10 次为一个疗程；治疗恶性肿瘤时采用热量，40～60 分钟，每周 1～2 次，6～15 次为一个疗程，常与化疗、放疗同步进行。

3）临床应用　①适应证：软组织、五官、内脏、骨关节的化脓性炎症，关节炎，扭挫伤，神经炎，神经痛，胃十二指肠溃疡，结肠炎，肾炎，骨折愈合延迟，颈椎病，肩关节周围炎，腰椎间盘突出症，静脉血栓形成，急性肾衰竭等。②禁忌证：恶性肿瘤（高热与放疗、化疗综合治疗时例外）、活动性结核、出血倾向、局部有金属异物、置有心脏起搏器者、心肺功能不全、颅内压增高、青光眼、妊娠等。

4）注意事项　①治疗室应铺绝缘地板，用木质床、椅，治疗仪应接地线；②患者治疗期间不可触及其他导体，电缆、电极下方垫以棉垫或橡胶布；③治疗时两电缆不能交叉或打圈，以免引起短路；④治疗前应检查治疗部位有无皮肤破损或感觉障碍，过热可引起损伤，故不宜采用大剂量治疗；⑤治疗部位有汗水应擦干，以免引起皮肤烫伤；⑥小儿骨骺、眼的晶状体、睾丸等部位对热敏感，故不宜采用大剂量；⑦头部及小儿和老人的心前区不宜进行大功率超短波治疗，大功率超短波治疗不宜采用单极法；⑧慢性炎症、慢性伤口及粘连患者不宜进行过长疗程的超短波治疗，以免引起结缔组织增生过度而使局部组织变硬、粘连加重。

（2）微波疗法　微波是波长1mm～1m，频率300～300000MHz的高频电磁波。按波长不同将其分为分米波（波长10cm～1m，频率300～3000MHz）、厘米波（波长1～10cm，频率3000～30000MHz）、毫米波（波长1～10mm，频率30000～300000MHz）3个波段。故通常将分米波疗法与厘米波疗法统称为微波疗法。在医用电磁波谱中，它位于超短波和长波红外线之间。

1）治疗作用　①分米波和厘米波疗法治疗作用与超短波疗法相似；②毫米波对人体作用与分米波和厘米波有所不同，非热作用明显，能通过对人体内RNA、DNA、蛋白质等大分子相干振荡的谐振效应向深部传达而产生远隔效应。

2）治疗技术　体表治疗时一般将辐射器与皮肤保持3～10cm，有冷却装置时可将辐射器直接接触皮肤进行治疗。体腔内治疗时，将辐射器套以清洁乳胶套，外涂液状石蜡后插入体腔内进行治疗，每次治疗20分钟。治疗剂量的分级法和疗程安排与超短波疗法相同。

3）临床应用　①适应证：软组织、内脏、骨关节的亚急性和慢性炎症感染、伤口愈合迟缓、慢性溃疡、坐骨神经痛、扭挫伤、冻伤、颈椎病、腰椎间盘突出症、肌纤维组织炎、肩关节周围炎、网球肘、溃疡病等。分米波、厘米波高热疗法与放疗、化疗的联合应用可治疗皮肤癌、乳腺癌、淋巴结转移癌、甲状腺癌、宫颈癌、直肠癌、食管癌、胃癌、骨肿瘤等。②禁忌证：与超短波疗法相同。避免在眼、小儿骨骺、睾丸部位治疗。

4）注意事项　①治疗前检查治疗仪各部件能否正常工作；②辐射器与输出电缆必须紧密接触，未接辐射器前不得开机；③治疗时治疗部位体表要保持干燥，伤口的湿敷料及油膏应予除去；④腹部治疗前患者必须先排空大小便，不得在饱餐后治疗；⑤感觉障碍或血液循环障碍的部位治疗时，治疗剂量宜小；⑥手表、手机、收录机、电视机、精密电子仪器必须远离治疗仪，以免发生干扰；⑦治疗操作时需注意保护工作人员及患者眼部，避免微波直接辐射眼部或由金属物反射至眼部，或戴微波专用防护眼镜，以免引起白内障。

（二）光疗法

按波长排列依次分为红外线、可见光、紫外线三部分。应用人工光源或日光辐射治疗疾病的方法称为光疗法（phototherapy）。临床常用的光疗法分为红外线疗法、可见光疗法、紫外线疗法和激光疗法。

1. 红外线疗法　红外线的生物学效应主要是热作用，故又有热射线之称。根据波长可将红外线分为两段：波长1.5～1000μm的波段为远红外线（长波红外线）；波长0.76～1.5μm的波段为近红外线（短波红外线）。应用红外线治疗疾病的方法称为红外线疗法（infrared therapy）。

（1）治疗作用　①缓解肌肉痉挛；②镇痛；③消炎；④促进组织再生；⑤促进组织肿胀和血肿消散。

（2）治疗技术　采用红外线灯治疗时，需要裸露治疗部位，使灯头对准治疗部位中心，灯与皮肤距离 30 ~ 100cm（视灯的功率而异），以患部有舒适的温热感为度。每次治疗 20 ~ 30 分钟，每日 1 次，15 次为一个疗程。

（3）临床应用　①适应证：各种亚急性及慢性损伤、炎症、压疮、硬结、肠粘连、延迟愈合的伤口、肌痉挛、电刺激及按摩前准备，主动及被动功能训练前准备等。②禁忌证：恶性肿瘤局部、出血倾向、高热、急性损伤（24 小时内）、急性化脓性炎症、闭塞性脉管炎、重度动脉硬化、活动性肺结核、局部皮肤感觉或循环障碍者、认知功能障碍者慎用。

（4）注意事项　①应避免红外线直接照射眼部；②治疗部位皮肤的温度觉有障碍一般不予照射；③照射部位有创面时应先清洁处理；④急性创伤局部不宜用红外线照射；⑤肢体动脉栓塞性疾病，不宜在病灶区及远端照射，必要时可在近端或对侧健肢照射；⑥皮炎患者慎用红外线；⑦治疗过程中要经常询问患者，如有不适告知医生，患者不得移动体位或拉动灯头，以防身体触及灯具引起烫伤。

2. 可见光疗法　可见光有红光、蓝光、紫光等，其中蓝紫光波长为 400 ~ 760nm，蓝光波长 450 ~ 490nm，紫光波长 400 ~ 450nm。以蓝紫光治疗疾病的方法称为蓝紫光疗法（blue and violet light therapy）。主要用于治疗新生儿高胆红素血症。

（1）治疗作用　蓝紫光照射患儿皮肤后，血液中的胆红素吸收光线，产生光化学效应，变成水溶性的低分子产物，通过胆汁、尿液、粪便排出体外，从而降低了血液中的胆红素浓度。

（2）治疗技术　①蓝紫光治疗时，灯距一般为 5 ~ 10cm。②新生儿高胆红素血症蓝紫光治疗时，以新生儿胸骨柄为中心进行照射。患儿全身裸露，戴防护眼镜或用黑色硬纸遮盖患儿眼睛接受照射，仰卧或俯卧于照射箱内，灯距 70cm。每照射 6 ~ 12 小时，停止照射 2 ~ 4 小时，也可连续照射，总照射时间为 24 ~ 48 小时，照射过程中要经常给患儿翻身。每日 1 次，每次 15 ~ 30 分钟，20 次为一个疗程。③照射箱温度保持在 30℃ 左右，每 4 小时测一次体温，超过 38℃ 应及时降温。

（3）临床应用　①适应证：新生儿高胆红素血症、急性亚急性湿疹、急性皮炎、带状疱疹、烧灼性神经痛、面肌痉挛等。②禁忌证：有阻塞性黄疸或肝疾病引起的高胆红素血症禁用蓝紫光治疗。

（4）注意事项　①除保护患儿眼睛外，距离不能太近，以免烫伤。注意更换眼罩，保持眼睛清洁，防止感染。②照射过程中注意观察患儿情况。注意骶尾部皮肤及臀部皮肤的护理，避免擦伤破损。③蓝紫光照射后皮肤黄疸消失快，但血清胆红素下降较慢，应定时复查血清胆红素以确定是否继续照射。④灯管长时间照射后会衰老及光线减弱，应定期进行更换。

3. 紫外线疗法　应用紫外线防治疾病的方法称为紫外线疗法（ultraviolet therapy）。紫外线红斑，是以一定剂量的紫外线照射皮肤或黏膜 2 ~ 6 小时后，局部出现界限清楚的红斑，红斑持续时间为十余小时至数日，局部可有皮肤脱屑或色素沉着。紫外线红斑剂量见表 3 - 1。

表 3 - 1　紫外线红斑分级

红斑等级	生物剂量	红斑反应	自觉症状	皮肤脱屑	色素沉着
亚红斑	<1	无	无	无	无
阈红斑	1	微红，12 小时内消退	较大面积照射时可有轻微灼热感	无	无
弱红斑（①级红斑量）	2 ~ 4	淡红，界限明显，24 小时左右消退	灼热、痒感，偶有微痛	轻微	可有，较轻
中红斑（②级红斑量）	5 ~ 6	鲜红，界限明显，可有皮肤微肿，3 天内可消退	刺痛，明显灼热感	轻度	轻度
强红斑（③级红斑量）	7 ~ 10	暗红，皮肤水肿，4 ~ 5 天后逐渐消退	较重度的刺痛和灼热感，伴有全身性反应	明显脱屑	明显
超强红斑（④级红斑量）	>10	暗红，伴有皮肤水泡，5 ~ 7 天后逐渐消退	重度刺痛及灼热感，伴全身性反应	大片脱屑	明显

紫外线生物剂量，一个生物剂量即最小红斑量（minimal erythema dose，MED），是指紫外线灯管在一定距离（50cm 或 30cm）垂直照射下引起机体最弱红斑反应（阈红斑反应）所需要的时间。

（1）治疗作用　①消炎；②镇痛；③杀菌；④抗佝偻病和软化症；⑤脱敏；⑥促进组织愈合；⑦调节机体免疫功能；⑧光敏反应；⑨改善局部血液循环。

（2）治疗技术

1）全身照射法　照射前先测定患者的生物剂量，要求患者全身裸露，戴墨镜，保护隐私部位。成人照射一般分 4 个区，取平卧位，灯管中心分别对准胸部、膝关节部、背部、腘窝部，成人照射灯距为 100cm，首次照射量为 1/8、1/6、1/4 或 1/2MED，隔日 1 次，逐渐增加剂量至 4～5MED，10～20 次为一个疗程。小儿分两个区照射，灯管中心在前面对准脐部，后面以腰为中心；照射剂量应根据患者的年龄、病情与体质而定；照射灯距为 50cm，从 1/2MED 开始，隔日 1 次，以后逐渐加量达到 2～4MED，10～20 次为一个疗程。

2）局部照射法　裸露照射部位，灯管中心对准病灶中心，使用高压汞灯，距离照射皮肤灯距 50cm，使用低压汞灯操作者手持灯头，灯距 1～2cm；患者取舒适体位，暴露治疗部位，用治疗巾或洞巾固定照射范围，不照射的部位要遮盖；照射伤口时应先将坏死组织和分泌物清理干净，照射范围应包括伤口周围 1～2cm 正常组织；除常规分区照射外，还有几种特殊的照射法：中心重叠照射法、多孔照射法、阶段照射法和穴位照射法。

3）体腔内照射　通常采用低压冷光紫外线灯，接以合适的石英导子，将石英导子插入体腔内进行照射，照射剂量的掌握原则与体表照射相同，但黏膜部位照射的剂量增大 1 倍。

（3）临床应用　①适应证：局部照射适用于疖、痈、蜂窝织炎、丹毒、淋巴结炎、乳腺炎、静脉炎、伤口感染、压疮、冻疮、溃疡、烧伤创面、支气管炎、肺炎、支气管哮喘、慢性胃炎、痛风性关节炎、风湿性关节炎、类风湿关节炎、神经炎、神经痛等；体腔照射适用于口、咽、鼻、外耳道、阴道、直肠、窦道等腔道感染、溃疡等；全身照射适用于佝偻病、骨软化症、骨质疏松症、过敏症、玫瑰糠疹、银屑病、白癜风、瘙痒症等。②禁忌证：心肾衰竭、出血倾向、活动性结核病、急性湿疹、系统性红斑狼疮、日光性皮炎、光过敏症、应用光过敏药物（光敏治疗者除外）、着色性干皮症、中毒、伴有发热及发疹的传染病、恶性肿瘤等。

（4）注意事项　①治疗前应检查紫外线灯管是否完好，支架安装是否牢固。治疗前灯管要充分预热，尽可能预约患者集中时间治疗，以减少开灯次数。②照射前详细询问病史，了解患者近期是否服用过光敏剂，如碘剂、磺胺药等，以免增强皮肤对紫外线的敏感性。③局部照射前，对照射部位的皮肤应进行清洁，伤口应先换药，头部治疗应剃去头发。照射时灯管中心应与治疗部位皮肤垂直。照射后 24 小时内，局部不做热敷。④紫外线照射时操作者应穿长袖工作服或手套，戴防护目镜。治疗师与患者均应戴护目镜。⑤对初次接受治疗者，应向其说明照射后的反应和注意事项。⑥用平均生物剂量治疗的患者，每次治疗前应检查前次照射的红斑反应是否合适，以便调整照射剂量。每个患者治疗过程中应采用同一个灯管。⑦紫外线照射如与产生温热效应的物理因子配合治疗时，应先做温热治疗，后照紫外线。

4. 激光疗法　激光（laser）是指受激辐射放大的光。应用激光治疗疾病的方法称为激光疗法（laser therapy）。

（1）治疗作用　①低强度激光，具有明显的生物刺激作用和调节作用，如生物调节，消炎，镇痛，促进酶的活性，对腧穴、经络的作用，调节神经功能和降血脂等；②中强度激光，可产生温热效应，与红外线等辐射热疗法有类似的作用；③高强度激光，对组织有损害作用，当聚焦照射时对组织产生高热、高压强、高电磁场作用，主要引起损伤性的热效应，使蛋白质变性凝固、坏死，甚至炭化、汽化，因而可分离或切割组织，亦可用于组织的凝固、烧灼或止血等。

（2）治疗技术　①小功率激光，采用氦氖（He－Ne）激光器，输出波长632.8nm的红光激光，功率5~30MW。近年来还采用砷化镓（AsGa）半导体激光器，输出波长904nm的红外激光；或镓铝砷（GaAlAs）半导体激光器，输出波长820nm、830nm的红外激光，功率5~50MW。可直接进行体表照射或通过光导纤维进行体表或体腔内照射。二氧化碳激光器等高能量激光器在低功率散焦照射时可用于局部温热治疗。低能量激光局部照射每次20分钟，腧穴或伤口照射每部位3~5分钟，每日1次，10次为一个疗程。治疗时患者取舒适体位，暴露治疗部位，清洁创面或局部皮肤，垂直照射，与皮肤距离30~100cm，照射时间为3~15分钟。②大功率激光，常用二氧化碳（CO_2）激光器，输出波长10.6μm的红外激光；或掺钕钇铝石榴石（Nd－YAG）激光器，输出波长1.06μm的红外激光，功率100~200W，用于激光外科治疗。此外还有氩离子（Ar^+）激光器，输出波长485nm和514nm的绿光、蓝紫光激光，功率5~50W。用于皮肤科、眼科治疗。治疗时将聚焦光束对准病患部位进行瞬间的凝固、汽化、切割治疗。较小病灶可一次消除，较大病灶可分次治疗，也可以通过内镜进行体腔内治疗。

（3）临床应用　①适应证：低强度激光用于治疗身体各部位表浅炎症、溃疡、硬结、过敏性鼻炎、婴儿腹泻等；高强度激光进行聚焦烧灼时，适用于皮肤的各种良恶性肿瘤如色素痣、黑色素瘤、鳞癌等，以及宫颈糜烂、宫颈原位癌、息肉、痔核等。治疗时，应选择相应的治疗功率，确定好治疗部位，防止误伤正常组织。进行散焦和离焦照射时，可用于治疗各种慢性炎症、扭挫伤、肌肉劳损、肌痉挛及外阴瘙痒、白斑等疾病。②禁忌证：恶性肿瘤（光敏治疗除外）、皮肤结核、活动性出血等。

（4）注意事项　①激光光束不能直接照射人眼，操作者及患者均应戴激光防护眼镜。操作者戴手套，穿白工作服，防止对皮肤造成损伤。②激光治疗室内应保持光线充足，因光线较暗时瞳孔散大，受激光照射入眼内的光能增多，可造成对眼部的伤害。激光室内四壁应涂黑色，因为它可以最大限度地吸收射向它的各色激光。③照射伤口前需用0.9%氯化钠溶液或3%硼酸溶液清除表面分泌物和坏死组织。④治疗过程中，应随时询问患者感觉，以舒适温度为宜，并根据患者感觉随时调整照射距离。⑤高强度激光散焦照射时防止局部烫伤，同时也应防止误伤正常组织。

（三）超声波疗法

超声波是指频率在20kHz以上，不能引起正常人听觉反应的机械振动波。应用超声波治疗疾病的方法称为超声波疗法（ultrasound therapy）。临床治疗常用的超声波频率为800~1000kHz。

1. 治疗作用　①镇痛、解痉；②软化瘢痕、松解粘连；③促进水肿吸收；④组织修复；⑤溶栓效应；⑥调节神经血管及内脏功能；⑦治癌作用。

2. 治疗技术　超声波疗法可以单独应用，也可以和其他物理因子同时应用或配合应用，超声波借助自身的能量还可以使药物经皮肤或黏膜透入体内或将药液雾化经呼吸道吸入，达到治疗目的。临床上常用以下方法进行治疗。

（1）直接接触法　在治疗部位皮肤上均匀地涂上少量耦合剂，将声头与皮肤紧密接触。此法分固定法和移动法。固定法即声头固定在治疗部位，强度为0.1~0.8W/cm²，治疗时间3~5分钟；移动法即声头在治疗部位上缓慢螺旋形或直线形反复移动，速度一般为1~2cm/s，强度为0.6~2.0W/cm²，时间5~10分钟，每日1次，10次为一个疗程。本法适用于表面平坦的部位。

（2）间接接触法　多用于不规则、不平坦部位的体表及特殊部位的治疗，包括水囊法和水下法。①水囊法：将温开水装入薄乳胶囊内（囊内不得有气泡），置于治疗皮肤上，耦合剂涂于治疗部位及水囊表面，治疗时声头需紧密接触水囊使水囊紧贴皮肤。②水下法：将四肢浸入不含气泡的温开水中，声头对准治疗部位，距治疗部位2~3cm，缓慢移动。

（3）超声药物渗入疗法　将拟导入的药物均匀混于耦合剂中，利用超声波振动的作用使药物分子无创地通过皮肤或黏膜透入体内。本法兼有超声波和药物的双重作用。

（4）超声雾化吸入法　利用超声波的汽化作用，使药液在汽相中分散为细微颗粒（汽溶胶），经呼吸道吸入肺内，并可达肺泡内。

3. 临床应用　①适应证：脑血管意外、神经炎、神经痛、肋间神经痛、坐骨神经痛、幻肢痛、支气管炎、冠心病、关节炎、关节纤维性挛缩、各种软组织扭挫伤及运动损伤、血肿机化、腱鞘炎、网球肘、肩周炎、骨折延迟愈合、下腰痛、瘢痕增生、体表组织粘连、注射后硬结、血栓性静脉炎、盆腔炎性疾病、输卵管闭塞、尿路结石、前列腺炎、鼻窦炎等。②禁忌证：高热、活动性肺结核、急性炎症、出血倾向、恶性肿瘤（超声波抗癌药物透入除外）、孕妇下腹部、小儿骨骺部、置有心脏起搏器者、心脏支架者、严重心脏病的心前区和交感神经节及迷走神经部位，高度近视患者的眼部及邻近部位，放射线或同位素治疗期间及治疗后半年内，头部、眼部、睾丸等处慎用。

4. 注意事项　①操作人员不能用手持声头晶体处，更不能空载声头，以免损坏声头内的晶片；②接触剂要涂均匀，治疗中声头应紧贴皮肤，保持垂直以免超声波全反射而不能进入人体；③皮肤感觉障碍者要特别慎重；④在骨表面治疗时要控制超声波强度，因超声波引起骨膜振动，易导致治疗部位出现疼痛或热损伤；⑤注意仪器和声头的散热，如有过热应暂时停机一段时间，再继续使用；⑥超声药物透入治疗时，慎用对皮肤有刺激的药物，禁用患者过敏的药物。

（四）磁疗法

利用磁场的物理性能作用于人体以治疗疾病的方法称为磁疗法（magnetotherapy）。

1. 治疗作用　①镇痛；②消炎；③消肿；④镇静；⑤降压；⑥软化瘢痕与松解粘连；⑦促进骨折愈合；⑧对良性肿瘤的作用；⑨止泻作用。

2. 治疗技术

（1）治疗剂量　按磁场强度分为3级：①小剂量，磁场强度0.02～0.1T，主要用于头、颈、胸部，小儿及体弱患者。②中剂量，磁场强度0.1～0.2T，主要用于四肢、躯干部位。③大剂量，磁场强度0.2T以上，主要用于肌肉丰满部位及良性肿瘤患者。

（2）治疗方法　①静磁场法，直接贴磁法和间接敷磁法，每天保持贴敷12小时以上，2～3个月为一个疗程。②动磁场法，磁感应强度和方向随时间而变化，常用方法有电磁疗法和旋磁疗法。将一个或多个机头对准治疗部位或穴位，每穴5～10分钟，每个部位20分钟，每日1次，10次为一个疗程。

3. 临床应用　①适应证：软组织扭挫伤、血肿、关节炎、注射后硬结、肋软骨炎、颞颌关节功能紊乱、类风湿关节炎、神经炎、神经痛、神经衰弱、高血压病、胃肠功能紊乱、胃炎、痛经、盆腔慢性炎症、婴幼儿腹泻、遗尿症、瘢痕增生等。②禁忌证：脏器功能衰竭、有出血倾向、置有心脏起搏器、孕妇的下腹腰骶部、白细胞总数低于 4×10^9/L、皮肤破溃等。

4. 注意事项　①治疗区内有金属物品应去除。开始治疗量应小，逐渐加大剂量。②贴敷磁片应定期检查，保持皮肤干燥，必要时磁片下垫一块纱布。③磁疗期间密切观察患者有无不良反应，一般停止治疗后即消失。④磁片不可相互撞击，以免破坏磁场，减弱其磁感应强度。磁片不得高压、高温或煮沸消毒，以免破坏磁性。

（五）生物反馈疗法

生物反馈疗法（biofeedback therapy，BF）是将人们正常意识不到的肌电、皮温、心率、血压等体内功能变化，借助电子仪器，把它转变为可识别的光、声、图像、曲线等信号，再让患者根据这种信号学会控制其自身的不随意的功能，以达到调节生理功能及治疗某些身心疾病的目的。

1. 治疗作用　运用现代化仪器将机体反应的各种变化通过视听信息转换为人可以感知到的，对过强或过弱的生理病理状态进行矫正，通过训练让患者学会控制调节自身的不随意活动，达到由意识控制内环境、调节机体和治疗疾病的目的。

2. 治疗技术　生物反馈疗法种类很多，分为肌电生物反馈、手指温度生物反馈、皮肤电阻生物反馈、血压生物反馈、心率生物反馈，这里我们仅对肌电生物反馈疗法做介绍。通过肌电信号反馈进行治疗的方法称为肌电生物反馈疗法（electromyographic biofeedback therapy，EMGBFT）。肌电生物反馈治疗仪有三个电极，其中两个为肌电记录电极，一个为地极，电极可采集电信号，仪器能显示肌电的数值和不同颜色的灯光，反映所测肌肉的紧张度。放置电极的部位和方法因疾病而异。训练患者根据视听反馈信号随意控制肌肉的放松或收缩，调节肌电电压低于或高于目标电压，最后达到完全脱离治疗仪进行自我控制，有意识地使肌肉放松或紧张，以治疗疾病和改善功能。临床广泛用于放松训练、肌张力增高或下降的训练。每次训练5分钟，肌肉收缩75～100次，休息5分钟，重复训练4次，每日1～3次。

3. 临床应用　①适应证：脑血管意外后遗症、脊髓损伤后截瘫、脑瘫、周围神经损伤、痉挛性斜颈、焦虑症、癫痫、神经症、失眠症、紧张性头痛、哮喘、肺气肿、胃溃疡、肌腱移位手术的再训练、放松性心理治疗等。②禁忌证：意识认知障碍者、不愿意接受训练者等。

4. 注意事项　①治疗环境应安静、舒适，治疗时患者要集中注意力，仔细体会肌肉放松与紧张的感觉；②治疗前应排空二便，休息15～20分钟，进餐后需半小时后进行；③治疗前要找出最合适的电极放置部位，以便治疗时保证疗效。

（六）传导热疗法

1. 石蜡疗法　是利用加热熔解的石蜡作为导热体，将热能传至机体，达到治疗作用的方法。

（1）治疗作用　①改善局部血液循环，以改善组织营养，消炎止痛；②软化瘢痕组织，松解肌腱挛缩；③促进组织生长，促进创面愈合。

（2）治疗技术

1）石蜡的加热法　采用水浴加热的方法熔蜡加温，熔点为52～55℃的医用石蜡可加温至60～65℃。

2）常用的治疗方法　①蜡饼法，将已熔解的石蜡倒入铺油布的盘中，其厚度应为2～3cm，待表层冷却成饼状以后，用刀轻轻地把石蜡与盘边分开，将柔软的石蜡（45～55℃），连同油布从盘中迅速取出，包好蜡的周边，放置于治疗部位，再用棉垫或毛毯包好，治疗时间30分钟，每日治疗一次，每个疗程20次。特点是操作简单、迅速，蜡温恒定，适用于较大面积部位的治疗。②蜡袋法，是用塑料袋装蜡代替蜡饼的一种方法。特点是热作用强，操作简单、清洁，易于携带，且不浪费石蜡，但不能充分发挥石蜡的机械压迫作用和润泽作用。③刷蜡法，当石蜡熔至63～65℃时，用平毛刷迅速将蜡涂于治疗部位，反复涂蜡，使蜡层厚达1～2cm，或刷成0.5cm厚的蜡壳以后，形成一层导热性低的保护层，再用蜡垫（拧干器拧干）敷于保护层上，再盖以油布及棉垫保温，治疗时间30～60分钟，每日或隔日治疗一次，每个疗程20次。特点是加强石蜡的机械压迫作用，以减轻渗出及促使渗出液吸收。④蜡浴法，将熔化至60～65℃的石蜡置一固定容器中，按刷蜡法在需治疗的部位局部涂敷一层薄蜡，然后浸入容器中，并立即取出，反复数次，形成蜡套，厚度达1.0cm，再浸入特制蜡槽中治疗。多用于治疗手和足部的病变，且保温时间长，但不能用于躯干部。⑤蜡垫法，石蜡的综合治疗法，将浸有熔解蜡的纱布垫冷却到皮肤能耐受的温度，放在治疗部位上，然后再用较小的纱布垫浸有60～65℃高温石蜡放在第一层纱布垫上，再放上油布棉垫保温。⑥石蜡绷带法，将石蜡加热到100℃，经15分钟消毒冷却至50～60℃后，用消毒过的毛刷将石蜡刷于已行清创处理的创面上，并敷一层消毒纱布，再在其上放置棉花垫，用绷带固定，治疗时间为30～60分钟，每日一次，每个疗程20次。

（3）临床应用　①适应证：肌腱和韧带的扭挫伤；骨折、手术后粘连、瘢痕和瘢痕挛缩；慢性溃疡、新鲜创面、冻伤和烧伤后遗症等；腱鞘炎、滑囊炎、肌炎；神经炎、神经痛、周围神经损伤；慢性胃肠炎、溃疡病、慢性盆腔炎、胆囊炎、肝炎；皮肤美容。②禁忌证：高热、化脓性炎症、结核性疾病、有出血倾向、厌氧菌感染、重症糖尿病、甲状腺功能亢进、心肾功能不全、恶性肿瘤、1 岁以下小儿等。

（4）注意事项　①依据疾病的性质、程度、病变部位和治疗目的不同，采用不同的治疗方法；②清洁治疗部位皮肤；③水浴加热时应避免水浴锅中的水和蒸汽所凝结的水滴滴入蜡中，引起烫伤；④石蜡加温过度或超过 100℃ 均能使石蜡氧化变质，刺激皮肤产生皮炎，影响石蜡的可塑性与黏滞性，直接用炉火加热蜡锅，会使蜡氧化变质，还可使锅底层石蜡烧焦，甚至引起燃烧；⑤治疗结束后，去除石蜡，擦除汗液，预防着凉，休息片刻再离开治疗室，对于出汗多者可给予补充水分。

2. 泥疗法　是采用各种泥类物质加热后作为介质，涂敷在人体一定部位上，将热传至体内，以达到治疗作用的方法。治疗泥的分类有淤泥、泥煤、腐殖土、黏土和人工泥等。

（1）治疗作用　增加代谢产物排泄，可使机体失去水分，减轻体重；改善组织营养，促进组织再生，具有镇痛、消炎、缓解痉挛的作用。泥中的生物原刺激素、某些放射性物质（镭、铀、钍）可被皮肤的类脂体吸收，增强细胞活力，促进新陈代谢。泥疗作用于肝区，可改善肝合成蛋白的功能；作用于胃区，可改善胃液的分泌；作用于输卵管，可调节月经周期。

（2）治疗技术

1）全身泥浴　于浴盆中用热盐水或矿泉水将泥稀释到要求的稠度，患者浸入泥浆中达胸乳头部，将头外露，在前额和心区放置冷湿布，泥浴温度 31～43℃，治疗时间 20 分钟，每日一次，每个疗程 10～15 次。

2）全身泥敷法　用不同形式加温的泥，在床上铺成泥饼，厚 4～8cm，让患者裸体躺在泥上，然后用泥涂布全身达胸部乳头高度，然后依次包裹布单、胶布、棉被或毛毯，泥敷温度 37～42℃，治疗时间 20 分钟，隔 1～2 天治疗一次，每个疗程 10～15 次。

（3）临床应用　①适应证：滑囊炎、腱鞘炎、肌炎、非结核性关节炎、肌肉及韧带扭挫伤；神经痛、神经炎、周围神经损伤后遗症；创面及愈合不良的溃疡、术后粘连、冻伤、烧伤后遗症、血栓性静脉炎、外伤后的瘢痕、各种原因的局部水肿；慢性肝炎、胆囊炎、胃肠功能紊乱、早期高血压病、小儿消化不良等；慢性附件炎、虹膜睫状体炎等。②禁忌证：同传导热疗法。

（4）注意事项　①选择各项指标均合格的泥；②测泥温时要准确、均匀，泥疗室的温度、湿度和通风良好；③治疗时要随时观察患者的反应，如发现大量出汗、头晕等不良反应时，轻者可在密切观察下继续治疗，重者应立即停止治疗；④泥疗后，用 35～37℃ 温水冲洗治疗部位，冲洗后卧床休息 30 分钟，不做日光浴、游泳及长时间散步；⑤增加富含蛋白质、糖和维生素 B_1 等食物的摄入。

3. 地蜡疗法　"医疗地蜡"或标准地蜡，是从原地蜡中除去矿物油、水及酸碱而精制成的，有时也除去树脂类物质。地蜡的热容量与蓄热能大于淤泥和石蜡，导热性小。

（1）治疗作用　①促进炎症消散、吸收、止痛、解痉；②利于周围神经损伤的修复；③加强肾的血液循环，促进肾的排泄功能，可改善肾功能；④降压，降低心率；⑤治疗月经失调和卵巢功能障碍。

（2）治疗技术　基本上同石蜡疗法，不同的是地蜡要加热至 70～80℃，用过的地蜡再重复使用时应加热到 100℃ 消毒 30 分钟，且要每次加入 25% 的新地蜡。

（3）临床应用　地蜡疗法主要用于治疗皮肤疾病、痉挛性结肠炎、血管痉挛以及其他痉挛性疾病。其他适应证、禁忌证与石蜡疗法相同。

（4）注意事项　地蜡熔化时如出现"噼啪"声和泡沫，表示蜡中含有水分，这时应先脱水后再用于治疗。其他注意事项同石蜡疗法。

4. 砂浴疗法　是采用清洁的干海砂、河砂，加热后作为介质向机体传热达到治疗目的的方法。

（1）治疗作用　砂浴疗法具有热和机械的综合作用。因此砂浴能增强机体的代谢过程，有明显的排汗作用。能增加呼吸和脉搏的频率，加速骨骼的生长。

（2）治疗技术

1）加热方法　利用日光加热；用热水或蒸汽加热；用锅在炉子上热砂。

2）砂浴方法　①全身砂浴疗法，在面积 4m×6m 的沙滩或砂浴场，放上筛过的砂粒，经日光加热至所需温度，使患者躺在砂上进行治疗，每次治疗时间 30～60 分钟。如用人工加热方法使加热的砂冷却到适当温度，然后将砂放在一特制的木箱或浴盆中进行全身砂浴，砂厚 10～12cm，患者躺于其中，在患者身上再覆盖 5cm 厚的热砂，治疗开始为 10 分钟，以后逐渐增加至 20～40 分钟，隔日一次，每个疗程 15～20 次。②局部砂浴疗法，有四肢砂浴、腰部砂浴、砂袋法。

（3）临床应用　①适应证：关节损伤及非结核性关节炎、软组织撕裂伤、骨折、慢性肾炎、慢性盆腔炎、神经炎、神经痛、肥胖病。②禁忌证：同一般的传导热疗法。

（4）注意事项　①全身砂浴治疗时胸部和头部需暴露，并在上盖一草帽，砂浴后应进行温水浴，然后坐于阴凉处休息 20～30 分钟再离开。②全身砂浴时，砂的温度不超过 45～55℃；四肢砂浴时，砂温不超过 52～55℃。③用作砂浴治疗的砂粒直径最好在 0.25mm 左右。这样的砂粒能避免微小颗粒形成的灰尘和大颗粒引起的皮肤损伤。④砂袋法要扎好袋口，以免热砂漏出引起烫伤。

5. 坎离砂疗法　是利用氧化铁与乙酸作用生成乙酸铁时所放出的热能作为热源达到治疗作用的方法。

（1）治疗作用　降低末梢神经的兴奋性，有消炎和镇痛作用。局部皮肤毛细血管显著扩张，血流量增加，从而改善局部血液循环及营养。

（2）治疗技术　将坎离砂倒入盆中，加 2% 乙酸或醋拌匀，按每 750g 加醋 40ml 拌匀，使其潮湿即可，然后按治疗部位不同分别装于大小不同的布袋中，用浴巾或毛毯包好。待坎离砂温度升至 60℃ 以上时，在治疗部位上先放置棉垫或纱布垫，再在其上放置坎离砂布袋，再用毛巾或毛毯包好。每日一次，每次 40～60 分钟，每个疗程 15 次。

（3）临床应用　主要治疗关节、肌肉及韧带扭挫伤，慢性风湿性关节炎，腰椎间盘突出症，腰肌劳损，肌纤维组织炎，关节手术后功能障碍，肩关节周围炎，慢性肠炎，肥大性脊柱炎。禁忌证同一般的传导热疗法。

（4）注意事项　①治疗前必须检查皮肤有无破损，感觉有无异常，治疗过程中应询问患者有无不适感并注意检查以免烫伤；②治疗时，患者和工作人员均必须戴口罩，防止吸入金属灰尘；③治疗后，局部可有红斑形成，可引起皮肤色素沉着；④坎离砂的温度需达到 70℃，否则热作用时间太短；⑤防止坎离砂潮湿失效。

（七）水疗法

水疗法（hydrotherapy）是以水为媒介物来改变外部环境，通过神经体液的调节机制，引起体内器官功能变化，以达到预防和治疗疾病的方法。

1. 治疗作用　通过对皮肤温度、机械和化学的刺激，引起体温调节、新陈代谢、心血管和呼吸系统的功能变化，还可影响内分泌、免疫功能。

（1）对心血管系统的作用　取决于水的温度和水疗的持续时间。在 37～39℃ 水浴时，可造成体内血液的再分配；不感温水浴，对心血管系统影响不大；40℃ 以上热水浴能增加心脏负担；寒冷能提高心肌功能，改善心肌营养。

（2）对神经系统的作用　短时间热作用时兴奋性升高，长时间作用则降低；冷刺激能锻炼周围神经系统的功能，长时间冷刺激能使神经系统的兴奋性降低；不感温的浸浴能使从周围到大脑皮质的冲动减少；热可提高副交感神经的张力，寒冷可提高交感神经的张力。

（3）对新陈代谢的作用　冷水浴能增进食欲，促进营养物质的吸收。温水浴能在某种程度上降低代谢过程。过度的热作用能使糖和蛋白质的分解加速，大量出汗后，造成体内脱水及丧失部分矿物盐类。

（4）对肌肉的作用　在短促的寒冷作用下，肌肉紧张度增高，增加肌肉力量，减少疲劳，长时间作用时，则引起组织内温度降低，肌肉变僵直，使运动发生困难。短时间的温水浴能提高肌肉的工作能力及减少疲劳，较长时间的温水浴可使肌张力降低，疼痛和痉挛减轻。冷刺激可引起平滑肌收缩，而热刺激可使收缩的平滑肌舒展，不感温时无影响。

2. 治疗技术

（1）按作用部位分类　有全身水疗法、局部水疗法等。

（2）按温度分类　有冷水浴（低于25℃）、低温水浴（25~32℃）、不感温水浴（33~35℃）、温水浴（36~38℃）、热水浴（38℃以上）。

（3）按水中成分分类　有淡水浴、药物浴、汽水浴。

（4）按作用方式分类　有擦浴、冲洗浴、浸浴、淋浴、湿布包裹及其他特殊浴。

（5）按水的压力分类　有低压淋浴（1个大气压力以下）、中压淋浴（1~2个大气压力）、高压淋浴（2~4个大气压力）。

（6）按水中运动分类　有辅助运动、支托运动、抗阻运动。

3. 临床应用

①适应证：风湿或类风湿关节炎、胃肠功能紊乱、高血压病、肥胖症等；神经衰弱、周围神经麻痹、神经炎、神经痛、雷诺病等；大面积瘢痕挛缩、关节强直、痔疮、慢性闭塞性动脉内膜炎、前列腺炎、外伤后功能锻炼及恢复等；皮肤瘙痒症、慢性湿疹、牛皮癣、脂溢性皮炎等。②禁忌证：恶病质、重症动脉硬化、活动性肺结核、心肾功能代偿不全、身体极度衰弱及各种出血倾向者。

4. 注意事项

（1）明确疾病诊断　水疗法开始前，对患者要做到详细检查，明确诊断，严格掌握适应证，合理地安排水疗，严格掌握患者的全身情况。

（2）观察水疗的不良反应　①出汗情况，因为在热的作用下，有时汗液分泌可达1~2L或更多，造成氯化钠大量损失，患者有衰弱感；②脑循环障碍的症状，在37~39℃水浴时，周围血管扩张，当血液再分布发生急剧时，会出现头痛、头晕、耳鸣、眼花、面色苍白等脑循环障碍的症状。

（3）预防眼耳等疾患　如浴水消毒不充分或消毒剂刺激，易引起角（结）膜炎及中耳炎。

（4）治疗因素和患者个体反应特点　要根据患者的年龄、性别、冷热习惯、高级神经功能、疾病种类和阶段的不同调配刺激剂量。刺激剂量要采取循序渐进的方法，热水浴要从温水到热水，冷水浴要从低温或不感温水渐到冷水。

（八）低温疗法

低温疗法（hypothermia therapy）分冷疗法（cold therapy）和冷冻疗法（cryotherapy）。

1. 冷疗法　是利用寒冷刺激皮肤或黏膜引起机体发生一系列功能改变而达治疗目的的方法。

（1）治疗作用

1）对循环系统的作用　作用于皮肤冷感受器，通过轴索反射引起小血管收缩，降低血流速度，使被作用的组织温度下降，当此状态超过15分钟时可反射地引起血管扩张，过长时间的冷作用则使血流淤滞、皮肤发绀甚至造成冻伤。

2）对肌肉的作用　瞬间冷刺激可易化α-运动神经元的活性，刺激松弛的肌肉产生收缩；延长冷刺激时γ-运动神经元活性降低，神经传导速度下降，肌力与肌张力下降，可使肌痉挛得以缓解。

3）对神经调节的影响　降低感觉神经元的兴奋性，使痛阈提高而减轻疼痛。

4）对炎症反应及组织代谢的影响　冷刺激可引起皮肤及相邻组织的温度下降，组织代谢率及耗氧量降低可有利于控制急性炎症，减轻水肿。

（2）治疗技术

1）冷敷法　①冰袋法，将放置捣碎冰块的冷袋敷于患部，治疗时间因病情而定，在同一部位以15～20分钟为宜。②冷湿敷布法，用毛巾在含有碎冰的冷水中浸透，然后拧出多余水分，敷于患处，每2～3分钟更换一次，全部治疗时间为20～30分钟。③冰贴法，将冰块直接放置在治疗部位，或用冰块在治疗部位上来回移动（冰块按摩），治疗时间一般为5～10分钟。此方法刺激较强。④循环冷却法，采用循环冷却装置进行，有体外法和体腔法两种。体外法是将小管盘呈鼓状放置于体表，冷水通过管内循环而致冷；体腔法是将小管接一囊进入人体腔内再通冷水。

2）冰水浴　①局部冰水浴，将病变部位直接浸入冰水（-5℃）中，开始时可有痛感，首次浸入时间为数秒，出水后将患肢擦干并进行主动或被动活动，待复温后，再浸入其中，以后浸入时间渐增至20～30秒，反复进行，持续治疗4分钟左右。②全身冰水浴，患者全身在冷水中（4～13℃）短时浸泡，开始为1分钟，以后逐渐增加至5分钟。以出现冷反应如寒战等为准，治疗时间10～15分钟为宜。

3）喷射法　将冷冻剂经喷射装置直接喷射于病变部位。喷射范围根据治疗部位而定，特别适用于高低不平和范围较大的病变部位。如氯乙烷多采用间歇喷射，每次喷射3～5秒，间隔0.5～1分钟，一般一次治疗喷射3次，并注意皮肤反应。另外，可将液氮汽化，将冷气吹向病变部位，直至病变局部皮肤感觉到冷痛为止。

4）灌注法　如用冰水灌肠、冰水饮服、冰水冲洗阴道等。

5）冷针疗法　是选用针灸针刺在穴位上，再和制冷剂接触制冷（温度为-140℃）并保持一定时间，冷刺激穴位可使机体痛阈增高，适用于某些神经反射性疼痛或晚期癌性疼痛。

6）冷室法　设置为可调低温室，如温度-120～-100℃，治疗方式为患者在冷室内短暂停留。

（3）临床应用　①适应证：软组织闭合性损伤急性期伴血肿及水肿时或恢复期、关节周围软组织炎症、类风湿关节炎和关节其他慢性炎症等；神经痛、瘢痕痛、肌肉痉挛性疼痛、癌性痛、痛经等；肺出血、食管出血、胃十二指肠出血；烧伤、局限性皮炎、压疮早期、蛇咬伤早期和高热、中暑的降温；对于冷引起的支气管哮喘和寒冷性荨麻疹等进行脱敏治疗。②禁忌证：雷诺病、血栓闭塞性脉管炎、高血压病、冠状动脉疾病、动脉硬化、肾疾病、膀胱疾病、冷变态反应、冷致血红蛋白尿。

（4）注意事项　①预防组织伤害，由于先天性体质特点或治疗不当可发生冰灼伤，表现为皮肤发红、肿胀、触痛，一般发生在冷刺激24小时之内。在局部冷疗时可在周围皮肤上涂液状石蜡加以保护。②注意冷变态反应，少数患者对冷刺激可产生全身反应，如面部发红、全身瘙痒、血压下降、心跳变快等。如疑有对寒冷敏感者，应在治疗前于小范围皮肤进行过敏试验。③注意保暖，在冬季应注意非治疗部位的保暖以预防感冒。

2. 冷冻疗法　是应用制冷物质和冷冻器械产生的0℃以下低温，作用于人体患部并借冷冻破坏组织以治疗疾病的方法。

（1）治疗作用　冷冻对组织的作用效果与冷冻温度、冻融速度、冷冻时间、次数及局部组织对冷冻的敏感性有关。冷冻后皮肤先有水疱形成，随水疱消失后坏死灶与周围健康组织界限明显，经过数天至数周，局部肉芽组织急剧增生，然后结痂脱落，局部冷冻过的组织上皮汽化。冷冻疗法在临床上应用广泛，其伤口修复合乎生理要求，瘢痕形成较浅、范围小，不会引起组织变形和功能障碍。

（2）治疗技术　接触法是冷冻外科最常应用的一种方法，包括喷射法、倾注法、插入法、综合法。

（3）临床应用　①适应证：鳞状上皮癌、软骨肉瘤、局限性急性皮炎、瘢痕疙瘩、鸡眼、宫颈糜烂、外阴白斑、白内障、慢性咽炎、喉部血管瘤、过敏性鼻炎、口腔白斑、内外痔、肛门脓肿及直肠息肉、腋臭等。②禁忌证：血栓闭塞性脉管炎、冷变态反应者、雷诺病、冷过度敏感者、严重心血管疾病、肾功能不全、阵发性冷性血红蛋白尿症等。

（4）注意事项　①术后创面保持清洁，干燥或涂上 1% 甲紫，或用消毒敷料覆盖，如创口发生感染，应给予抗生素并伤口换药；②在冷冻肿瘤组织时，尽量在无血或少血情况下冷冻肿瘤；③冷冻下咽腔、喉部病变时要用药物预防水肿反应，保证呼吸道通畅；④冷冻治疗后持续疼痛时酌情给予止痛剂；⑤病变区如有神经干通过，冷冻时对神经组织有破坏作用，一般这种神经损伤是暂时性的，无须做任何特殊处理。

⇒ 案例引导

> **案例**　患者，男，40 岁。主因"脑出血后 2 个多月，左侧肢体运动障碍"入院。入院诊断：脑出血恢复期，左侧偏瘫；脑海绵状血管瘤（脑桥、右侧枕叶）。入院查体：神志清楚，被动体位，言语流利性差，左上肢肌力 3 - 级，左下肢肌力 4 + 级，肌张力高，右上、下肢肌力 5 级，四肢腱反射(++)，双巴氏征(+)。右侧指鼻试验、跟膝胫试验欠稳准。Brunnstrom 评定：左上肢Ⅲ期，左手Ⅱ期，左下肢Ⅲ期。
>
> **讨论**　对该患者应如何制订适合的作业治疗方案？

三、作业疗法

作业疗法（occupational therapy，OT）是康复医学的重要组成部分，是一个相对独立的康复医学专业。其定义为协助残疾者和患者选择（choose）、参与（engagement）、应用（apply）有目的和有意义的活动，预防、恢复、减少与生活有关的功能障碍（自理、工作、游戏/休闲）及促进最大程度的功能，达到最大限度地恢复躯体、心理和社会方面的适应，增进健康，预防能力的丧失以及残疾的发生，使人可以在生活环境中得以发展，并鼓励他们参与并贡献社会。

从事作业疗法康复治疗技术人员称为 OT 师（occupational therapist，OT）。

英文"occupation"直译为"职业"，但在作业疗法中，它不是简单地指某一工种，而是指占据一个人的时间并且对其生活赋予意义的所有活动，在作业疗法专业中将这些活动统称为作业活动。因此，作业活动既是作业疗法的治疗手段，又是作业疗法康复的目标。

作业治疗的过程：①评定：收集数据，了解历史，问题分析；②设定康复目标；③制订康复方案；④康复治疗与护理；⑤再评定；⑥决定康复方向。

（一）分类

1. 按照作业疗法名称分类　木工作业；金工作业；黏土作业；编织作业；制陶作业；手工艺作业；皮工作业；装配与维修作业；园艺作业；书画作业；计算机操作；治疗性游戏作业；认知作业；日常生活活动等。

2. 按照作业疗法目的和作用分类　用于增强肌力的作业；用于改善关节活动度的作业；用于减轻疼痛的作业；用于增强耐力的作业；用于改善协调性、灵活性的作业；用于改善 ADL 的作业；用于改善步态的作业；用于调节心理、精神的作业；用于改善整体功能的作业；用于改善认知功能的作业等。

3. 按照作业疗法的功能分类　心理性的作业；功能性的作业；职业前作业；作业宣教和咨询；环境干预；辅助技术等。

（二）作用

1. 增加躯体感觉和运动　通过感觉和运动功能的作业训练，结合神经生理学方法、治疗性训练，改善躯体的活动能力，如增加肌力、耐力、关节活动度、协调性和平衡能力等，并有预防并发症发生的作用。

2. 改善认知和感知功能　通过认知和感知作业训练，提高脑的高级功能的能力，如定向力、注意力、记忆力、概念、顺序、归类、解决问题、安全保护等。

3. 改善精神状况　可减轻残疾者或患者的抑郁、恐惧、愤怒、依赖等心理异常和行为改变。

4. 提高生活自理能力　通过 ADL 训练及自助器具的使用，提高患者自行活动能力、自我照顾能力、环境适应及工作能力等。

5. 改善社会、心理功能　通过作业活动可以改善进入社会和处理情感的能力。包括自我概念、价值、兴趣、自我表达、人际关系、参与社会、应对能力等，调动患者的积极性和调整情绪，增强战胜疾病的信心。

（三）目标

（1）维持现有的功能，最大限度地恢复患者的残存功能。

（2）增加患者手功能的灵活性以及眼、手的协调性和对动作的控制能力，进一步改善和提高日常生活活动能力。

（3）为患者提供职业恢复前的技能训练，帮助其回归社会。

（4）为患者设计及制作个体化的、与日常生活及职业相关的辅助器具。

（5）通过作业活动训练，增加患者的自信心，帮助患者恢复或取得正常的生活方式和工作能力，进一步消除残疾，重返家庭和社会。

（四）常用设备

作业治疗设备较多，可以就地取材。常用基本设备主要有治疗用器械，包括 OT 桌、滚筒、磨砂板、木钉、手指训练器等；治疗用游戏用品，包括橡胶球、套圈等；作业活动用具，如木工、黏土、手工艺、皮工用具等；日常生活活动能力训练用具，如炊具、坐便器等；自助具及矫形器等。

⊕ **知识链接**

地震灾害与神经损伤

汶川地震是一个让国人永远无法忘记的日子。地震灾害导致出现大量的各种创伤的病员（包括躯体的和心理的），如脊髓损伤导致双下肢截瘫、四肢瘫；肩关节半脱位并发腋神经损伤；肱骨干骨折并发桡神经损伤；肘部损伤并发尺神经损伤；桡骨下段骨折并发正中神经损伤；髋关节脱位并发坐骨神经损伤；腓骨小头损伤并发腓总神经损伤等，损伤后的功能障碍严重影响伤员的生活质量。通过作业疗法改善功能，提高生活质量。如日常生活活动训练、作业性心理治疗、轮椅使用技巧、家庭环境改造、辅助具装配与使用、社会参与与保障、就业等。

（五）处方

康复医生根据患者的性别、年龄、职业、生活环境、个人爱好、身体状况、功能障碍特点、残疾程度及并发症和禁忌证等情况，制订详细的作业治疗处方。处方的内容包括作业治疗的评定内容和结果、具体项目、治疗目标、训练计划、训练方法、训练强度、注意事项等。

（六）基本内容

作业疗法的内容及训练方法是针对不同的个体，选择对其躯体、心理和社会功能有一定帮助的、适合患者个体需求的作业活动。同时考虑患者的兴趣爱好、文化背景、生活环境、工作环境和社会地位等因素。主要包括以下内容。

1. 治疗性功能训练　治疗性作业活动是作业治疗常用的基本活动，它直接取自生活、工作和休闲，是作业治疗实用性和灵活性的具体体现，根据患者需求，经过精心设计和选择，针对性和目的性地进行训练，并由患者积极主动参与。

（1）增加肌力的训练　主动助力训练如上肢借悬吊带进行一些活动；主动等张运动训练如使用锤子训练上肢肌力，使用橡皮泥训练手的力量；抗阻等张运动训练如抗阻斜面磨砂板活动训练；保持姿势的动作训练如抬高上肢绘画；神经肌肉控制训练。

（2）增加肌肉耐力的训练　低负荷、重复多次的练习，可增加肌肉的耐力。如增加心肺功能的有氧运动训练。

（3）增加关节活动度的训练　利用桌面推拉滚筒运动，斜面磨砂板等作业活动；调整患者的坐位方向，进行肩关节的前屈、后伸、外展、内收等关节活动度的训练；被动牵伸训练；主动牵伸训练。

（4）改善灵活性的训练　上肢精细运动障碍的患者，可以进行编织、制陶等工艺活动；也可以利用蛋壳进行镶嵌的作业活动，最后制成漂亮的作品。一方面能够锻炼患者上肢的灵活性；另一方面可以提高患者的自信心。

（5）增强协调性和平衡功能的训练　制陶、编织等工艺活动可增加双手的协调能力；套圈、扔沙包等活动可增强上肢和下肢的协调和平衡能力。可根据患者的实际情况，变化患者站立的姿势，如患者可双脚前后位、双脚并拢位等，或者由静态平衡逐渐向动态平衡过渡，循序渐进，充分发挥作业治疗创造性、灵活性、适应性强等特点，为患者制订个体化训练方案。

（6）感觉训练　对存在感觉障碍的患者要认真进行评估，区分深浅感觉障碍，有针对性地进行健侧和患侧的同步治疗，强化正确感觉的输入，包括触觉、痛觉、温度觉、位置觉、运动觉等，反复训练，以达到最好的效果。

（7）增加心肺功能的训练　主要为有氧运动训练，如慢跑、游泳、登山等。

2. 个人日常生活活动　是指为达到生活自理而进行的一系列最基本的动作，包括床上活动（翻身、坐起、移动等）、更衣（穿、脱衣裤和鞋袜等）、个人卫生（洗脸、拧毛巾、刷牙、梳头、洗澡、如厕等）、进食（端碗、持勺、持杯、用筷或刀叉、抓拿或切割食品等）、转移训练（床与轮椅间的转移、轮椅和拐杖的使用等）以及站立、室内外步行、上下楼梯、乘公共汽车或骑自行车等。

在进行作业活动训练前，首先要进行活动分析。活动分析（task analysis）是解决问题的一种策略，是作业疗法的一种临床技术。将问题拆分为更详细的步骤，每个步骤都能被观察和量度，然后根据先后顺序逻辑性列出，便于做评估和训练时使用。如日常生活活动中的修饰和洗脸，分为以下几个步骤：①拿起梳子；②用梳子整理前部头发；③用梳子整理后部头发；④开关水龙头；⑤搓洗毛巾；⑥拧干毛巾；⑦擦面。护士通过以上步骤，观察发现存在的问题，评估哪些动作患者可以完成，哪些不可以完成，哪些活动需要帮助，需要何等程度的帮助，与患者一起探索完成自理生活的方式和有益的辅助器具，确定寻找解决问题的方法，帮助患者学会生活独立的方式，力求达到最大的功能状态，尽量少地依赖他人。

3. 手功能训练　是作业疗法的重要内容。通过功能性活动练习，改善上肢的活动性、手的抓握力量及灵活性；通过双手协调、手眼协调和单手协调训练获得手的运动控制。手功能训练可用的设备和用具很多，日常生活用品都可作为训练用具。基本用品包括插板、插件、套筒、橡皮泥、握力计、捏力计，不同阻力的夹子、生产性活动工具、各种休闲娱乐工具等。

4. 家务活动　包括烹调配餐（配备蔬菜、煮饭、切割鱼肉、洗涤锅碗瓢盆等）、清洁卫生（使用扫把、拖把、整理物品、洗晒衣服等），其他如使用电器、购物、抚育幼儿、收听广播、看电视、阅读书报、管理家庭经济以及必要的社交活动。

5. 教育性技能活动　通常适用于儿童或感官残疾者。需具备必要的学习用具，包括各种图片、玩具、各种大小不同的积木等，在受到教育的同时，对具有感官障碍者还要进行感觉功能训练，包括各种深、浅感觉训练等。

6. 就业咨询及工作训练　根据患者的技能、专长、身体功能状况、兴趣以及就业的可能性，向患者提供有关就业的意见和建议。根据患者的功能状况，为患者设计工作活动，以真实的或模拟的工作活动为手段，可以是和原工作相近的技能训练，可以针对性地进行手的技能训练，也可根据患者的兴趣选取相应的工作技能训练，促进患者能更好地重返工作岗位，回归社会。

7. 心理性作业活动　这是一种特殊的心理治疗方法。通过作业活动给患者以精神上的支持，减轻他们的不安和焦虑，或给患者提供一个发泄不满情绪的条件，如球类活动、园艺活动，常以集体的形式进行治疗。如截瘫患者的射箭比赛、篮球比赛、羽毛球比赛；偏瘫患者的郊游、太极拳；精神病患者的庭院管理（如种花、植树、锄草、拔草等）等。活动设计需要充分调动患者参与活动的积极性，转移其注意力，增强其战胜疾病的信心，主动参与社会活动。另外，还要教会患者掌握轮椅、假肢和各种器具的使用方法，使其能够熟练操纵，才能融入园艺和娱乐中去。

8. 认知和知觉训练　认知是认识和知晓事物过程的总称，包括感知、识别、记忆、概念形成、思维、推理及表象过程。认知障碍有多方面的表现，临床上以注意、记忆障碍多见。认知训练主要包括注意力、记忆力、思维判断/推理、复杂操作能力等方面的训练。

认知训练方法如下。

（1）认知活动刺激　通过一些动脑筋的活动减缓脑部退化的速度，如下棋、读报纸和书本、计算等，引导患者做相似认知的日常生活活动。

（2）日常生活能力训练　认知障碍的康复程度不一，日常生活能力训练可以释放患者自身潜力，不断重复，使新技能习惯化。

知觉是人对客观事物各部分或属性的整体反映，是对事物的整体认识或综合属性的判断。知觉障碍是指在感觉传导系统完整的情况下大脑皮质特定区域对感觉刺激的认识和整合障碍。临床常见的知觉障碍包括失认症、失用症、躯体构图障碍、视觉辨别功能障碍。知觉障碍训练包括：对物体失认者进行日常用品的识别训练，让触觉失认者闭目用手感觉、分辨和识别不同质地的材料，对单侧空间忽略者进行各种视觉搜索训练，对意念运动性失用者给患肢以触觉、本体感觉和运动觉刺激。

9. 辅助器具配置和使用活动训练　为患者提供辅助器具的咨询，并指导和训练患者使用这些器具。常用的辅助器具：①日常生活辅助器具，包括进食辅助器具（特制的勺、筷子、防洒碗、杯子）、穿衣辅助器具（穿衣钩、系扣钩、穿袜器、鞋拔）、如厕的辅助器具（坐便器、加高坐垫、扶手、厕纸夹）、梳洗辅助器具（洗澡椅、改装牙刷、改装梳子）；②助行器及轮椅，助行器包括手杖、腋杖、助行架。为需要代步的患者选择适当类型的助行器及轮椅和必要的附件，并进行助行器及轮椅的使用训练；③其他辅助器具，包括沟通交流辅助器具、坐姿系统、娱乐辅助器具等。

10. 假肢的使用活动训练　假肢是为了补偿、矫正或增强患者已缺失的、畸形的或功能减弱的身体部分或器官，使患者最大限度地恢复功能和独立生活的能力。在安装假肢前后均需进行功能训练，如站立、行走、左右平衡训练、上下楼梯的训练以及假肢穿戴前后的使用训练等。

11. 压力治疗（pressure therapy，compression therapy）　又称加压疗法，包括绷带加压和压力衣加压法，用于烧伤及烫伤患者。压力治疗通过局部的机械压力促进血液回流，并造成一定程度的缺血缺氧，从而控制局部水肿和瘢痕增生，促进肢体塑形、预防关节挛缩和畸形。

压力疗法应用原则：①早期应用，在烧伤创面愈合后尚未形成瘢痕之前就开始应用。一般 10 天之内愈合的烧伤不用压力疗法，10~21 天愈合的烧伤应预防性加压，21 天以上愈合的烧伤必须预防性加压；②合适的压力/有效压力，压力最好保持在 24～25mmHg，并保证在不同体位或姿势下，压力始终保持在有效范围，如需要应用"8"字带来保证腋部压力衣在肩关节活动时也有足够的压力；③长期使用，一般 1～2 年，甚至 3～4 年，持续加压至瘢痕成熟。每天要保证 23 个小时以上有效压力，只有在洗澡时才去除并保证不超过 1 小时。

12. 环境改造　针对患者居住的楼层、面积、厨房、厕所及浴室的特点、家庭人口、建筑障碍等，进行墙壁、地板、过道和楼梯的改造，对可能引起绊倒的危险物品合理存放，家具合理摆放以腾出更多的空间，方便患者日常生活活动；对家用物件进行改造，使物件更实用、更易于使用或拿取。

（七）临床应用

1. 伤残所致功能障碍　包括骨折、关节损伤、颅脑及脊髓损伤、截肢、断肢再植等。

2. 神经肌肉系统疾病　如脑卒中、截瘫、四肢瘫、脑瘫、进行性肌营养不良、周围神经损伤、老年性痴呆、脊髓灰质炎后遗症等。

3. 骨关节系统疾病　如肩周炎，退行性骨关节炎，风湿、类风湿关节炎，强直性脊柱炎等。

4. 精神神经疾病　如精神分裂症、焦虑症、抑郁症等。

5. 其他　如肺心病、冠心病、糖尿病等。

（八）注意事项

（1）作业内容要与治疗目标一致。必须根据患者的功能水平、年龄、兴趣爱好等，选择对患者躯体、心理和社会功能起到一定治疗作用的方法，目标明确，有针对性。

（2）作业疗法是恢复患者日常生活活动能力和社会职业的过渡，因此在选择作业活动时应具有现实性和实用性，即符合患者的生活环境和社会背景，适应患者的文化教育背景和就业需求。

（3）尽量采取集体活动的形式，便于患者之间交流，有助于加强患者的社会参与和交流能力。

（4）尽可能让患者选择自己感兴趣的作业活动，提高患者主动参与性和趣味性。

（5）作业活动要遵循循序渐进的原则。根据患者具体情况，对时间、强度、间歇次数等进行适当的调整，以不感觉疲劳为宜。

（6）必须详细记录作业治疗的医嘱、处方、进度、反应、患者完成的能力和阶段性评估及治疗方案。

⇒ 案例引导

　　案例　患者，男，56 岁，右利手，小学文化，工人。主因值班时被人发现言语不清，急诊入院。头颅 CT 示：左颞枕叶低密度灶。入院诊断：脑梗死，命名性失语。神经系统检查有两眼右侧同位性偏盲。失语检查：自发谈话为流利型失语口语，突出特点是缺乏实质性词，如名词，患者自述工作情况的一段话："当木工这个，我可以说说，哎！这个怎么说呢？我这个话，这些东西好像都不是我脑子似的，别人这么一说，我有这个词，非常好说似的，但到我嘴里，它就不这么顺当出来，我就找不到词了。"由于患者忘了名称，在叙述工作时不能用名词表述。口语听理解 80%，执行指令 30%，复述 85%，命名 20%，朗读 20%，书写 25%。

　　讨论　对该患者应如何进行言语训练？

四、言语治疗

　　言语（speech）或语言（language）是人类交流思想的工具，在人们平时交往中，言语和语言往往混用，并不会影响意思的理解。言语治疗是康复医学的组成部分，是对各种语言障碍和交往障碍进行评价、治疗和研究的学科。由专业的言语治疗人员对各类言语障碍者进行治疗或矫治的一种技术。其对象是存在各类言语障碍的成人和儿童。言语障碍包括失语症、构音障碍、儿童语言发育迟缓、发声障碍和口吃等。从事言语治疗的人员称言语治疗师或语言治疗师。

（一）治疗途径

1. 训练和指导　是言语治疗的中心，包括听觉的活用，促进言语的理解和口语的表达，恢复或改善构音功能，提高语音清晰度等言语治疗。指导主要包括对患者及家属进行指导，特别是对重症患者家属和患儿家长进行指导。

2. 手法介入　是利用传统医学的手法帮助改善受限的与言语产生有关的运动功能，此方法适用于运动性构音障碍，特别是重症患者，也适用于重度神经性吞咽障碍的患者。

3. 辅助具　为了补偿功能受限，有时需装配辅助具，如构音障碍患者腭咽肌闭合不全时，可佩戴腭托，以改善鼻音化构音。

4. 替代方式　重度言语障碍患者无法进行正常交流时，就要考虑使用替代交流方式，如手势语、交流板、言语交流器、便携式键盘等。

（二）治疗原则

1. 早期治疗　言语治疗越早，效果越好，一般在患者意识清楚，病情稳定，能耐受 30 分训练时即可开始。

2. 及时评估　治疗前应对患者进行全面评估，了解言语障碍的类型及程度，制订合理的康复治疗计划。治疗过程中定期评估，了解治疗效果，随时调整治疗方案。

3. 循序渐进　由简单到复杂，如听、说、读、写四个方面的功能障碍同时存在时，治疗的重点应首先进行听理解的训练和口语表达。

4. 及时给予反馈　根据患者对治疗的反应，及时给予反馈，强化正确的反应，纠正错误的反应。根据患者的反应适时调整训练内容、量和难易程度，避免患者疲劳而出现过多的错误。

5. 主动参与　言语治疗是一种交流过程。需要患者主动参与，才能激发患者言语交流的欲望和积极性，强化言语治疗的效果。

6. 选择治疗方法　根据患者的情况，选择个别治疗、集体治疗和家庭治疗等形式。

（三）治疗要求

1. 环境要求　房间不需要太大，一般 $10m^2$ 左右即可；安静，避免噪声；物品摆放简洁、有序；墙上不要贴多彩的画报，避免视觉的刺激导致患者注意力分散和视觉疲劳。

2. 器材和设备　包括录音机、呼吸训练器；压舌板、喉镜、镜子、秒表；单词卡、图卡，短语和短文卡；动作卡和情景卡；各种评估量表和评估工具；常用的物品（与文字配套的实物）。

3. 治疗形式　原则上以一对一训练为主，有时需要进行集体训练。①一对一训练，是根据患者的具体情况，如病情程度、障碍的侧重点、残余语言功能等制订出个性化的训练计划和具体训练内容。②集体训练，是将各种类型及不同程度言语障碍患者集中在一起，以小组形式进行训练。其特点是能够改善患者对社会的适应性，对其心理、情绪、人际交往方面起到积极作用。

4. 治疗次数及时间　一日 1～2 次，每次 0.5～1 小时，幼儿可以 20 分钟，门诊患者治疗间隔时间可长一些。言语检查的时间最好安排在上午，训练过程中随时观察患者的情况，以防意外发生。

5. 家属指导及自我训练　向患者家属讲解患者的检查结果以及将来的状况，对患者家属进行培训，使其参与患者康复训练过程中。给患者布置家庭作业，要求家属配合完成。通过家庭作业，可以强化每天的训练内容，还可以使患者看到自己的进步，提高自信心。通过家属参与，密切了解家庭成员间的关系，提高了交流能力，也使家庭成员对患者充分理解。

6. 卫生管理　训练时训练者会经常接触患者的身体和唾液，所以一定要注意预防各种传染病，训练前后要洗手，训练的物品要定期消毒。手指有伤口时要特别注意。直接接触患者口腔或皮肤时，要尽量使用一次性物品。

（四）临床应用

凡有言语功能障碍的患者都可以接受言语康复。但对于有意识障碍、情感障碍、行为障碍、智力障碍或有精神病的患者以及无训练动机或拒绝接受治疗的患者不适合训练；接受治疗一段时间效果不明显的患者也应停止治疗。

（五）注意事项

1. 反馈的重要性 即在治疗过程中，患者对自己的反应有意识地认识（如指出图片或发出声音等）。反馈有两种意义：①对自己所进行的活动有意识地、客观地把握；②能认识到反应正确与否。

2. 要重视患者本人训练 充分调动患者及其家属的积极性，配合训练，增强患者的自信心，提高训练效果。

3. 避免疲劳 密切观察患者的行为变化，有疲倦迹象时应及时调整训练时间及训练项目。

4. 确保交流手段 对于重症患者，首先要用手势、笔谈、交流板、语言障碍诊治仪等交流工具建立非语言的交流方式，特别对失语症患者有很大意义。

5. 心理治疗 注意观察患者的心理变化，鼓励患者积极进行语言训练，及时给予心理指导。

（六）失语症的康复

1. 病因及言语症状

（1）概念 失语症的定义有很多种，目前临床上比较常用的是 Benson 对失语症的定义：失语症是指大脑功能受损所引起的语言功能丧失或受损。

（2）病因 常见的有脑血管疾病、颅脑外伤、脑肿瘤、感染等。我国的研究资料显示，1/3 以上的脑卒中患者可产生各种言语障碍。失语症总的表现为失去言语或言语功能不能发挥的状态，应与以下障碍相鉴别：①意识障碍；②运动性构音障碍；③痴呆；④其他高级脑功能障碍如失用、失认等。

（3）言语症状 ①听理解障碍，包括语音辨识障碍，语义理解障碍；②口语表达障碍，包括发音障碍，说话费力，错语，杂乱语，找词和命名困难，刻板语言，言语持续现象，模仿语言，语法障碍，言语的流畅性和非流畅性，复述障碍；③阅读障碍，包括形、音、义失读，形音失读，形义失读；④书写障碍，书写不能，构字障碍，镜像书写，书写过多，惰性书写，象形书写，错误语法；⑤找词困难和命名障碍；⑥复述障碍。

2. 分类 我国对失语症的分类是以 Benson 分类为基础的，汉语失语症主要分为以下类型：Broca 失语，Wernicke 失语，完全性失语，传导性失语，纯词聋，纯词哑，经皮质运动性失语，经皮质感觉性失语，经皮质混合性失语，命名性失语，皮质下失语，失读症，失写症。

3. 治疗原则 ①有针对性；②综合训练，注重口语；③因人施治，循序渐进；④适当应用反馈机制调整患者反应；⑤对存在多种语言障碍患者，要区分轻重缓急。

4. 治疗方法 包括认知刺激法（Schuell 刺激法）、阻断去除法、程序学习法等。最常用的方法是 Schuell 刺激法，是多种失语症治疗方法的基础。具体训练方法如下。

（1）听理解训练 根据患者听理解障碍的严重程度选择合适的训练课题。

1）语音辨识 即让患者从事先录制好的声音（每组一个或多个词语音，余为社会自然音，如狗叫、汽车鸣笛、鼓掌等）中分辨词语音（一般从 2 选 1 开始，逐渐增加）。

2）听词指图 治疗师将若干张图片摆放在桌面上，说出单词名称，让患者指出所听到的图片。逐渐增加难度。

3）记忆广度扩展 用与 2）相似的方法，治疗师说出卡片上的内容，让患者按先后顺序指出所听到的单词的图片，或用扑克牌、情景画等进行。

4）句子听理解　以短句或短文叙述情景画的内容，令患者指出对应的画面，或治疗师讲一段故事后让患者回答问题。

5）执行口头指令　先从简单的一步指令开始，逐渐过渡到二步指令、三步指令。

🌐 知识链接

Schuell 刺激法主要原理

刺激原理	说明
利用强的听觉刺激	是刺激疗法的基础，因为听觉模式在语言过程中居于首位，且听觉模式在失语症中也很突出
适当的语言刺激	采用的刺激必须输入大脑，因此根据失语症的类型和程度，选用适当控制下的刺激，使患者感觉有一定的难度，但尚可完成为宜
多途径的语言刺激	如给予听觉刺激的同时给予视、触、嗅觉等刺激，可以促进效果
反复利用感觉刺激	一次刺激得不到正确反应时，反复刺激可提高其反应性
刺激应引出反应	一项刺激应引出一个反应，这是评定刺激是否恰当的唯一方法，它可提供重要的反馈，以便治疗师调整下一步的刺激
正确反应要强化以及矫正刺激	当患者对刺激反应正确时，要鼓励和肯定（正强化），得不到正确反应的原因多是刺激方式不当或不充分，需修正刺激

（2）口语表达训练

1）言语表达技能训练　通过逐个地训练音素、字和词汇，最后结合成句子。先训练患者发元音"a""u""i"和"b""P""m"。要求患者对着镜子练习，治疗师可以用压舌板帮助练习。

2）改善发音灵活度的训练　对于发音缓慢费力的患者可让其反复练习发"pa、pa、pa""ta、ta、ta""ka、ka、ka"等音，然后过渡到发"pa、ta、ka"，反复练习。

3）命名训练　首先进行听觉训练、图字匹配作业，然后用图片或实物让患者呼名。如有困难，可给予词头音、姿势语等提示；也可用关联词（成语、谚语、诗词等）引导。如患者不能命名"杯子"，可以用口型、手势语、词头音或利用上下文的方式提示，如"喝水用……"等。经过反复提示，可取得满意效果。

4）扩大词汇的训练　通过单词复述、图片－单词匹配等扩大词汇量，也可通过反义词、关联词等鼓励患者进行口头表达，如上－下，多－少，男－女等。

5）复述训练　根据患者复述障碍程度进行直接复述（单音节、单词、短句、长句等）；看图复述、延迟复述等。

6）描述训练　出示情景画让患者描述。

7）日常生活交流训练　将训练的单词、句子应用于实际生活中。如"苹果是什么颜色？"等。

（3）阅读理解和朗读训练　根据患者的功能水平（单词水平、句子水平等），选择适当的阅读和朗读的内容。

（4）书写训练　根据患者的情况选择不同的书写内容，如数字、词语、命名书写、便条书写、信件书写等。对于失写症患者，训练要循序渐进，顺序为临摹、抄写、自发性书写等。

1）实用交流能力训练法　失语症患者经过系统语言治疗后无明显功能改善，则应考虑实用交流能力的训练。积极利用非语言交流的措施，如手势、符号、描画、交流效果促进法（PACE）等多种手段结合运用。交流效果促进法具体训练方法：将一组图片正面向下扣在桌上，治疗师和患者交替取图片，不让对方看见自己手中图片的内容。然后，运用命名、手势语、绘画、指物等各种表达方式，将信息传递给对方，接受者通过重复确认、猜测、反复质问等方式进行适当的反馈。治疗师可根据患者的能力提供适当的示范。

2）非语言交流方式的利用和训练　①手势语，在交流活动中，手势语不单指手的动作，还包括头和四肢及躯干的动作，训练可从常用的手势开始，例如用点头和摇头表示是或否，训练时，治疗师先示范，然后让患者模仿，再进行实际情景练习，以达到日常运用目的；②画图，对于严重失语患者，如具有画图能力，可用图画进行交流；③交流板或交流册，适用于口语和书面语交流均困难的患者，但其有一定的认识文字和画图的能力，患者可通过指出交流板或交流册中的文字或图画来表达自己的意图。

各种失语症的障碍不同，治疗的重点也不同。运动性失语训练重点在口语的表达。感觉性失语的治疗重点在听理解。命名性失语主要是训练命名。完全性失语治疗难度大，先改善听理解，口语表达恢复难，可以用交流板进行交流。

（七）构音障碍的康复

1. 概念　是指由于构音器官先天性和后天性的结构异常，神经、肌肉功能障碍所致的发音障碍以及不存在任何结构、神经、肌肉、听力障碍所致的言语障碍，主要表现可能为完全不能说话、发声异常、构音异常、音调和音量异常、吐字不清等，不包括由于失语症、儿童语言发育迟缓、听力障碍所致的发音异常。

2. 分类　可分为运动性构音障碍、器官结构异常所致的构音障碍、功能性构音障碍。

3. 治疗方法

（1）呼吸训练　是改善发声的基础。①先调整坐姿。躯干直立，双肩水平，头保持正中位。②如果患者呼气时间短而且弱，可采取辅助呼吸训练方法。护士将双手放在患者两侧肋弓稍上方的位置，然后让患者自然呼吸，在呼气末给胸部以压力，使患者呼气量增加。③口、鼻呼吸分离训练。平稳地由鼻吸气，然后由口慢慢呼出。④增加呼气时间的训练。护士数1、2、3时，患者吸气，然后数1、2、3憋气，再数1、2、3患者呼气，以后逐渐增加呼气时间。呼气时尽可能长时间地发"s""f"等摩擦音，但不出声音，经数周的练习，呼气时间长达10秒，并维持这一水平。⑤呼出气流控制训练。继续上述练习，呼气时摩擦音由弱至强，或由强至弱，在一口气内尽量做多次强度改变。也可以让患者数1、2、3、4、5时改变发音强度。指导患者感觉膈部的运动和压力，这表明患者能够对呼出的气流进行控制。

（2）放松训练　主要针对痉挛型构音障碍的患者，通过放松肢体的肌紧张可以使咽部肌群也相应地放松。放松训练的顺序：①足、腿、臀部的放松；②腹部、胸部、背部的放松；③手和上肢的放松；④头颈部的放松。

（3）构音器官的运动训练　①下颌，张口－闭口－咬合，抗阻力训练。②唇，噘嘴－龇牙，鼓腮－漱口，连续咂唇。③舌，伸舌－缩舌，左右摆舌，卷舌，上舔－下舔。④软腭，辅助上提，舌根音练习，ga－ga－ga，冰棉棒刺激腭咽弓。

（4）发音训练

1）发音启动　呼气时嘴张圆发"h"音的口形，然后发"a"。反复练习后可发不同长短的"h""a"和"ha"音。

2）持续发音　一口气尽可能长时间地发元音，用秒表记录持续发音时间，最好能够达到15～20秒。

3）音量控制　指导患者音量由小至大，然后由大至小，或音量一大一小交替，或者发元音时音量逐渐改变；在复述练习中，鼓励患者用最大音量，提醒患者尽可能地放松，深呼吸。

4）音高控制　①扩大音高范围，指导患者唱音阶；②当患者的音高建立后，可进行"滑移"训练，它是语调训练的前提；③韵律训练，可用电子琴等乐器让患者随音的变化训练音调和音量。对节律的训练可用节拍器,设定不同的节律和速度,患者随节奏发音纠正节律。

(5) 克服费力音训练　让患者打哈欠并伴随呼气,当成功时,在打哈欠的呼气时教患者发出词和短句。

(6) 克服鼻音化训练　采用引导气流通过口腔的方法,如吹蜡烛、喇叭、哨子等,也可以用"推撑"疗法。

(7) 克服气息音的训练　采用推撑训练,咳嗽法,手法辅助发音。

(8) 非言语交流方法的训练　重度构音障碍的患者,选择设置替代言语交流的一些方法并予以训练。如有图画板、词板、句子板等。图画板上画有多幅日常生活活动的画面,对于文化水平较低和失去阅读能力的患者会有所帮助;词板、句子板适用于有一定文化水平和运动能力的患者。

⇒ 案例引导

　　案例　患者,女,35 岁。因"发现左乳肿块 1 月余"入院。入院诊断:乳腺癌(左)。拟行乳癌根治术。入院时患者神志清楚,语声低微,情绪紧张、低落,睡眠欠佳,不思饮食,形体消瘦,自述 1 个月内体重减低 5kg。向其询问有关癌症的一般常识时,回答语无伦次,只知道"癌症非常可怕,手术后非常危险,后果不好,心里感到不安"。B 超提示:左乳肿物。既往无其他疾病。

　　讨论　1. 该患者现存的心理问题是什么?
　　　　　　2. 对该患者应如何进行心理护理?

五、心理治疗

心理治疗(psychotherapy)也称为精神治疗,是应用心理学的理论和方法,通过建立治疗性医患关系,帮助患者克服心理困难和心理障碍,以达到调整认识、改善情绪、转变行为、健全人格、适应社会的治疗过程。心理变化影响着康复的过程和结果,从某种意义上说,心理康复将决定康复的结局。因此,心理治疗应贯穿康复治疗始终。

(一) 伤残后心理变化阶段

人在伤残后,会出现一系列心理上的变化。我国专家结合多年临床实践,将伤残后的心理变化归纳为以下 6 个不同的阶段。

1. 无知期　指患者创伤后,对自己的真实病情不了解,表现出来的异常情绪和行为与残疾程度无关。此期持续时间从伤至 3 个月不等,但不是每个人心理反应都经历此阶段。

2. 震惊期　指患者了解自己伤病的严重程度后,在心理方面即刻出现的情感上的麻木或休克状态。此期一般持续几秒到数天的时间。

3. 否认期　指患者在经过震惊期打击之后,对已经发生的事实,在心理上采取一种否认的态度。此期一般持续数周或数月的时间。

4. 抑郁期　指患者意识到自己病情的严重性和后果后,出现消极的情绪反应。若病情迁延不愈,焦虑、压抑情绪加重,对生活失去信心。此期可持续数月或更长时间。

5. 反对独立期　指患者经过抑郁期后,情绪已趋于稳定,但行为上出现倒退,缺乏积极独立的谋生心态和行为。此期持续时间从数月到数年不等。

6. 适应期　指患者经过上述几个阶段后,在心理上接受并适应残疾,逐渐发现自己的生存价值,愿意继续工作和重新参与社会生活。

评估伤残患者心理变化所属阶段,可以帮助治疗师有的放矢地做好心理治疗工作,从而帮助患者尽快恢复身心健康，早日回归家庭和社会。

（二）治疗原则

1. 真诚原则 这是心理治疗的一个重要条件。医护人员对患者要真诚，理解和尊重患者，给予耐心的鼓励和指导，以平等的方式商讨对策，这样，患者才能毫无保留地吐露个人心理问题的细节，为医生准确诊断及设计、修正治疗方案提供可靠的依据，同时医生向患者提出的各种治疗要求也能得到遵守和认真执行。

2. 保密原则 心理治疗过程中往往涉及患者的隐私，要对其隐私进行保密，不得作为工作以外的话题到处谈论，这是医护人员的职业道德要求。

3. 中立原则 心理治疗的目的是帮助患者自我成长，心理治疗师不是"救世主"，因此在心理治疗过程中，不能替患者做任何选择，而应保持某种程度的"中立"。

4. 回避原则 心理治疗中往往要涉及个人的隐私，交谈是十分深入的。因此，不宜在熟人之间做此项工作。亲人与熟人均应在治疗中回避。

在治疗的过程中应注意：不同的患者有着不同的心理问题，同样的心理问题在不同的患者身上又有不同的表现，治疗师应了解患者的不同心理反应，采用不同的措施有的放矢地加以施治。

（三）常用治疗方法

1. 精神支持疗法 这是当前应用比较广泛的疗法，适用于处于震惊、否定和抑郁阶段的患者。适宜地选用劝导、启发、鼓励、同情、支持、说服、消除疑虑和提供保证等交流方法，帮助患者认识问题、改变心态、提高信心，从而促进身心康复。当伤病发生后，患者通常处于焦虑、易怒、恐惧和悲观之中，医护人员通过倾听患者陈述，在适当的时候为患者分析、解释发病及病情迁延的主客观因素，把预后的康复结果实事求是地告诉患者，指出患者实现愿望的途径，利用医护人员对患者的影响力，向患者坚定地提出相关方面的保证，使患者建立信心，解除疑虑。

2. 暗示疗法 是利用语言、动作等治疗方法，使患者在不知不觉中受到积极暗示的影响，从而不加主观意志地接受治疗师的某种观点、信念、态度或指令，解除心理上的压力和负担，实现消除不良心理目的的方法。暗示疗法有很多种，如言语暗示、情境暗示、药物暗示、手术暗示等。患者也可以进行积极的自我暗示，如反复强化"一定能战胜疾病""医生能治好我的病""我能睡好觉"等意识，从而树立战胜疾病的信心。

3. 行为疗法 又称条件反射治疗，是以行为学习理论为指导，按一定的治疗程序消除或纠正人们异常或不良行为的一种心理疗法。行为疗法理论认为：人的行为，不管是功能性还是非功能性的、正常或异常的，都需经学习而获得，并且能通过学习而更改、增加或消除。受奖赏的、令人满意的学习结果容易被学会且能维持下来；受处罚的、令人不愉快的学习结果不容易被学会或很难维持下来。因此，掌握了操作这些奖赏或处罚的条件，就可控制行为的增减或改变其方向。常用的行为治疗有系统脱敏疗法、厌恶疗法、强化疗法、处罚消除法、放松疗法等。以下主要介绍前三种。

（1）系统脱敏疗法 在行为疗法中占有重要地位，适用于焦虑和恐惧症患者的治疗。是通过一系列步骤，按照刺激强度由弱（小）到强（大）逐渐训练心理的承受力和忍耐力，增强适应力，从而对真实体验不产生"过敏"反应，保持身心的正常或接近正常状态。系统脱敏疗法包括三个步骤：①建立恐惧或焦虑的等级层次，将患者感到恐惧或焦虑的事件按等级程度由弱到强依次排列；②放松训练，一般需要 6 ～ 10 次练习，每次练习 30 分钟，每天 1 ～ 2 次，以全身肌肉能够迅速进入松弛状态为合格；③系统脱敏练习，分为想象系统脱敏和现实系统脱敏。想象系统脱敏的过程：让患者处于全身肌肉放松状态下，由治疗师口头描述，让患者进行想象，从最低层开始，想象 30 秒，停止想象时报告此时感受到的主观焦虑等级分数，以不感到紧张害怕为止，再进入下一个层次，如此渐进直到通过最后一个层次。现实系统脱敏是让患者置身于真实的恐惧或焦虑情境，操作程序与想象系统脱敏一致。

（2）**厌恶疗法** 是将欲戒除的目标行为（或症状）与某种不愉快或处罚性的刺激结合起来，通过厌恶性条件作用，达到戒除或减少目标行为的方法。民间断奶时在乳头上涂黄连一类的苦味剂或在乳房上涂难看的颜色，儿童在吸乳一两次后，就不敢再吮乳，这本质上就是一种厌恶疗法。因为厌恶疗法实施时会给患者带来极不愉快的体验，因此，一般要征得患者的同意后才使用此法。

（3）**强化疗法** 又称操作条件疗法，是指系统地应用强化手段去增加某些适应性行为，减弱或消除某些不适应行为的心理治疗方法。通常分为四种类型：①正强化，指运用奖励的方式，使有利的行为模式重复出现，并保持下来，例如言语治疗时，患者回答正确，马上给予表扬和肯定；②负强化，即去掉一个坏刺激，是为引发所希望行为的出现而设立，例如患者殴打亲人，医护人员看到即批评，患者改变这种行为，就停止对他的指责；③正惩罚，即施加一个坏刺激，当不适当的行为出现时，即给予患者一种不愉快刺激的方法，如随地吐痰，当即罚款，实行这种惩罚时意义要明确，时间要及时；④负惩罚，即去掉一个好刺激。当不适当的行为出现时，不再给予原有的奖励。如脑瘫患儿不主动运动时，就推迟或取消当日见妈妈的"权利"。这种类型比正惩罚更为常用。

4. 认知疗法 是根据认知过程影响情感和行为的理论假设，通过认知和行为技术来改变患者不良认知的一类心理治疗方法的总称。认知疗法的基本观点：认知过程及其导致的错误观念是行为和情感的中介，适应不良行为和情感与适应不良的认知有关。治疗师应与患者共同找出适应不良的认知，并提供学习或训练方法进行矫正，使患者的认知接近现实和实际。随着不良认知的矫正，患者的心理障碍也逐步得以排除。从广义的角度看，认知疗法包括所有能改变错误认知的方法，如说明、教育、批评、促膝谈心等。认知疗法中比较有代表性的是 20 世纪 50 年代由 Ellis 创立的合理情绪疗法（rational emotive therapy，RET）和贝克的认知治疗（cognitive therapy）。

⊕ **知识链接**

合理情绪疗法

合理情绪疗法，又称理性情绪疗法。其治疗整体模型是 ABCDE 理论。

A：刺激性事件，B：个体的信念系统，C：情绪反应和行为后果，D：与不合理的信念进行辩论，包括审视、界定、分辨、争辩，E：新的情绪和行为的治疗效果。

Ellis 认为，发生负性事件时，事件（A）本身并非引起情绪反应或行为后果（C）的原因，而人们对事件的不合理信念（B）才是真正原因所在。因此要改善不良情绪及行为，就要劝导干预（D）非理性观念的发生与存在，而代之以理性的观念。等到劝导干预产生效果（E），人们就会产生积极的情绪及行为，心理的困扰因此消除或减弱，从而产生愉悦充实的新感觉。

⇒ **案例引导**

案例 患者，男，15 岁，中学生，身高 176cm，体重 62kg。1 年前因"脊髓灰质炎"导致双下肢活动困难，每天上学要靠母亲用轮椅接送。今来康复科就诊咨询，希望借助适合的辅助器具，能够自己上学，以减轻家人的负担。对该患者进行功能性评估：双下肢肌力 2 级，双上肢肌力 4 级，肌张力不高，坐位平衡良好，站立时平衡功能存在障碍，日常生活能够部分自理。对居住环境评估：卫生间的门较窄，为 75cm，便器旁无扶手，门口有台阶，出行不便。

讨论 如何帮助该患者选择配置适合的辅助器具种类？

六、康复工程在康复护理中的应用

康复工程（rehabilitation engineering）是工程技术人员在全面康复和有关工程理论指导下，与各个康复领域的康复工作者、残疾人、残疾人家属密切合作，以各种工艺技术为手段，帮助残疾人最大限度地开发潜能，恢复其独立生活、学习、工作、回归社会、参与社会能力的科学。本节主要介绍患者康复过程中常见的治疗辅助器具和生活辅助器具，如矫形器、假肢、轮椅、助行器及自助具。

（一）矫形器

矫形器又称支具，是用于人体四肢、躯干等部位，通过力的作用以预防、矫正畸形，治疗骨关节和神经肌肉疾患，并补偿其功能的器械。包括各类支具、支架、夹板等器械。矫形器对佩戴肢体起到稳定与支持、固定与矫正、保护与免负荷、代偿与助动等作用。

> ⊕ **知识链接**
>
> **矫形器的命名**
>
> 矫形器根据安装部位分为上肢矫形器、下肢矫形器和脊柱矫形器三大类，其命名如下。
>
> **1. 上肢矫形器**　肩肘腕手矫形器（SEWHO）、肘腕手矫形器（EWHO）、腕手矫形器（WHO）、手矫形器 Hand Orthosis（HO）。
>
> **2. 下肢矫形器**　髋膝踝足矫形器（HKAFO）、膝矫形器（KO）、膝踝足矫形器（KAFO）、踝足矫形器（AFO）、足矫形器（FO）。
>
> **3. 脊柱矫形器**　颈矫形器（CO）、胸腰骶矫形器（TLSO）、腰骶矫形器（LSO）。

1. 矫形器的分类　按治疗部位分为上肢、下肢、脊柱矫形器；按治疗阶段分为临时用、治疗用、功能代偿矫形器；按治疗目的分为固定、活动、矫正、免荷式矫形器；按制作材料分为石膏、塑料、金属、皮革矫形器。（图3-9至图3-11）。

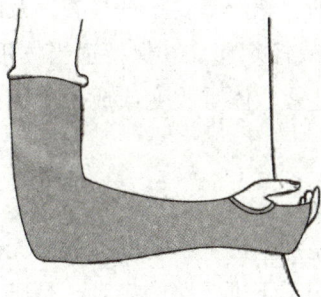

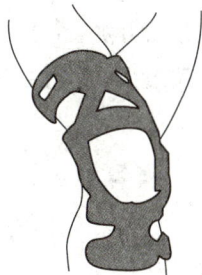

图3-9　上肢矫形器　　　图3-10　前进型膝矫形器　　　图3-11　脊柱矫形器

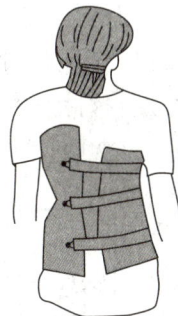

2. 矫形器处方　处方制订前对患者进行全面评定，包括肢体形态、损伤程度、运动功能、日常生活能力以及心理状态等的评定。根据患者的病损情况及总体康复治疗方案制订矫形器处方。处方内容主要包括患者的基本信息、矫形器使用的目的、功能要求、品种、材料、尺寸、固定范围、体位、作用力的分布及使用时间等。

3. 矫形器的使用和护理　①向患者讲解矫形器的使用方法和目的，指导患者正确穿戴矫形器。②矫形器不能直接接触皮肤伤口。对下肢水肿的患者注意矫形器不要紧贴皮肤。③穿戴好后注意防止松脱。定期检查矫形器佩戴处皮肤是否明显受压，如皮肤发红、疼痛、破损，应及时给予调整。④训练佩戴矫形器的肢体以保持或增强其残余功能。⑤定期请专业人员对矫形器进行检查、保养、维护和调整。

（二）假肢

假肢又称义肢，是用于弥补因先天性肢体缺损和后天性伤病截肢所致的肢体部分或全部缺失的人工肢体。其作用为弥补肢体缺陷，代偿已失肢体的功能。

1. 假肢的分类　按结构分内骨骼式和外骨骼式假肢；按用途分装饰性、功能性、作业性和运动性假肢；按安装时间分临时性和正式性假肢；按解剖部位分上肢和下肢假肢；按控制假肢运动的动力来源分自身力源和体外力源假肢（图3－12、图3－13）。

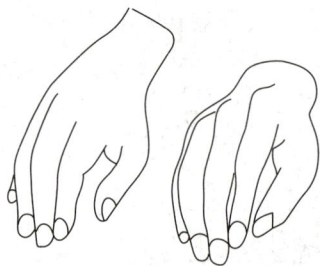

图 3 - 12　假手

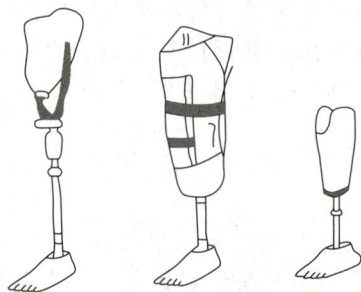

图 3 - 13　临时假肢

2. 假肢处方　假肢选取首先以患者能够接受为原则，包括心理接受和经济接受。通过残肢康复评定，如皮肤情况、关节活动度、肌力、长度、残端形状、畸形程度、神经瘤等，然后选取假肢。假肢处方的内容包括假肢品种、主要技术尺寸、主要部件的选择和装配中特殊的技术要求等。在制订假肢处方时应同时考虑截肢者的性别、年龄、职业、全身健康状况、残肢条件、关节功能、经济状况、生活环境、交通条件、更换及维修等因素。

3. 假肢的护理　①正确穿戴假肢。根据假肢性能，依靠残肢功能去支配和带动假肢进行穿脱。②康复训练假肢。训练时安全护理放首位。通过训练，使患者能自如地控制假肢，并能利用假肢达到 ADL 自理和参与社会活动。③起、坐动作时，假肢在前、健肢在后，以健侧支撑体重。④注意保持患肢功能位，避免不良姿势。⑤定期对假肢和残肢进行清洁养护。擦洗加油，轴、螺丝等要定期检查，及时拧紧。防止残肢肌萎缩、肿胀或脂肪沉积，残肢受压疼痛时，可加衬垫以减轻疼痛。⑥保持适当体重。因接受腔形状、容量十分精确，一般体重增减超过 3kg，就会感觉过松或过紧。体重改变或成长中的孩子暂不装永久性假肢。

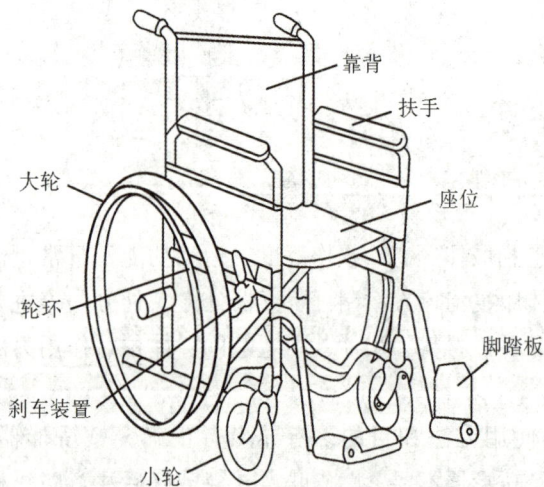

靠背

扶手

大轮

座位

轮环

脚踏板

刹车装置

小轮

图 3 - 14　轮椅

（三）轮椅

轮椅的使用者通常是那些因存在功能障碍而无法走路、行动不便，或遵医嘱不准走路的患者，是康复代步、身体锻炼和参加社会活动的工具。主要适用于脊髓损伤、下肢伤残、颅脑损伤、脑卒中偏瘫、骨关节疾病和年老体弱者。

1. 轮椅的分类　按用途不同分为普通轮椅和特殊轮椅。特殊轮椅又分为站立式、躺式、单侧驱动式、电动式和竞技式轮椅（图3－14）。

2. 轮椅处方　为了制出最大限度满足患者需要的轮椅，需先对患者进行评定。轮椅处方的内容包括：姓名、年龄、住址；临床诊断、残疾诊断；使用者类型（成年人、未成年人、儿童等）；使用者体型参数（坐宽、坐高、坐长、体重等）；驱动方式（手动、电动）；大小轮尺寸；轮胎等。

3. 轮椅的护理 ①按轮椅处方选择适宜的轮椅。使用前检查各部件性能，以保证安全。②教会患者正确使用轮椅，如保持正确坐姿，肌力训练，轮椅的打开收放，上下轮椅练习，轮椅前进、后退、左右转弯练习，轮椅上坡、下坡、越过障碍、急停等练习。③患者乘坐轮椅时，身体置于轮椅的中部，抬头并使背部向后靠。髋关节尽量保持在90°，坐位不平衡者，要系安全带。④长时间乘坐轮椅时，每30分钟抬臀一次，每次3~5秒，通过减压以预防压疮。⑤患者从轮椅坐、站起前，先将闸制动；推轮椅患者下坡时，应倒行。

（四）助行器

助行器是辅助人体支撑体重，保持平衡和行走的工具。主要用于一侧下肢缩短、一侧下肢不能支撑行走、步态异常等步态不稳的患者。其作用是保持平衡、支撑体重、增强上肢伸肌的肌力。

1. 助行器的分类 按结构和功能分为三大类：无动力式、动力式和功能性电刺激助行器。其中无动力式助行器结构简单，价格低廉，使用方便，是最常见的一种助行工具。常用的有杖（包括手杖、前臂杖、腋杖和平台杖）和步行器（包括助行架、截瘫行走器、交替式行走器）（图3-15至图3-17）。

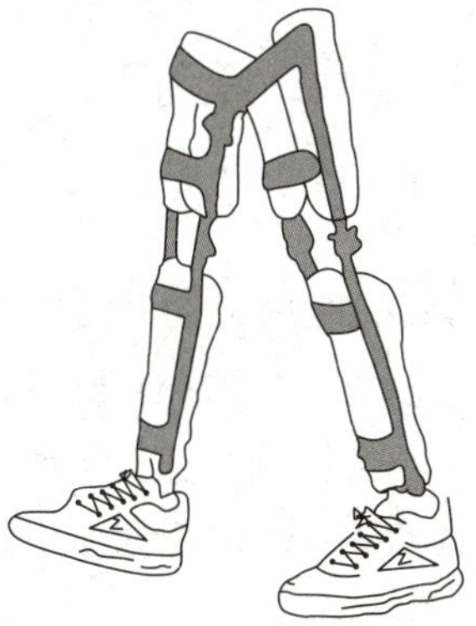

图3-15 截瘫行走器

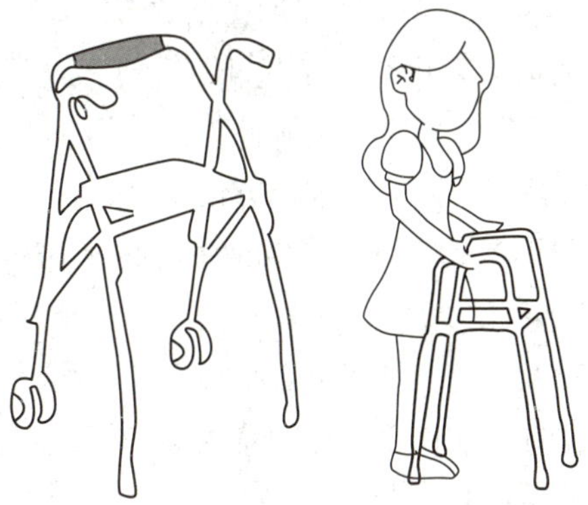

图3-16 助行器

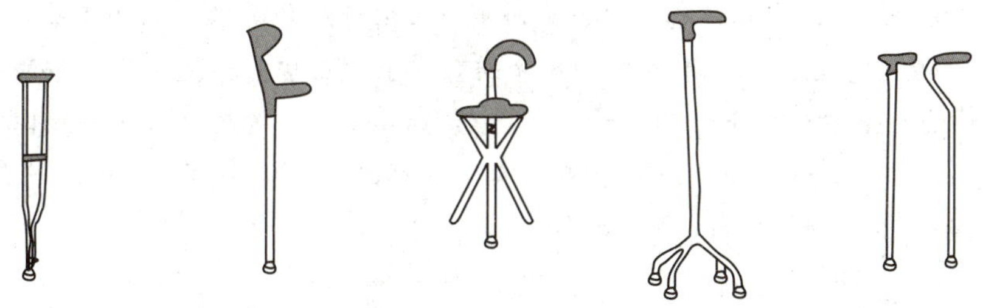

图3-17 拐杖和手杖

2. 助行器的选取 选购助行器时应参考患者的身高、体重、使用需要，选择结构简单，便于维修，轻巧耐用的产品，价格在患者能承受的范围内。可用可不用时尽量不用。

3. 助行器的护理 ①加强心理疏导，讲明助行器的作用和使用的必要性；②选择适当的助行器：评估患者的平衡能力、下肢的负重能力、行走的步态、上肢的力量及病情，同时考虑助行器的使用环境和患者的学习能力等因素；③助行器的高度应与患者身高相符；④注意安全防范，指导患者身体应保持与地面垂直，防止因滑倒引发意外；⑤使用助行器的患者，腋下、肘、腕等部位长期受压，容易造成压疮，应多观察、早预防。

（五）自助具

自助具是指可增强患者生活独立性，提高 ADL 能力的辅助装置。使用自助具的目的是减轻由于功能障碍带来的生活不便，使患者能更省力、省时、高质量地完成日常生活活动。

1. 自助具的分类　自助具的种类繁多，按患者残疾类型分为盲人、聋哑人、智力残疾人辅助用具等类别；根据自助具的用途分为进食、书写、阅读、穿衣、个人卫生、体位转移辅助用具等类别（图3-18 至图 3-20）。

图 3-18　进食自助具　　　　图 3-19　清洁自助具　　　　图 3-20　书写自助具

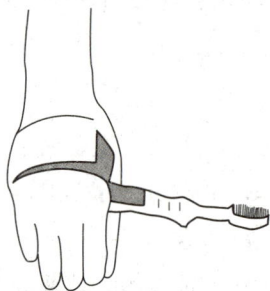

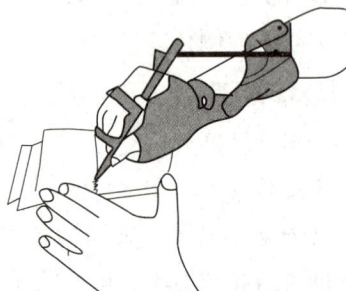

2. 自助具的选取　选取自助具前，应先全面了解患者的残疾情况及生活障碍程度，包括各关节活动范围、肌力、感觉、协调性等。选取的自助具应美观、安全、耐用，使用方便、易操作，轻便、舒适，价格合理，购买、维修方便。

3. 自助具的护理　①鼓励患者正视伤残，耐心指导、讲解自助具的应用目的、使用方法和注意事项，帮助患者树立生活勇气和信心，积极配合康复治疗和护理；②定期清洁、维护自助具，如进食自助具必须天天清洗；③若患者病情好转，尽量减少自助具的使用，防止产生依赖心理；④使用带有危险性的自助具时，如切菜刀、切菜板等，要特别注意安全，并且教会患者发生意外时应如何正确应对。

⇨案例引导

　　案例　患者，男，47 岁。三天前吃中饭时突发右侧肢体活动无力，无法行走，伴口齿不清。以"脑梗死"收住入院。入院时神志清楚，言语不清，右侧肢体瘫痪，肌力 1 级，伴右侧中枢性面瘫，无头痛，无恶心呕吐，无饮水呛咳，饮食尚可，小便正常，大便干燥，睡眠欠佳，舌淡苔薄，脉缓弱。测体温 36.7℃，脉搏 70 次/分，呼吸 18 次/分，血压 130/85mmHg。既往无糖尿病、高血压、心脏病等病史。头 CT 示：右侧基底节区梗死。中医诊断：中风病（气虚血瘀型）。

　　讨论　如何对该患者进行辨证施护？

七、传统疗法在康复护理中的应用

早在两千多年前，我国就开始采用针灸、按摩、气功等方法进行功能的康复。经过多年实践经验的总结，逐渐形成一系列独具中国特色的康复治疗方法，如针灸、中药、推拿、拔罐、食疗、运动、调摄情志等。在现代康复中，越来越多的中医特色疗法展现出其独特的疗效。

（一）中医康复护理的特点

1. 整体观　中医学认为人体是一个有机的整体，构成人体的各个组成部分之间相互协调、相互作用、相互影响；人体与自然环境关系密切，即"天人合一"；人是社会的一部分，社会的变化必然对人体产生影响。这种机体自身的整体性和内外环境的统一性，被称为整体观。整体观要求在康复护理过程中，应顺应四时气候变化、注重身心全面整体的护理、适应社会需求，早日回归家庭和社会。

2. 辨证观　辨证是运用中医学的理论，将四诊所收集的资料、症状、体征，通过分析辨清病因、病位、病性及邪正关系，概括判断为何病、何证。在辨证基础上，确立相应的康复护理原则和方法并加以实施，称之为辨证施护。通过辨证施护改善各种功能障碍的内在原因，是中医康复护理的特色之一。

（二）中医康复护理的基本原则

1. 治未病　《黄帝内经》提出的"圣人不治已病治未病"和"上工治未病"奠定了中医康复护理的预防观。治未病，其核心在"防"，即未病先防、既病防变、已变防渐三个层面的含义。

2. 形神合一　是中医整体观念的体现。中医康复治疗护理应注重"形神兼养"，训练"神"对"形"的支配作用，如偏瘫运动功能的丧失，就是神对肢体主宰作用的丧失，康复时强调主动运动训练，即为突出"神"对"形"的支配作用，这与现代康复医学运动再学习的指导思想相吻合。

3. 三因制宜　《黄帝内经》作为中医医学思想的宝库，其中蕴含着丰富的三因制宜思想，即因时、因地、因人制宜，是中医学的理论特色和精华。体现在中医康复护理中，即根据地域的不同、四时昼夜变化的规律以及疾病的不同阶段，根据康复对象的病证、身体素质、行为习惯、文化水平、经济条件等的不同，采取不同的康复护理措施。

4. 综合护理　康复护理对象多为残疾者，老年病证、慢性病证及精神病证等，其病证多疑难复杂，用单一康复方法不易奏效。在辨证的前提下，遵循标本缓急、动静结合和医学康复与自我康复相结合的原则，根据不同病情，选取不同的综合护理方法。

（三）中医康复护理方法

中医康复护理通常强调应在生活起居护理、饮食护理、情志护理、康复治疗与护理、中医健康教育等方面注重给予康复护理和指导。

1. 生活起居　护理主要是指患者在恢复期的生活环境和日常生活护理。我国历代医家十分重视生活起居护理，把它作为调养神气，延年益寿的重要法则。体现在：①顺应四时变化、调整机体阴阳。随着春、夏、秋、冬四时更迭，自然界生物出现生、长、收、藏的相应变迁。人应和万物一样，顺应阴阳之性而生活于生长收藏的规律之中。如果违反了四时阴阳变化的规律，生命的根本就要受其伤害，真气亦随之受损，疾病难以康复。②环境适宜、避感外邪。中医学认为风、寒、暑、湿、燥、火六淫致病多与季节气候、居住环境有关。故应掌握四时气候变化的规律，做到春防风、夏防暑、长夏防湿、秋防燥、冬防寒，为患者创造良好的治疗与护理环境。③起居有常、劳逸结合。生活起居有规律，劳逸有节有度，则正气得以充养，有利脏腑功能的恢复，达到早日康复的目的。

2. 饮食护理　是在中医理论指导下，运用食物配方来预防和治疗疾病的一种方法。病有寒、热、虚、实之分，食物亦有四气五味之别，所以饮食护理必须遵循三因制宜，灵活选食，审证求因，协调配食的原则才能达到护病求本、疾病康复的目的。《内经》中强调："毒药攻邪，五谷为养，五果为助，五畜为益，五菜为充，气味合而服之，以补精益气。"中医饮食康复护理的原则是以食代药，食药并重，强调以合理的饮食调养，配合疾病的治疗，促进患者早日康复。康复食谱具有形神并重，养生保健等特点。根据康复护理的对象，分为老年病药膳谱、残疾药膳谱、精神病药膳谱、慢性病药膳谱四大类。

3. 情志护理　中医学认为人有七情变化，即喜、怒、忧、思、悲、恐、惊，正常情况下是不会使人致病的，如果情志过极超出常度，就会引起脏腑阴阳气血功能紊乱而发生疾病。《黄帝内经》中的"情志相胜"理论，是古代中医学中最典型而系统的心理治疗方法，它是依据五行相克理论而产生的不同情志之间相互制约关系，以情胜情来治疗情志疾病的方法。《素问·阴阳应象大论篇》有"怒伤肝，悲胜怒""喜伤心，恐胜喜""思伤脾，怒胜思""忧伤肺，喜胜忧""恐伤肾，思胜恐"的说法。选择适宜的方法消除患者的紧张、恐惧、忧虑、愤怒等情志因素刺激，帮助患者树立战胜疾病的信心，促进疾病的康复。具体方法：①行为护理法，包括惩罚护理法、奖励护理法、语言教育法、移情护理法、满足护理法、环境变换法等；②情志护理法，包括说理开导、释疑解惑、移情易性、以情胜情、发泄解郁、顺情从欲、暗示疗法等。

4. 传统康复治疗与护理

（1）针灸疗法　针灸是针法和灸法的合称，是在中医基本理论指导下，运用针刺和艾灸的方法，对人体腧穴进行刺激，通过经络的作用，影响脏腑，达到治病的目的。临床常用的方法有毫针刺法、艾炷灸、艾卷灸、温针灸等。针灸疗法具有历史悠久、安全可靠、简便易行、不良反应少的特点，几千年来深受广大人民群众的欢迎。

1）治疗作用和应用范围　古代医家在长期医疗实践中，总结出针灸具有疏通经络、扶正祛邪、调和阴阳的功用，能够达到治病疗伤、防病保健的作用。针灸在康复方面的应用范围很广，涉及内、外、妇、儿多科疾病，尤其适用于神经系统和运动损伤方面的疾患。

2）应用原则　根据中医脏腑经络学说，运用"四诊八纲"的辨证方法，收集患者临床的证候体征，加以分析、综合、判断证型，然后确定相应的配穴处方，遵循邻近取穴、局部取穴、循经取穴等原则进行选穴，或针或灸，或针灸并用，或补或泻，或补泻兼施，以调理气血、温通经脉，达到防病治病的目的。

3）禁忌证　患者精神过度紧张、过于疲劳、过饱、醉酒、大怒时，不宜立即针刺；身体虚弱者，针刺时应采用卧位，手法不宜过重；皮肤有感染、溃疡、瘢痕或肿瘤的部位不宜针刺；孕妇的腹部、腰骶部不宜针灸，三阴交、合谷、至阴、昆仑禁止针灸；小儿囟门未闭时，头顶部不宜针刺，小儿不宜留针；针刺应避开血管及防止刺伤重要器官；面部和有大血管的部位，不宜采用瘢痕灸。

（2）推拿疗法　是指用手、肘、膝、足或器械等在人体体表的特定部位或穴位上施以各种手法操作来防治疾病的一种治疗方法。它是一种非药物的物理疗法。常用的推拿手法可归纳为推揉、摩擦、拿按、叩击、振动和摇动六大类。因其简单易学、便于操作、疗效显著、费用低廉、无毒副反应等特点而备受人们的喜爱。

1）治疗作用和应用范围　推拿主要借助手法和力的作用，以疏通经络、行气活血，使局部的疼痛和肿胀得到改善，全身脏腑得以气血温煦和濡养，从而保持机体的正常功能。此外，推拿还能解除肌肉疲劳与痉挛，松解、滑利关节，增加关节活动度，纠正解剖位置异常，防止肌肉失用性萎缩，促进瘢痕变软和损伤修复等。主要适用于脑血管病后偏瘫、脊髓损伤后截瘫、神经衰弱、四肢关节伤筋、软组织损伤、腰椎间盘突出症、颈椎病、肩周炎、肌性斜颈等疾患。

2）应用原则　手法要求达到"深透"，即要做到准确、持久、有力、均匀、柔和。准确是指手法规范，作用力的方向和位置准确；持久是指手法能按照要求持续一定时间，使治疗部位能接受足够的作用力；有力是指手法要具有一定的力量，这种力量应该根据患者体质、病情、部位不同而灵活掌握；均匀是指手法动作要有节奏性，速度均匀，压力恒定；柔和是指手法要轻且不浮、重且不滞。推拿方法的选择要遵循个体化原则。按患者体质、疾病部位、疾病性质、病情及并发症等情况，选择不同的推拿方法，制订出系统的康复护理计划。

3）禁忌证　开放性软组织损伤、骨结核、肺结核、化脓性骨髓炎；血友病、血小板减少症等有严重出血倾向者；妊娠妇女的腹部、腰骶部；某些久病过分虚弱、高龄体弱或素有严重心血管病的患者，禁用推拿疗法。饥饿、酒后、过度疲劳或推拿局部有皮肤病也不宜用推拿疗法。

（3）拔罐疗法　拔罐俗称拔罐子，是以罐为工具，利用燃烧、抽吸、挤压等方法排出罐内空气，造成负压，使罐吸附于体表腧穴或患处产生刺激，形成局部充血或瘀血现象，而达到防病治病，以强身健体为目的的一种治疗方法。临床常用的罐具有玻璃罐、竹罐、陶瓷罐等。常用的拔罐方法有留罐法、走罐法、闪罐法、刺血拔罐、留针拔罐等。

1）治疗作用和应用范围　拔罐疗法具有开泄腠理、扶正祛邪、疏通经络、行气活血、祛风散寒、消肿止痛、祛瘀生新、调整阴阳等作用。拔罐法适用范围广泛，常用于腹痛、腰背痛、软组织损伤等局部病症，也可用于消化不良、头痛、高血压、感冒、咳嗽、月经不调、痛经等内科病症，目赤肿痛、睑腺炎、丹毒、红丝疗、疮疡初起未溃等外科病症同样适用。

2）应用原则　根据患者病变部位与疾病性质的不同，临床拔罐法有多种不同的应用方法。单罐法主要用于病变部位明确、范围局限或有固定压痛点的病症；多罐法适用于病变范围广泛或需选穴较多的病症；留罐法常用于深部组织损伤以及临床各科多种疾病；闪罐法适用于治疗风湿痹痛、中风后遗症、肌肤顽麻、肌肉痿弱等病症；走罐法主要针对急性热病、瘫痪麻木、风湿痹证等病症；针罐法，包括留针拔罐法和刺络拔罐法两种，适用于治疗风湿痹证、急慢性软组织损伤、坐骨神经痛、哮喘，以及神经性皮炎、皮肤瘙痒症等病症。

3）禁忌证　①患者禁忌：凡急生传染病、癌症及有出血倾向患者或孕妇，均不宜使用。②部位禁忌：皮肤过敏、溃疡、水肿及心脏、大血管部位，孕妇的腰骶、下腹部，均不宜拔罐。③操作禁忌：拔火罐时切忌火烧罐口，否则会烫伤皮肤；留罐时间一般为 10～15 分钟，不宜超过 20 分钟，否则会损伤皮肤。

（4）刮痧疗法　刮痧是以中医经络腧穴理论为指导，通过特制的刮痧器具和相应的手法，蘸取一定的介质，在体表进行反复刮动、摩擦，使皮肤局部出现红色粟粒状，或暗红色出血点等"出痧"变化，从而达到活血透痧的作用。刮痧用具包括刮痧板和刮痧油。刮痧板的材质有牛角类、玉石类、砭石类，日常用的还用铜砭、银圆、瓷汤勺等。刮痧油有液体类和乳膏类。

1）治疗作用和应用范围　刮痧具有调气行血、活血化瘀、舒筋通络、驱邪排毒等功效，因其简便效廉的特点，临床应用广泛，适合医疗及家庭保健。还可配合针灸、拔罐等疗法使用，加强活血化瘀、驱邪排毒的效果。临床中观察刮痧对缓解偏瘫患者肌张力增高引起的痉挛和疼痛有非常好的效果。

2）应用原则　近些年，由传统的刮痧法逐渐演变出全息刮痧法、虎符铜砭刮痧法、太极刮痧法等。其治疗原则大致如下：①评估病情，审病求因，辨证施治，确定刮拭部位。②根据患者的虚实、寒热、表里、阴阳采取补泻手法。刮拭面小、力度大、速度快为泻法；接触面大、力度小、速度慢为补法。③刮拭顺序：一般先上后下，先背腰后胸腹，先躯干后四肢。④刮拭方向为背部、腹部、四肢：自上而下刮（如肢体水肿、静脉曲张、内脏下垂则从下向上刮）；面部、肩部、胸部：从内向外刮。⑤刮拭时间：一般一次刮拭时间为 20～30 分钟。痧退一般需 5～7 天，痧退后才可在同一部位进行二次刮拭。⑥刮痧不强求出痧。出痧时，刮至没有新痧出现即可；不出痧时，刮至皮肤毛孔微张即可。⑦刮痧后注意保暖，2～4 小时后方可洗热水浴，可饮适量温开水或糖盐水。

3）禁忌证　孕妇腰腹部禁刮；骨折部位不可以刮，但可以刮拭周边进行消肿；皮肤肿胀、破损、不明原因的不刮；新伤伤口不刮；空腹、过度疲劳、低血糖、过度虚弱、神经紧张的忌刮；凝血机制障碍患者，如白血病、血小板减少的不刮。禁忌干刮，需要涂抹介质后再进行刮拭。

5. 中医运动康复　古代医籍中没有"中医"和"运动"的概念，对疾病防治和保健康复的知识与方法，皆属于"养生"或"修养"的范畴。以东汉华佗《五禽戏》、刘安《淮南子》、晋代葛洪《八段》、明朝张伯瑞《易筋经》、清朝颜元《习斋之学》等为代表的运动养生主张，通过导引、气功、太极拳和易筋经等，强调"正气"的作用，以生命在"动养"为宗旨，自调节、自恢复、自建设，主动适应自然变化规律，诱导和开发人体内在潜力，通过姿势的调节，呼吸的锻炼，意念的运用，以达到内力充沛、身强体健、延缓衰老、防病治病的功效。常见的传统体育运动疗法有太极拳、五禽戏、八段锦等。

（1）太极拳　是我国传统的健身拳术之一，是中国传统的辩证思想与武术、气功、引导术的完美结合。其拳理来源于《易经》《黄帝内经》《黄庭经》等中国传统哲学、医学、武术等经典著作，在其长期的发展过程中又吸收了道、儒、释等文化的精髓，故被称为"国粹"。由于其动作舒展轻柔、动中有静、圆活连贯、形气和随，外可活动筋骨，内可疏通气血、协调脏腑，因此被广泛地用于健身防病和养生康复。太极拳有很多流派，目前较为流行的有杨式太极拳、二十四式太极拳。练习太极拳，应掌握要领，姿势正确，重意念内敛神气，调气机以养周身，动形体以行气血，每天练习 1～2 次，一般在傍晚进行。

（2）五禽戏　又称"五禽操""五禽气功"等，是由模仿五种动物的动作组成，属导引范畴。宋代范晔《后汉书·华佗传》中引华佗的话："吾有一术，名五禽之戏。一曰虎，二曰鹿，三曰熊，四曰猿，五曰鸟。亦以除疾，兼利蹄足。"五禽戏是中国民间广为流传的，也是流传时间最长的健身方法之一，其健身效果被历代养生家称赞，据传华佗的徒弟吴普因长年习练此法而达到百岁高龄。五禽戏是通过模仿虎、熊、鹿、猿、鸟（鹤）五种动物的动作，意守、调息和动形协调配合，从而培育真气，通调经脉，强筋骨，利关节，达到保健强身的目的。五禽戏适合大多数人的锻炼以及多种慢性疾病的康复，还可用于抗衰老及保健。

（3）八段锦　属于古代导引法的一种，是形体活动与呼吸运动相结合的健身法。八段锦是由八种不同动作组成的健身术，故名"八段"，因其动作古朴高雅，犹如展示给人们一幅绚丽多彩的锦缎，故称为"锦"。八段锦的八种动作是两手托天理三焦、左右开弓似射雕、调理脾胃需单举、五劳七伤向后瞧、摇头摆尾去心火、两手攀足固肾腰、攒拳怒目增气力、背后七颠百病消。每一段都有锻炼的重点，综合起来就是对五官、头颈、躯干、四肢、腰、腹等全身各部位进行锻炼，对相应的脏腑气血经络起到了保健、调理作用，是机体全面调养的健身功法。本功法适用于各种慢性病患者。通常郁闷、胸闷不适或焦虑不安选一、二段；消化不良和腹胀选三段；腰背酸痛、头晕目眩选四、七段；头痛、耳鸣、失眠、健忘或早泄者选五至七段；保健防病选全段。

目标检测

答案解析

【A1 型题】

1. "世界卒中日"是（　　）

　　A. 3 月 3 日　　　　　　　　B. 3 月 12 日　　　　　　　　C. 6 月 5 日

　　D. 10 月 29 日　　　　　　　E. 12 月 3 日

2. 早期实施良肢位摆放对抑制痉挛模式作用的描述中，错误的是（　　）

　　A. 预防肩关节半脱位　　　　B. 预防肩胛骨后缩　　　　　　C. 防止骨盆前倾

　　D. 防止髋关节外旋　　　　　E. 早期诱发分离运动

3. 关于脑卒中偏瘫患者健侧卧位的说法，有误的是（　　）

　　A. 健侧在上，患侧在下　　　　　　　　B. 头部垫枕，胸前放一软枕

　　C. 患侧骨盆旋前　　　　　　　　　　　D. 注意患侧踝关节不能内翻

　　E. 健侧肢体自然放置

4. 关于脑卒中偏瘫患者良肢位摆放注意事项的说法，有误的是（　　）

　　A. 良肢位摆放方法应经常变换　　　　　B. 体位摆放前向患者说明目的和要求

　　C. 体位转换时动作要轻柔　　　　　　　D. 仰卧位尽量少用

　　E. 半坐位与其他体位交换摆放

5. 关于烧伤患者抗挛缩体位的目的的说法，有误的是（　　）

　　A. 减轻水肿　　　　　　　　B. 维持关节活动度　　　　　C. 防止挛缩

　　D. 使受损的功能获得代偿　　E. 摆放方法与烧伤部位软组织收缩方向一致

6. 常用的超声波频率为（　　）

　　A. 800～1000KHz　　　　　B. 20～800KHz　　　　　　C. 30～300MHz

　　D. 1～100KHz　　　　　　　E. 80～100KHz

7. 等速训练又称之为（　　）

　　A. 离心性收缩训练　　　　　B. 等张收缩训练　　　　　　C. 等长收缩训练

　　D. 等动性训练　　　　　　　E. 向心性收缩训练

8. 不感温水浴是（　　）

　　A. 25～32℃　　　　　　　　B. 低于25℃　　　　　　　　C. 33～35℃

　　D. 36～38℃　　　　　　　　E. 高于38℃

9. 患者，女，56岁。左侧偏瘫3月余，现来康复科就诊，上肢处于Brunnstrom 3期，下肢3期，手3期。护士在指导该患者进行自行向健侧翻身坐起的练习，其步骤不正确的是（　　）

　　A. 患者健侧上肢使力，仰卧位直接坐起　　　　B. 患者仰卧位

　　C. 健侧腿插入患侧腿下方　　　　　　　　　　D. 患者Bobath握手

　　E. 健侧上肢带动患侧上肢伸展摆动

10. 失语症言语症状不包括（　　）

　　A. 听理解障碍　　　　　　　B. 构音障碍　　　　　　　　C. 口语表达障碍

　　D. 阅读障碍　　　　　　　　E. 书写障碍

11. 中医学的基本特点主要是（　　）

　　A. 阴阳五行与脏象经络　　　B. 整体观念与辨证论治　　　C. 以五脏为主的整体观

　　D. 望闻问切与辨证论治　　　E. 辨证求因与审因论治

12. 心理治疗的目标是促进求助者的成长和自立，不能代替患者做出任何选择与决定，这是心理治疗的（　　）

　　A. 真诚原则　　　　　　　　B. 耐心原则　　　　　　　　C. 保密原则

　　D. 中立原则　　　　　　　　E. 回避原则

13. 为了戒除烟瘾，在每次吸烟后，应用某种引起恶心、呕吐的药物，反复几次，就再不想吸烟了。这种戒烟方法是（　　）

　　A. 系统脱敏法　　　　　　　B. 条件操作法　　　　　　　C. 自我调整疗法

　　D. 厌恶疗法　　　　　　　　E. 暴露疗法

【X型题】

1. 关于体位引流的说法，正确的有（　　）

　　A. 利用重力作用促使肺部分泌物引流　　　　B. 引流中可配合呼吸和咳痰

　　C. 合理的体位引流可控制感染　　　　　　　D. 合理的体位引流可减轻呼吸道阻塞

　　E. 引流的支气管开口方向应向上

2. 关于体位引流的说法，正确的有（　　）

　　A. 引流中注意生命体征变化　　　　　　　　B. 防止胃食管反流、恶心和呕吐

　　C. 宜在早晨清醒后做体位引流　　　　　　　D. 每天可引流多次

  E. 饭后立即进行体位引流

3. 吞咽训练技术的基础训练方法有（　）

  A. 颈部放松   B. 吞咽器官运动训练   C. 冷刺激

  D. 吞咽模式训练   E. 呼吸训练和有效咳嗽训练

4. 压力性损伤的诱发因素有（　）

  A. 压力   B. 剪切力   C. 潮湿刺激

  D. 营养   E. 年龄

5. 肠道护理技术包括（　）

  A. 定时排便   B. 排便体位的选择   C. 直肠感觉再训练

  D. 肛门牵张技术   E. 手法清除

6. 膀胱功能再训练包括（　）

  A. 行为技巧   B. 排尿意识训练   C. 反射性排尿训练

  D. 代偿性排尿训练   E. 肛门牵张训练   F. 盆底肌训练

7. 神经源性膀胱患者终生随访内容包括（　）

  A. 正确执行间歇导尿的情况 B. 饮水计划执行情况 C. 残余尿量监测情况

  D. 并发症管理情况   E. 排尿地点的情况

8. 属于放松训练种类的是（　）

  A. 腹式呼吸放松法   B. 肌肉放松法   C. 想象放松法

  D. 渐进式放松训练   E. 中国的气功

9. 矫形器按治疗目的可分为（　）

  A. 固定矫形器   B. 活动矫形器   C. 功能代偿矫形器

  D. 矫正矫形器   E. 免荷式矫形器

10.《素问·阴阳应象大论篇》中关于七情相胜的说法正确的有（　）

  A "怒伤肝，悲胜怒" B "喜伤心，恐胜喜" C "思伤脾，怒胜思"

  D "忧伤肺，喜胜忧" E "恐伤肾，思胜恐"

（王天兰　孟　岩　孙德娟）

书网融合……

本章小结   微课   题库

第四章　神经系统常见病损的康复护理

📖 学习目标

知识要求：

1. 掌握　脑卒中、颅脑损伤、脑瘫、周围神经损伤、帕金森病、脊髓损伤的康复评定和康复护理措施。

2. 熟悉　脑卒中、颅脑损伤、脑瘫、周围神经损伤、帕金森病、脊髓损伤的临床表现、分型、康复护理原则和目标、康复指导。

3. 了解　脑卒中、颅脑损伤、脑瘫、周围神经损伤、帕金森病、脊髓损伤的概念和病因。

技能要求：

能够为上述神经系统病损患者进行康复护理评估、实施正确而有效的康复护理措施，并提供正确的康复护理指导。

素质要求：

具有与患者建立信任关系的素养，调动患者积极性，形成自我激励的良性循环。

第一节　脑卒中的康复护理

PPT

⇒ 案例引导

案例　患者，女，59 岁，高血压病病史 5 年。因"意识不清伴右侧肢体活动不灵 3 小时"入院就诊。当时头颅 CT 示：左侧基底节区出血。经神经内科治疗 1 个月，病情稳定转康复医学科。右侧肢体无主动运动，言语表达不流利，可表达简单名词，不能理解复杂句子。

讨论　1. 该患者运动功能障碍评定和言语功能障碍属于什么程度？

2. 对该患者的康复护理措施有哪些？

一、概述

脑卒中（cerebral apoplexy stroke）又称为脑血管意外，是指由于各种原因引起的脑血管循环障碍导致的持续性（24 小时以上）大脑半球或脑干局灶性神经功能缺损的临床综合征。根据脑卒中的病理机制，分为出血性脑卒中（脑实质内出血、蛛网膜下腔出血）和缺血性脑卒中（血栓形成性脑梗死、脑栓塞）两类。我国脑卒中年发病率为 120/10 万～180/10 万，死亡率为 60/10 万～120/10 万，病后存活的患者中，残障率高达 75%，给患者家庭和社会带来沉重负担。因此，通过对脑卒中患者进行康复治疗和护理，对改善患者功能障碍，提高患者生活自理能力具有重要意义。

（一）常见病因

WHO 提出脑卒中危险因素包括：可控因素（心脏病、糖尿病、高血压、动脉粥样硬化、高血脂等）；可改变因素（如不良的饮食习惯、吸烟、饮酒等）；不可改变因素（如年龄、性别、种族、家族遗传史）。

（二）临床表现

1. 运动功能障碍 脑卒中最常见、最严重的功能障碍，多表现为偏瘫，即一侧肢体的瘫痪或无力，偏瘫患者运动功能恢复，一般经过 3 个时期：软瘫期、痉挛期、恢复期。另外，共济失调即四肢协调动作和行走时的身体平衡发生障碍，也是脑卒中较常见的运动障碍。

异常的肌张力：偏瘫患者肌张力增高的典型特点是上肢屈肌张力高，下肢伸肌张力高，足部表现为足下垂合并足内翻。

2. 感觉障碍 约 65% 患者有不同程度和不同类型感觉障碍。主要表现为痛觉、温度觉、触觉、本体觉和视觉的减退或丧失。

3. 言语障碍 发生率 40% ~50%，其功能障碍包括失语症和构音障碍。

（1）失语症 是由于大脑半球言语区损伤所致言语功能障碍。主要表现为口语表达、听理解、阅读、书写能力障碍。常见类型：以口语表达障碍为主要特征的 Broca 失语；以听理解障碍为主要特征的 Wernicke 失语；以命名障碍为特征的命名性失语；口语表达、听理解、阅读、书写能力均有严重障碍的完全性失语。

（2）构音障碍 是由于脑损伤引起发音器官（唇、舌、软腭、硬腭、咽、喉）的肌力减退、协调不良或肌张力改变而导致的语言形成障碍。主要表现为发声困难、发音不准、咬字不清、声响、音调及速率、节律等异常和鼻音过重等。

4. 吞咽功能障碍 食物经口腔进入胃内的过程中出现了障碍。是脑卒中常见的症状之一，吞咽障碍患者易发生吸入性肺部炎症、营养不良、水电解质紊乱等。

5. 认知障碍 包括意识障碍、智力障碍、记忆力障碍、失认症、失用症等。

6. 心理障碍

（1）抑郁心理 脑卒中抑郁心理障碍较多见。主要表现为情绪低落、自感体力差、记忆力减退、失眠、自责和内疚、食欲差等。

（2）焦躁心理 主要表现为烦恼、固执、多疑、嫉妒等。

（3）情感障碍 主要表现为患者不能以正常方式表达自己的情感，在情绪激动或紧张时可有哭泣或呆笑，常伴有肌张力明显增高，动作不协调等。

7. 日常生活活动能力障碍 脑卒中患者由于运动功能、感觉功能、认知功能等多种功能障碍并存，导致日常生活活动能力严重障碍。

8. 其他障碍

（1）大小便障碍和自主神经功能障碍。

（2）面神经功能障碍 额纹消失、鼻唇沟变浅、口角歪斜等。

（3）失用综合征 长期制动形成压疮、肌萎缩、骨质疏松、体位性低血压、肺部感染、心肺功能下降、肩手综合征、异位骨化等。

（4）误用综合征 治疗方法不当引起的异常痉挛模式、异常步态、足下垂合并足内翻、关节肌肉损伤、骨折、肩髋疼痛等。

二、康复护理评定

（一）运动功能评定

1. Brunnstrom 运动功能评定法 是目前脑卒中偏瘫肢体运动功能常采用的评定方法，Brunnstrom 将上肢、手和下肢运动功能根据脑卒中后恢复过程中的变化，分为 6 个阶段或等级（表 4 - 1）。

表 4 - 1 Brunnstrom 偏瘫运动功能评定

阶段	部位		
	上肢	手	下肢
Ⅰ	弛缓，无任何运动	弛缓，无任何运动	弛缓，无任何运动
Ⅱ	仅出现共同运动模式	仅有极细微的屈曲	仅有最小限度的随意运动
Ⅲ	可随意引起共同运动，并有一定的关节运动	能全手指屈曲，钩状抓握，但不能伸展，有时可反射性地引起伸展	①随意引起共同运动或其成分；②坐位和站位时，有髋、膝、踝的共同运动
Ⅳ	出现一些脱离共同运动模式的活动：①手指能置于腰后部；②上肢前屈 90°（肘伸展）；③前臂能旋前旋后	能侧捏及拇指带动松开，手指能半随意地、小范围地伸展	开始脱离共同运动：①坐位，足跟触地，踝能背屈；②坐位，足可向后滑动，使屈膝大于 90°
Ⅴ	基本脱离共同运动，能完成更复杂的分离运动：①上肢外展 90°（肘伸展，前臂旋前）；②上肢前平举及上举过头（肘伸展）；③肘伸展位前臂能旋前、旋后	①用手掌抓握，能握圆柱状及球状物，但不熟练；②能随意全指伸开，但范围大小不等	从共同运动到分离运动：①立位，髋伸展位能屈膝；②立位，膝伸直，足稍向前踏出，踝能背屈
Ⅵ	协调运动正常或接近正常	①能进行各种抓握；②全范围地伸指；③可进行单个手指活动，但比健侧稍差	协调运动大致正常：①立位，髋能外展；②坐位，髋可交替地内、外旋，并伴有踝内、外翻

⊕ 知识链接

脑卒中的 Brunnstrom 运动功能恢复阶段

Ⅰ级：软瘫阶段，肢体无肌力、肌张力、腱反射，无任何主动运动。

Ⅱ级：开始出现联合反应和共同运动。共同运动是指偏瘫患者肢体在做随意运动时不能做单关节的分离活动，只能做多个关节的同时活动。

Ⅲ级：肌张力明显增高，上肢表现为肩下沉后撤、肘关节屈曲、前臂旋前、腕关节掌屈、手指屈曲；下肢表现为髋关节外展外旋、膝关节伸展、足下垂内翻。

Ⅴ级：肌张力逐渐恢复，并出现精细运动。

Ⅵ级：运动功能接近正常水平，但其运动速度和准确性比健侧差。

2. 简化 Fugl - Meyel 评定法 是目前脑卒中偏瘫肢体运动功能评定的另一种常用方法（表 4 - 2）。

表 4 - 2 Fugl - Meyel 评定法

评定内容	初次评定	末次评定	最大积分
上肢积分			66 分
下肢积分			34 分
总运动积分			100 分
平衡积分			14 分
感觉积分			24 分
关节活动度积分			88 分
Fugl - Meyer 总积分	226 分		

3. 肌张力评定 改良 Ashworth 量表。方法详见第二章第二节。

4. 上肢并发症的评定 肩关节半脱位的评定：①患者取坐位，肩峰下可触及凹陷；②两侧肩关节 X 线正位片上病侧肩峰与肱骨头间隙 >14mm，或病侧与健侧相比，病侧的间隙比健侧大 10mm。肩手综合征的评定见表 4 - 3。

表 4 - 3 肩手综合征分期标准

分期	标准
Ⅰ期	肩痛，活动受限，同侧手腕、手指肿胀，出现发红、皮温上升等血管运动性反应。X 线下可见手与肩部骨骼有脱钙表现。手指多呈伸直位，屈曲时受限，被动屈曲可引起剧痛。此期可持续 3~6 个月，以后或治愈或进入第Ⅱ期
Ⅱ期	肩、手肿胀和自发痛消失，皮肤和手的小肌肉有日益显著的萎缩。有时可引起 Dupuytren 挛缩样掌腱膜肥厚，手指 ROM 日益受限。此期可持续 3~6 个月，如治疗不当将进入第Ⅲ期
Ⅲ期	手部皮肤肌肉萎缩显著，手指完全挛缩，X 线上有广泛的骨腐蚀，已无恢复希望

（二）感觉功能评定

包括痛觉、温度觉、触觉、关节位置觉、震动觉的评定等。

（三）言语功能评定

主要通过口语交流、观察、使用临床常用的语言评定量表进行评定。评定患者是否存在言语功能障碍，判断其性质、类型以及程度，进一步确定康复护理措施。具体评定方法见第三章第四节。

（四）摄食吞咽功能评定

详见第二章第四节吞咽障碍评定。

（五）认知功能评定

评定患者对事物的注意、记忆、思维、学习、执行能力是否出现障碍。常用简易精神状态检查、洛文斯顿作业疗法认知评定成套试验记录等。具体评定方法见第三章第五节。

（六）日常生活活动能力评定

脑卒中患者由于存在运动、感觉功能、言语功能障碍，衣、食、住、行、个人卫生等基本日常生活能力下降或消失，评定方法常用标准化巴氏指数（Barthel index）和功能独立性评定（functional independence measure，FIM）。具体评定方法见第三章第三节。

（七）心理评定

评定患者心理状态，人际关系和环境适应能力，了解其是否存在抑郁、焦虑、恐惧等心理障碍，具体评定方法见第三章第三节。

（八）社会心理及生活质量评定

采用 WHO 生存质量评定量表（WHO QOL - 100）、健康状况 SF - 36 及生活满意度量表等。

三、康复护理措施 微课1

（一）护理原则

1. 尽早进行 缺血性脑卒中，患者意识清醒，生命体征平稳、病情不再进展，48 小时后即可开始康复治疗，出血性脑卒中在发病 2~3 周后即可进行。

2. 护理与治疗并进 康复护理是康复治疗在病房的延伸，康复护理措施有效落实，是保证康复效果的基础。

3. 患侧与健侧同时兼顾　脑卒中患者健侧也存在不同程度功能障碍，与患侧相比，障碍程度较轻。重视健侧的功能恢复；防止并发症的发生，提高患侧功能恢复。

4. 综合康复护理　以日常生活活动护理为主要目的，鼓励患者积极主动参与。

5. 重视心理问题　患者及家属心理问题对康复最终结局有较大影响，应让患者和家属以积极心态参与整个康复计划。

（二）护理要点

1. 软瘫期的康复护理　软瘫期是指发病6小时至1~3周的时间（脑出血2~3周，脑梗死1周左右），患者意识清楚或轻度意识障碍，生命体征平稳。患者运动功能情况：患侧肢体肌力、肌张力均低，腱反射低，在不影响临床抢救，不造成病情进一步加重的前提下，康复护理措施应尽早介入。其目的是预防肌肉萎缩、关节脱位、关节挛缩畸形、足下垂或足内翻等并发症和继发性损害，为下一步功能康复打基础。

（1）良肢位　是早期抗痉挛治疗的一种体位。偏瘫患者典型的痉挛姿势：上肢表现为肩下沉后缩、肘关节屈曲、前臂旋前、腕关节掌屈、拇指内收、手指屈曲；下肢表现为髋关节外展外旋、膝关节伸展、足下垂内翻。良肢位的保持可防止或对抗痉挛模式的出现，保护肩关节，早期诱发分离运动的出现。良肢位摆放的要点见第三章第一节。

（2）肢体被动运动　病情稳定后，发病3~4日可开始患侧各关节全范围的被动活动，预防关节活动受限，促进肢体血液循环。先从健侧开始，然后参照健侧关节活动范围进行患侧活动。从肢体的近端关节到远端关节，每个关节均要全范围、全方位、平滑而有节律地进行。每天2~3次，重点进行肩关节外旋、外展和屈曲，肘关节伸展，腕和手指伸展，髋关节外展和伸展，膝关节伸展，足背屈和外翻。

（3）主动活动　软瘫期患者所有的主动活动都在床上进行，主要是利用躯干肌的活动，促使肩胛带和骨盆带的运动功能恢复。

1）体位转换　尽早让患者学会向两侧翻身，可预防压疮和肺部感染等并发症的发生。①被动向健侧翻身训练：护理人员一手放在患者的颈部，另一手放在肩胛周围，将患者的头部和躯干翻至健侧卧位，然后再一手扶住骨盆，另一手抓住膝关节帮助下肢转至健侧卧位。②被动向患侧翻身训练：护理人员先将患侧上肢放于外展位，患者利用自身力量将身体转向患侧。如患者处于昏迷状态或体力较差，可采用向健侧卧位翻身的方法帮助完成。③主动向健侧翻身训练：患者仰卧位，双手交叉握手，用健足从患侧腘窝处插入并沿患侧小腿向下伸展，将患足置于健足上，摆动上肢，利用躯干的旋转和上肢的惯性完成向健侧翻身。体力差者护理人员可一手放在肩部，另一手放在骨盆处协助翻身。④主动向患侧翻身训练：患者仰卧位，护理人员站在患侧，令患者健侧上、下肢抬起并伸向患侧，与此同时躯干旋转向患侧，完成向患侧的翻身动作。

2）下肢主动运动训练（桥式运动）　①双桥式运动：患者仰卧位，双下肢屈髋、屈膝，双足全脚掌着床，双手交叉放在胸前，令患者进行抬臀训练。护理人员可根据患者的情况分别给予辅助，或帮助控制下肢，或帮助骨盆上抬。完成动作时，骨盆尽量抬高，使髋关节充分伸展，膝关节屈曲，（图4-1A）。②单桥式运动：随着患者控制能力的提高，为进一步提高患侧髋关节的伸展控制能力，增加桥式训练的难度。如健腿伸展，患腿屈曲，完成抬臀动作（图4-1B）。③动态桥式运动：为活动下肢内收、外展的控制力，患者仰卧位屈膝，双足踏在床上，双膝平行并拢，健侧保持中立位，患侧下肢做小幅度的内收外展运动，主要控制动作的幅度和速度。然后交替为患侧保持中立位，健侧下肢做小幅度的内收外展运动。

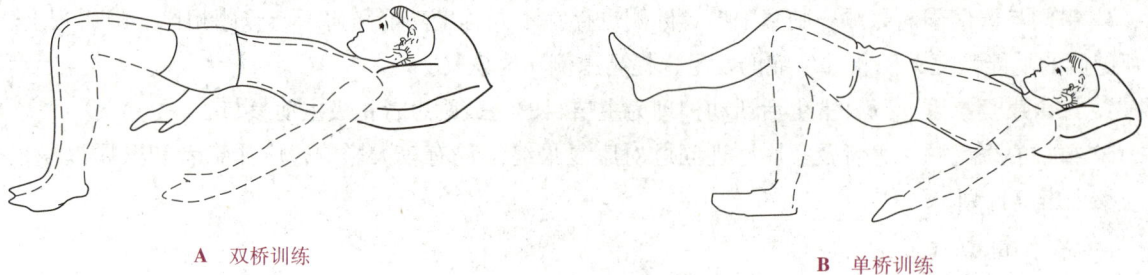

A　双桥训练

B　单桥训练

图 4 - 1　桥式训练

2. 痉挛期的康复护理　肢体瘫痪在软瘫期 2~3 周后，开始出现肢体痉挛，并逐渐加重，一般持续 3 月左右。此期的康复目标主要通过抗痉挛的姿势体位来预防痉挛模式，控制异常运动模式，促进分离运动的恢复。

（1）抗痉挛训练

1）上肢抗痉挛训练　Bobath 握手（双手手指交叉，患侧拇指在上），利用健侧上肢带动患侧上肢伸肘上举。双手指交叉抓握和双上肢的伸展活动有利于降低上肢屈曲痉挛模式。患者体力弱，健侧上肢不能带动患肢时，护理人员要辅助患侧肢体完成上举动作。该动作可帮助上肢运动功能恢复，同时也可以预防肩痛和肩关节挛缩。

2）上肢随意运动训练　仰卧位，护理人员帮助控制患侧上肢前屈 90°，使患侧手伸向天花板，然后让患手触摸自己的前额、嘴等部位。或者让患者肩外展 90°，以最小限度的辅助完成屈肘动作，即让患者用手触摸自己的嘴，然后再缓慢回到肘伸展位。

3）下肢控制能力训练　①髋、膝关节屈曲训练：目的是抑制下肢伸肌共同运动模式，促进分离运动的出现。患者仰卧位，护理人员一手控制患足，保持足背屈，另一手控制膝关节，保持髋关节中立位，令患足不离床面，完成屈髋、屈膝动作，然后缓慢伸直下肢，如此反复训练。也可在坐位下完成屈膝练习。②踝背屈训练：患者仰卧位屈膝，双足踏床面上，护理人员握住踝部，自足跟向后、向下加压，另一手抬起足趾保持背屈且外翻位。当被动踝背屈抵抗消失后，主动保持此姿势，之后进行主动踝背屈运动。注意防止患者用力过度出现足内翻。③下肢内收、外展控制训练：下肢屈膝位内收、外展训练见动态桥式训练。

（2）坐位训练

1）坐位耐力训练　长期卧床患者在突然坐起时容易发生体位性低血压，进行坐位耐力训练可避免发生。先从半坐位（30°）开始，如能保持 30 分钟并无明显体位性低血压，可逐渐增大角度（45°、60°、90°）、延长时间和增加次数。如患者可在 90°坐位维持 30 分钟，即可进行坐起训练。

2）坐起训练　只要病情允许，应尽早采取床上坐位。患者仰卧位，双手 bobath 握手，向健侧翻身，健足置于患足下并利用健侧下肢将患侧下肢移至床边，利用健手支撑坐起，护理人员可扶持患侧肩和骨盆，帮助坐起。

3. 恢复期康复护理　恢复期初始阶段患侧肢体和躯干的肌力尚弱，没有足够的平衡能力，在坐起后不能保持良好的平衡状态。恢复初期首先帮助患者建立良好的坐位平衡，再进行站位平衡训练和步行功能的训练，逐步实现功能恢复。

（1）平衡训练

1）坐位平衡训练　静态平衡训练要求患者无支撑坐在床边或椅子上，脊柱伸展，双侧髋关节和膝关节屈曲 90°，足踏在地上或支撑台上，护理人员协助调整躯干和头至中间位，逐渐减少护理人员给予的辅助力量，直至患者保持静态坐位平衡。静态平衡完成后，让患者双手交叉抓握，伸向前、后、左、右、上和下方，并有重心移动，完成自动坐位平衡。进一步可以对抗外力完成他动坐位平衡。

偏瘫患者在坐位时常出现躯干向患侧倾斜，护理人员协助患侧肩胛带上提，调整患者姿势，伸展躯干，完成身体重心向患侧转移，达到患侧负重的目的。

2）站起训练　护理人员站在患者对面，双手放在患者的肩部，双膝抵住患者的膝关节，令患者双足分开与双肩等宽，患者双手交叉抓握，身体前倾重心前移，当双肩前移超过双足时，抬起臀部，伸直膝关节，伸展躯干，完成站起动作。在此过程，患侧髋关节和躯干伸展。

3）站位平衡训练　静态站位平衡是患者在站起后，让患者松开双手，上肢垂于身体两侧，护理人员逐渐去除支撑，让患者保持站立，注意站立时不能有髋后缩和膝过伸。患者能保持静态站位平衡后，让患者将重心逐渐向患侧移动，训练患腿的负重能力。同时让患者的双手交叉抓握伸向各个不同方向，并伴有躯干相应的摆动，此时完成自动站位平衡。进一步可以对抗外力完成他动平衡。

4）患侧负重训练　患者站位达到一级平衡，患侧下肢负重达到50%时，重心逐渐移至患侧增加负重能力。随着患侧负重能力提高，健侧足部分负重至完全不负重，完成患侧下肢独立负重。患侧负重过程中，避免膝过伸，用手帮助膝关节保持屈曲15°左右，注意髋关节伸展，骨盆稳定。

（2）步行训练

1）步行前的准备　扶持站位下进行患腿的前后摆动，伸髋和屈膝动作的完成，健腿的前后摆动，训练患腿的负重能力，双下肢交替前后迈步，注意骨盆不能后缩和倾斜。

2）扶持步行　护理人员站在患侧，一手握住患手，另一手放在患者的腰部，缓慢与患者一起向前行走，训练时要按照正确的步行动作行走或在平行杠内练习行走。

3）改善步行训练　步行早期常有膝关节控制能力差（膝过伸和膝屈曲）现象，应进行膝关节的控制能力训练。如有划圈步态说明有骨盆上提、膝关节屈曲差、踝背屈差，针对存在的障碍进行有目的的训练。

4）上、下楼梯训练　偏瘫患者上下楼梯时应遵循健足先上、患足先下的原则。①上楼梯训练：健手抓住扶手，健足上台阶，利用健手与健足将身体重心引向上一台阶。护理人员可帮助患足抬起，屈髋、屈膝，反复训练，逐渐减少帮助，最终能独立完成上楼梯动作。②下楼梯训练：健手握住前下方扶手，利用健侧手和足支撑身体，患足先下一层台阶，然后再将健足下到与患足同一台阶。护理人员站在前方加以保护。

（3）作业治疗　包括双上肢共同活动训练；前臂旋前旋后训练；双手协调及精细动作训练等内容。日常生活能力（ADL）训练：训练患者穿脱衣服、进餐、如厕、沐浴、拧毛巾等。积极训练患者患侧上肢及手的功能。在ADL训练项目中尤以移动能力的训练最为重要，在康复护理中还要注意教会患者如何利用残存的功能，借助工具学会翻身、起床以及从床移到轮椅，再从轮椅移动到厕所的技巧动作和方法。具体方法见第三章第二节。

4. 言语功能训练、认知功能训练、心理护理　分别参考颅脑损伤的康复护理。心理护理参考第三章第二节。

5. 吞咽障碍训练　参考第三章第三节。

6. 脑卒中并发症的康复护理

（1）肩痛　是偏瘫患者常见的并发症，发生率约72%。表现为活动肩关节时出现疼痛，严重者可表现为静息时自发痛。肩痛与许多因素有关，主要有肩关节粘连、活动范围受限、不恰当地活动患肩造成局部损伤和炎症反应及痉挛所致肩关节正常机制被破坏等因素。康复护理措施：利用手法活动使肩胛骨充分前伸、上抬、外展，并向上旋转；加强刺激肩关节周围起稳定作用的肌肉，促进其功能恢复；维持肩关节全范围无痛的活动训练。软瘫期在站立或坐位时要给予支撑，注意不要向下向外牵拉患侧肩关节。

（2）肩关节半脱位　又称为不整齐肩，在偏瘫患者中很常见，发生率81%。早期患者可无任何不适感，部分患者当患侧上肢在体侧垂放时间较长时可出现牵拉不适感或疼痛。主要病因可能是以冈上肌及三角肌后部为主的肩关节周围肌肉的瘫痪。预防措施：早期将瘫痪上肢安置在轮椅上的支撑台或采取良好的位置姿势，早期在不损伤肩关节及周围组织的情况下，维持全关节活动度的被动活动范围，同时进行床上自助运动。疼痛明显时可给予止痛药物，局部使用超短波、微波、红外线、音频、干扰电等物理治疗。

（3）肩手综合征　又称反射性交感神经营养不良，或复杂性局部疼痛综合征Ⅰ型。临床表现为局部疼痛，活动受限，患手肿胀，皮温上升，关节畸形。病因可能与交感神经系统功能障碍、在压迫下腕关节被牵拉并掌屈、过度牵拉等有关。预防措施：避免患侧上肢（尤其是手）的外伤、疼痛、过度牵张、长时间悬垂及静脉输液。康复护理措施：①保持正确的腕关节体位，避免完全掌屈位，尽量不在患侧上肢输液；②患肢抬高；③加强患侧上肢的主动、被动运动，维持上肢各关节的全范围活动；④使用绷带或粗毛线进行向心性加压缠绕，或利用充气夹板；⑤用冷热水交替浸泡等物理因子治疗方法。

（4）膀胱护理　脑卒中后膀胱的控制障碍可造成尿潴留和尿失禁。发病初期以尿潴留为主，随着膀胱张力的增高，尿失禁成为主要问题。通常可采用留置导尿、间歇导尿的方法训练膀胱功能的恢复，反射性排尿功能一旦恢复，应尽早拔除尿管，防止泌尿系感染。

（5）便秘护理　脑卒中后最常见的直肠功能障碍是便秘。主要原因是突然卧床、低张力、饮食不当以及生物钟被破坏。康复护理措施：饮食调理、建立良好的排便习惯、适量运动、用缓泻剂或灌肠等。

四、康复护理指导

（1）鼓励患者家庭成员积极参与患者出院后的康复治疗和护理。

（2）教会患者及家属压力缓解技巧，如放松训练，充分利用社会支持系统。

（3）提供有关脑卒中后康复护理的方法和知识，以及康复护理的效果。

（4）告诉家属脑卒中患者在发病后3个月内会出现情绪低落、抑郁等表现，要善于观察，并关心患者，帮助患者树立战胜疾病的信心。

（5）养成良好的生活习惯，戒烟、戒酒，劳逸结合，积极治疗原发病。

第二节　颅脑损伤的康复护理

PPT

⇒ 案例引导

案例　患者，女，33岁。因"车祸致头部外伤后持续昏迷3小时余"入院就诊。查体：昏迷，GCS 7分，神志不清，颈围固定颈部，查体不能合作。双瞳孔直径相等，直径0.3cm，对光反射存在。眼球居中。眼震（-）。右侧顶部有一处范围约4cm的"T"形头皮挫裂伤，伤口内有少量渗血。右侧耳道内有血性液体持续流出。口角无歪斜，四肢肌力检查不合作，但疼痛刺激后双侧肢体均能活动，四肢肌张力正常。双侧浅反射（腹壁反射）存在，双侧膝反射＋＋，双侧巴宾斯基征（-）。颈部轻度抵抗。

讨论　1. 该患者的功能障碍有哪些？
　　　　2. 该患者常见的护理诊断及康复护理措施有哪些？

一、概述

颅脑损伤（traumatic brain injury，TBI）指致伤外力作用于头部导致头皮、颅骨、脑膜、脑血管和脑组织发生机械性改变，从而引起暂时性或永久性的神经功能障碍。据统计，我国该病的年发病率为55.4/10万人口，仅次于四肢创伤，但病死率居于首位。在美国，颅脑损伤的年发生率为200/10万人口。每年约有50万颅脑外伤的患者住院，其中约80%为轻度损伤，中度和重度损伤各占10%。经研究发现，颅脑损伤男性发病率高于女性，男女发病比例约为2:1，其中以青年多见，而老年患者的死亡率高。

（一）常见病因

损伤原因是暴力直接或间接作用于头部，如交通事故、外伤、锐器伤、火器、失足坠落等。按损伤方式可以分为开放性损伤（指头皮、颅骨和硬脑膜同时破损，脑组织与外界相通）和闭合性损伤（指头皮、颅骨和硬脑膜的任何一层保持完整，脑组织与外界不相通）。按损伤病理机制可分为原发性损伤和继发性损伤，原发性损伤指在头部受到撞击后即刻发生的损伤，如脑震荡、脑挫裂伤；继发性损伤是在原发性损伤的基础上出现的一系列病变，如脑缺血、缺氧等。

颅脑损伤根据病情严重程度的不同，其预后亦不同。一些轻症患者，如果没有发生其他并发症，几天后便可以恢复正常活动；另一些轻症患者，可能会出现颅脑损伤后遗症，包括头痛、记忆力差、眩晕、易疲劳、情绪不稳和烦躁等，影响正常的工作与生活。而严重颅脑损伤的患者则会出现不同程度的神经功能障碍，同时会伴有各种认知、行为和心理方面的障碍，以及大脑综合能力的障碍等。这些功能障碍常给患者、家庭及社会造成较大的经济负担和社会负担。因此，积极开展颅脑损伤后的早期康复，预防颅脑损伤的并发症，减少后遗症是非常必要的。

（二）病理表现

根据颅脑损伤发生的机制可以分为原发性损伤和继发性损伤，两者具有不同的病理表现。原发性损伤主要是神经组织和脑血管的损伤，表现为神经纤维的断裂和传出功能障碍，不同类型的神经细胞功能障碍甚至细胞的死亡。继发性损伤包括脑缺血、脑内血肿、脑肿胀、脑水肿、颅内压升高等，这些病理、生理改变是由原发性损伤导致的，但反之又可以加重原发性损伤的病理改变。

二、康复护理评定

（一）颅脑损伤严重程度评价

1. 昏迷期间依据格拉斯哥昏迷量表（Glasgow coma scale，GCS）评定　该量表通过评定患者的睁眼反应，言语反应和运动反应三项指标得到的评分，作为判断颅脑损伤的重要依据，最低为3分，最高15分。3~5分为特重型；6~8分为严重损伤；9~12分为中度损伤；13~15分为轻度损伤（详见第三章第五节）。

2. 清醒后依据损伤后遗忘（post - traumatic amnesia，PTA）期间长短评定　遗忘间期<10分钟为极轻型；10分钟~1小时为轻型；1小时~1天为中型；1天~1周为重型；>1周为极重型。

3. 根据昏迷时间长短评定　昏迷时间>6小时为严重损伤；1~6小时为中度损伤；<1小时为轻度损伤。

⊕ 知识链接

脑的解剖与功能

颅脑损伤患者的功能障碍和损伤的部位有直接关系。大脑由左、右半球组成，由于大脑半球皮质各部分发育不平衡，在半球表面出现许多隆起的脑回和深陷的脑沟，脑回和脑沟是对大脑半球进行分叶和定位的重要标志。每侧半球以三条恒定的沟分为 5 叶，即外侧沟、中央沟和顶枕沟；额叶、顶叶、枕叶、颞叶和岛叶，分别负责不同功能。额叶负责思维、计划，与人格和情感有关，额叶最大，约占半球表面的 1/3，一般把额叶分为两大区域，即中央前区和前额区。临床上，前额区病变多表现为第二信号系统和高级神经活动症状；顶叶负责感觉，与痛觉、温觉、触觉、空间辨识、艺术鉴赏和言语功能有关；颞叶负责听觉，与记忆和情感有关；枕叶负责视觉，与视觉记忆、图形轮廓识别、运动感知有关；岛叶与内脏感觉有关。

（二）运动功能障碍

1. 瘫痪　颅脑损伤患者初期多为软瘫，后期多出现痉挛，脑外伤患者往往比脑血管病患者更容易出现持续严重的偏瘫侧肢体肌肉痉挛，且痉挛肌群分布多样化，可能偏瘫侧屈肌和伸肌同时出现痉挛。

2. 共济失调　肌肉收缩和张力失调导致的共济失调。由小脑损伤引起肌肉收缩不协调及速度、时间、方向上的不准确。

3. 震颤　是由于锥体外系损伤所致。

4. 平衡和直立反应障碍　大脑中枢受损使保持平衡的姿势调整反应发生紊乱。

（三）感觉障碍

由于大脑皮层的感觉区域受损引起感觉异常或缺失；还可出现触觉辨别（痛觉、温度觉、实体觉）的紊乱；也可因脑部处理中枢损伤出现特殊感觉的功能紊乱，如视觉、听觉、味觉、嗅觉和知觉的异常。

（四）认知、言语障碍

①注意力和集中力下降；②记忆力和学习能力下降；③知觉障碍，包括空间辨认障碍、体像障碍、失认和失用等；④语言障碍，失语症、构音障碍是最常见问题。

（五）心理社会评定

颅脑损伤的早期恢复阶段，患者可能表现出行为上的紊乱和心理社会能力方面的功能低下。包括情绪不稳定，攻击性行为，冲动和焦虑不安，定向力障碍，挫败感，否认和抑郁等。

三、康复护理措施

颅脑损伤患者功能障碍如运动障碍、言语障碍的康复方法与脑卒中康复相同。但是脑外伤患者意识障碍、认知障碍和痉挛往往更为多见且更为严重，针对上述问题和功能障碍的具体康复护理措施如下。

（一）预防并发症的康复护理

颅脑损伤的患者由于较长时间卧床，易出现各种并发症。在全身多脏器多系统功能下降的同时，尤以呼吸系统感染、泌尿系统感染、压疮、下肢深静脉血栓形成和关节挛缩等最为常见。为预防并发症的发生可采用以下康复措施：①定时翻身、改换姿位；②拍背排痰引流、保持呼吸道通畅，每次进行翻身时治疗师或患者家属用空掌从患者背部肺底部顺次向上拍击到肺尖部，能帮助患者咳痰；③使用充气气垫，可有效预防压疮的发生，每日至少 1 次全身热水擦身，大小便后必须用热毛巾擦干净；④尽早活动，一旦患者神志清醒，应指导和帮助患者尽早开始床上活动，包括深呼吸、肢体主动活动和躯体的翻动等。

（二）意识障碍的康复护理

对于颅脑损伤后意识障碍的患者应采取综合康复治疗和护理措施，争取达到促醒的目的。

1. 促进神经细胞恢复和再生的药物　利用促进脑组织代谢及循环药物，如脑苷肌肽、脑活素、胞二磷胆碱、单唾液酸己糖神经节苷脂等，以改善脑组织代谢，调整血流量，促进神经组织再生等。

2. 维持营养，保持水和电解质平衡　昏迷患者应用鼻饲饮食，所提供的热量宜根据患者功能状态和消化功能逐步进行调整，蛋白质供应量保持每天每千克体重在 0.8g 以上，以维持正氮平衡。当患者主动进食的能力逐渐恢复后，应鼓励并训练患者咀嚼及吞咽的功能。如果患者已具备，主动吞咽的功能，经评估后，可试拔管。食物量宜先少后多，并逐渐延长两次进食的间隔时间。

3. 维持合理的体位　由于颅脑损伤后肢体肌张力增高以及长时间维持一种体位，易导致出现关节挛缩和畸形，这也会加重患者运动功能的障碍，并影响患者恢复期运动功能的恢复。所以维持合理的体位非常重要，具体方法如下：①纠正踝关节内翻，可使用足托板，将患足和足趾置于背屈位；②防止患侧上肢屈肌痉挛和下肢伸肌痉挛，仰卧位时略垫高患肩，置患肩外展，肘微屈，腕稍背伸，五指伸展。患髋内旋，膝稍屈，踝背屈稍外翻。

4. 促醒疗法　可采用一些感觉刺激的方法，以帮助患者觉醒并恢复意识。促醒治疗的具体治疗方法和技术：①音乐疗法，选择患者病前最喜爱听的音乐；②亲人谈话，家属可选择 1～2 个患者喜欢和关心的话题讲给患者听，也可挑选讲故事、读报纸给患者听的形式唤起患者的记忆；③肢体运动和皮肤刺激，通过肢体的被动活动和肢体皮肤刺激对大脑有一定刺激作用，可由治疗师或患者家属每天对患者的四肢关节进行被动活动，并且从肢体的远端皮肤至近端的皮肤进行刺激，刺激的方法可选用质地柔软的毛刷或牙刷轻轻地刷动；④按摩和针灸治疗，通过对患者一定部位施以按摩与针灸，会对患者的神经系统产生较强的刺激作用，利于催醒患者，同时也能减缓患者的肌肉萎缩；⑤高压氧治疗，高压氧能升高患者血氧浓度，在一定程度上对改善脑细胞的代谢有作用，也有催醒的作用。具体的刺激方法如下。

（1）触觉刺激　多用相反刺激，如冷/热，粗糙/光滑，硬/软，深压觉/轻触觉，在身体不同部位给予刺激，鼓励其辨别和适当反应。

（2）听觉刺激　用患者熟悉的声音如说话、音乐或动物的叫声刺激患者。

（3）视觉刺激　用熟悉的物体，如照片和在视野范围内的身体各个部分或通过不断变幻的彩光刺激视网膜及大脑皮层，一天 2 次，每次 1 小时。

（4）味觉和嗅觉刺激　可用香料、食物等刺激嗅觉，用苦、甜、咸或酸性食物刺激味觉，但在刺激味觉前，必须保证患者吞咽和呕吐反射的存在。

（5）生活护理刺激　如给患者梳头、洗脸、使用护肤霜、用毛巾擦汗等。提供各种感觉和运动觉的传入。

（6）直流电刺激　将电极分别置于脊柱上、下位行脊柱通电疗法，或置于额、枕下行额枕通电疗法。

（7）电兴奋刺激　常用间断感应电和直流电刺激有关穴位、神经兴奋点或头皮上的脑功能定位区。可分别在双太阳、双翳风、双听宫、百会、印堂、人中、哑门、双风池、双神门、双眶上神经体表，以及头皮上的运动区、感觉区、听区、视区和语言区等部位进行感应电刺激。

（三）认知障碍的康复护理

颅脑损伤认知障碍较为常见，认知是指大脑处理、储存、回忆和应用信息的能力。认知障碍主要表现在觉醒和注意障碍、学习和记忆障碍及问题解决能力障碍等。严重的认知障碍可能影响患者职业和交流能力的恢复，因此在颅脑损伤康复治疗中，应重视对患者认知障碍的康复训练。可在治疗时采用"一对一"或多个患者集中在一起成组进行的模式，尽量使治疗变得更有趣味性，并多多给予患者鼓励。具体康复治疗方法如下。

1. 记忆能力的训练　进行记忆训练时，应掌握的原则：①每次训练的时间要短，开始要求患者记忆的东西要少，而信息呈现的时间要长；以后逐步增加信息量，反复刺激，提高记忆能力；②训练应从简单到复杂，可将整个练习分解成若干个小节，分节进行训练，最后再逐步联合训练；③如每次记忆正确时，应及时地给予患者鼓励，增强信心。根据患者的不同情况采用相应的训练方法。

2. 注意力训练　注意力是指在某一时间内人的精神活动集中于某一特定对象的心理过程。注意力训练可选用猜球训练，即取 2 个透明玻璃杯和 1 个弹球，在患者注视下，治疗师将一透明玻璃杯扣在弹球上，让患者指出装有弹球的杯子，反复多次，无误后就改用不透明杯子，重复上述过程；另一种训练方法是，在纸上写上几个大写的字母，让患者指出其中的一个字母，成功之后改变字母的顺序再指出规定的字母，反复数次。

3. 思维能力训练　思维能力包括推理、分析、综合、比较、抽象、概括等方面，根据患者存在的不同思维障碍进行针对性的训练。

4. 读报纸　通过阅读报纸，询问患者有关报纸上的信息，如大标题、日期、报纸的名称等；如回答无误，再请他指出报纸中的专栏，如体育、商业分类广告等；如回答正确，再训练他寻找特殊的消息，如询问两个球队比赛的比分，当日的气象预报内容等；回答正确后，再训练他寻找一些需要做出决定的消息，如患者想购物，取出购物广告的报纸，从报上找出接近他想购物的广告，再问他是否打算去购买等。

5. 排列数字　给患者 3 张数字卡，让他由低到高顺序排列好，然后每次给他 1 张数字卡，让其根据数字的大小插进已排好的 3 张卡间，正确无误后，再给他几个数字卡，问他其中有什么共同之处，如哪些是奇数、哪些是偶数、哪些互为倍数等。

6. 物品分类　给患者一张列有 30 项物品名称的清单，并告知这 30 项物品分别属几个大类（如食品、字典、衣服），要求患者给予分类，如不能进行，可帮助他。回答正确后，再要求对上述清单中的某类物品进行更细的分类，如初步分为食品后，再细分是植物、肉、奶品等。

7. 感知障碍的治疗　感知是指大脑将感觉信息综合为有意义的认识能力。感知障碍主要表现为各种失认症和失用症，如定向障碍、物体视觉失认、体像失认等。康复训练的方法是采用反复多次、不断强化的训练方法，通过给予患者特定的感觉刺激，使大脑对感觉输入产生较深印象，提高感知能力。

8. 单侧视觉失认训练　又称单侧忽略，常见于右侧颞顶枕叶交界处大脑病损后，出现对身体的左侧物体、文字的忽略。康复训练可采用教会患者对着镜子进行视觉扫描，转头向左看。进行活动训练时，如转移、穿衣、进食、刮脸、化妆等应强调向左看。还可利用粗糙布料、冰块刺激患者偏瘫侧。同时通过改变环境使患者注意力偏向偏瘫侧，如将电视机置于患者偏瘫侧。

9. 空间关系辨认训练　先练习患者、治疗师与物体之间的关系，再练习按要求摆放物品，并描述两种物品的不同位置关系。经过针对性的训练，患者的感知功能将会有所改善。

（四）痉挛的康复护理

颅脑损伤患者痉挛较为多见，痉挛的康复治疗和护理多采取综合措施，具体方法如下。

1. 药物治疗　主要是使用具有减轻痉挛作用的抗痉挛药。抗痉挛药物按作用部位不同，分为中枢性抗痉挛药及周围性抗痉挛药，前者有安定（diazepam）、替扎尼定（tizanidine）、巴氯芬（baclofen）；后者有丹曲林（dantrolene）。

2. 运动疗法　牵张法、反射性抑制肌张力的方法，姿势反射法。

3. 物理疗法　包括温热治疗、寒冷疗法、振动疗法、电刺激等。

4. 生物反馈治疗　临床上常用于促进腕关节掌屈和背屈肌治疗，针对踝关节内翻尖足的胫前肌及腓骨肌的治疗。

5. 痉挛肌神经电刺激法　在痉挛肢体的末梢神经干或痉挛肌的运动点，经皮注入酚剂阻滞传导。

6. 支具治疗　其中常用支具有针对手指屈曲、腕掌屈痉挛的分指板。

7. 手术治疗　目的是矫正因长期痉挛导致的关节挛缩变形，改善运动功能。常用于矫正尖足和矫正足趾屈曲挛缩。

8. 肉毒毒素局部注射法　可根据肌张力增高的肌肉按解剖定位来确定肌内注射部位，大块肌肉选择 3~4 个注射点。

（五）行为异常的康复护理

1. 躁动不安的康复护理　在创伤后遗忘期间，许多患者表现出一种神经行为综合征，称之为躁动或躁动不安 。

（1）排除引起其躁动不安的原因　如电解质紊乱、营养不良、睡眠障碍、水肿、感染、损伤、药物（镇静药、抗高血压药物或胃肠道药物）等均可引起躁动，注意分析，给予排除。

（2）环境管理　保持病房安静，如果可能，排除有伤害刺激的导管、引流管，限制不必要的声音，限制探视者数量等；避免患者自伤或伤害他人，允许患者情感宣泄，尽可能固定专人护理及治疗。

2. 异常行为的康复护理

（1）在减少破坏性行为方面，一致性是关键。如同一环境里治疗，对行为给予一致反应，每天同时间、同地点给予相同的治疗。

（2）治疗中给予适当的鼓励，向正常看齐。

（3）通过提供治疗性活动的选择，控制患者的不良行为，为了增加自律，把建立责任感放在治疗计划中。

（4）尽可能将患者的兴趣与治疗结合在一起，以便在治疗中激发患者的兴趣和全身心的投入。设法把患者的注意力从挫折的由来或原因中引开。

（5）适当改变治疗环境，力图减少对患者的刺激，用平静的语调，并且与身体语言保持一致。

四、康复护理指导

1. 健康宣教　颅脑损伤患者其预后与损伤的程度、康复治疗护理的介入、家庭的支持等众多因素有关。尽管有及时的康复介入和良好的家庭支持，伤者仍有 14% ~18% 的永久性残疾。因此，加强安全生产和交通安全教育对减少颅脑损伤的发生是很重要的。

2. 全面康复护理　全面康复指在颅脑损伤康复中既要选择适当的运动治疗进行反复训练，又必须持之以恒地进行认知、心理等其他康复训练。

3. 社区家庭康复护理　取得患者及家属的配合，提高家庭参与康复训练的意识与能力，使其了解基本的康复知识和训练技能。保证患者在家庭中得到长期、系统、合理的训练。

4. 康复护理指导原则　指导患者规律生活、合理饮食、睡眠充足、适当运动、劳逸结合；保持大便通畅，鼓励患者日常生活活动自理；鼓励患者主动参与康复训练，并持之以恒；指导患者保持情绪稳定，避免不良情绪刺激；获得包括家庭、朋友、同事、单位等有效的社会支持系统。

第三节　小儿脑瘫的康复护理

PPT

⇒ **案例引导**

　　案例　患儿，男，4 岁。33 周出生，生后 2 天出现黄疸，持续 20 天。现运动发育滞后，竖颈（-）、翻身（-），角弓反张，胸廓不对称；原始反射残存 ATNR（+），侧弯反射（+）；肌张力动摇；流涎，吞咽及咀嚼困难，发音障碍，睡眠不佳，便秘。家长主诉患儿自 3 岁开始出现癫痫发作，脑电图检查示：双侧对称同步尖慢波。通过合理的饮食调节进行辅助治疗，以保证患者日常的均衡营养；同时进行脑瘫患者的心理治疗，通过与患者耐心交流，了解其内心情感，有针对性地进行心理调节，让患者保持良好的心态和抗病信念；进行对症治疗：给予相应的抗癫痫药物，采用肌肉松弛药降低肌紧张。

　　讨论　1. 该患者的功能障碍有哪些？

　　　　　2. 该患者常见的护理诊断及康复护理措施有哪些？

一、概述

　　小儿脑性瘫痪简称脑瘫，是指出生前至出生后 1 个月内各种原因所引起的脑损伤，或发育缺陷所致的运动障碍及姿势异常，其症状在婴儿期出现，并且有时合并有智力障碍、癫痫、感知觉障碍及其他异常，而且应排除进行性疾病所致的中枢性运动障碍及正常小儿暂时性的运动发育迟缓。脑瘫的运动障碍常常伴有感觉、知觉、认知、交流及行为的损害及癫痫、继发性肌肉骨骼的问题。

（一）常见病因

小儿脑性瘫痪的常见病因如下。

1. 出生前因素　宫内感染、宫内发育迟缓、妊娠期外伤、多胎妊娠等。

2. 围产期因素　早产、胎儿窒息、产伤等。

3. 产后因素　高胆红素血症、失血、感染等原因引起的新生儿休克、新生儿胆红素脑病（核黄疸）、颅脑损伤及癫痫抽搐等。

4. 遗传性因素　近亲结婚或家族遗传病史，在同辈或上辈的母系及父系家族中有脑瘫、智力障碍或先天畸形等。其中，早产、低出生体重是目前公认的最主要的脑瘫致病因素，且孕龄越小、出生体重越低，脑瘫患病率越高。

（二）分型

1. 痉挛型　本型是最常见的脑瘫类型，损伤部位主要是锥体系，由于病变部位及损伤严重程度不同，临床表现也不同。一般表现为被动屈伸肢体时有"折刀"样肌张力增高，上肢常累及前臂屈肌群、腕伸肌群等，下肢常累及内收肌群、腘绳肌、小腿三头肌等。受累关节活动范围变小，运动障碍，姿势异常。

2. 不随意运动型　本型以往称为手足徐动型，损伤以锥体外系为主，一般多表现为四肢瘫。根据肌张力变化程度，分为紧张性和非紧张性型。主要表现为全身性不自主运动，不能用意志控制，颜面肌肉、发音和构音器官均受累，常伴流涎、咀嚼吞咽困难、语言障碍等。当进行有意识、有目的运动时，表现为不自主、不协调和无效运动增多，与意图相反的不随意运动扩展至全身，安静时不随意运动消失；主动肌、拮抗肌、固定肌、协同肌收缩顺序、方向，力的大小不能协调，肌张力强度和性质不断变化，出现主动运动或姿势变化时肌张力突然增高，安静时变化不明显；原始反射持续存在并通常反应强烈，尤以非对称性紧张性颈反射为著，呈现典型的"拉弓射箭"姿势。

3. 强直型　本型较少见，锥体外系损伤所致。主要表现为肢体僵硬，活动减少。被动运动时，伸肌和屈肌都有持续抵抗，肌张力呈铅管状或齿轮状增高。腱反射亢进少见。

4. 共济失调型　本型主要损伤部位为小脑，表现为平衡障碍，醉酒步态。本体感觉及平衡感觉障碍，不能保持稳定姿势，手和头部可见轻度震颤、眼球震颤；指鼻试验、对指试验、跟膝胫试验都很难完成；语言徐缓，语调缺乏抑扬顿挫。

5. 肌张力低下型　本型主要表现为肌张力低下，肌力降低，四肢呈软瘫状，自主运动少。仰卧位时四肢外展外旋位，呈蛙状姿势，常为脑瘫婴儿期症状。幼儿期以后可转为其他型，多为不随意运动型或者痉挛型；还可能是伴有智力低下、癫痫等并发症的重症脑瘫早期临床表现。

6. 混合型　某两种类型或几种类型的症状同时存在于一个患儿的身上时称为混合型，以痉挛型和不随意运动型症状同时存在多见。两种或两种以上症状同时存在时，通常以某一种症状的表现为主。

脑瘫患儿往往以运动障碍为主，伴或不伴智力障碍，虽然脑瘫本身是非进展性的，但如果不给予适当的治疗和训练，患儿的异常运动模式反复强化，最终会导致软组织挛缩、关节畸形，成为小儿致残的主要疾患之一，严重地影响小儿的生长发育、生活自理和接受正常教育的能力。由此可以看出脑瘫的康复是必要的。目前认为对脑瘫患儿的全面康复应在早期发现、早期诊断、早期康复的"三早原则"的指导下进行，效果显而易见。

二、康复护理评定

对患儿的肌张力、肌力、关节活动范围、眼手协调能力、姿势与平衡能力、行走能力、感觉功能、言语功能及日常生活活动能力等方面进行评定时应遵循两个原则：①对患儿进行整体评定，不仅注意其缺陷，更要注重其具有的能力和潜能；②综合患儿的家庭状况和社区情况后对其进行评定，因为这两者对患儿的角色扮演及自我能力的发挥起着极为重要的作用。

（一）运动功能评定

1. 运动发育异常　"三翻、六坐、八爬、周走"是我国民间为小儿运动发育总结的规律，基本符合大脑皮层功能发育逐渐成熟的表现。脑瘫患儿的运动发育明显落后于此，当患儿出现抬头、翻身、坐立困难时才会被家长发现。

2. 肌张力异常　脑瘫患儿的肌张力可表现为增高、降低、不稳定或不协调。这些对患儿的运动造成了极大的障碍，多出现共济失调、运动缓慢、行走不能，甚至无法维持正常的体位。

3. 姿势异常　锥体外系或基底节病变表现为异常动作、不随意运动、舞蹈症等；小脑病变表现为共济失调；大脑广泛病变表现为肌肉强直、震颤等。

上述运动功能异常，其肌力、肌张力，平衡、步态等评定可参照脑血管病康复评定方法。

（二）感觉功能评定

脑瘫患儿感觉障碍发生率较低且较轻，常表现为视力障碍和听力障碍。视觉障碍多为视网膜发育不良或枕叶大脑皮层及视神经核变性，传导性损伤。主要表现为内、外斜视，视神经萎缩，动眼神经麻痹，眼球震颤及皮质盲，全盲少见。听觉障碍多为核黄疸引起，部分患儿听力减退甚至全聋，以手足徐动型患儿最为常见。

（三）反射评定

1. 原始反射评定　原始反射是胎儿最早出现的运动形式，婴儿出生后在一定时期内仍持续存在，是一种避开有害刺激或保持生存状态的本能反应。包括紧张性迷路反射、非对称性紧张性颈反射、拥抱反射、呕吐反射、觅食反射、自动站立和行走反射、握持反射等。原始反射的出现标志了运动发育的开始，由于反射的出现提示了中枢神经系统的发育，而运动的发育决定了中枢神经系统发育的成熟度；原始反射的消失则标志着中枢神经系统发育分化的完成，标志着获得新的运动技能的开始。常见原始反射如下。

（1）觅食反射　存在时期：0～4个月。

（2）握持反射　存在时期：0～4个月。

（3）拥抱反射　存在时期：拥抱型0～3个月；伸展型4～6个月。

（4）放置反射　存在时期：0～2个月。

（5）踏步反射　存在时期：0～3个月。

（6）张口反射　存在时期：0～2个月。

（7）上肢移位反射　存在时期：0～6周。

（8）侧弯反射　存在时期：0～6个月。

（9）紧张性迷路反射　存在时期：0～4个月。

（10）非对称性紧张性颈反射　存在时期：0～4个月。

（11）对称性紧张性颈反射　存在时期：0～4个月。

（12）交叉伸展反射　持续时间：0～2个月。

（13）阳性支持反射　持续时间：0～2个月。

2. 自动反应评定　包括平衡反应，调正反应，保护性伸展反应等，其中平衡反应包括如下内容。

（1）仰卧位倾斜反应　6个月出现阳性反应，终生存在。

（2）俯卧位倾斜反应　6个月出现阳性反应，终生存在。

（3）膝手位/四爬位反应　8个月出现，终生存在。

（4）坐位反应　前方坐位反应6个月左右出现，侧方坐位反应7个月左右出现，后方坐位反应10个月左右出现，终生存在。

（5）跪位反应　出生后约15个月出现，维持一生。

（6）立位反应　前方12个月左右出现，侧方18个月左右出现，后方24个月左右出现，终生存在。

（四）日常生活活动能力评定

由于运动、感觉障碍导致患者一系列日常生活功能障碍，如吞咽困难、易受伤、不能自理等。

（五）智力测定

痉挛性脑瘫患儿多有智力异常，而手足徐动性患儿智力正常。智力测定常用方法有 Gesell 发育量表、韦氏发育量表、韦氏学前儿童智力量表、韦氏儿童智力量表等。

（六）语言评定

脑瘫患儿中1/3～2/3有不同程度的语言障碍。表现为语言发育迟缓、发音困难、构音不清、不能成句说话，不能正确表达，有的患儿完全失语。

（七）心理社会评定

1. 患儿家长的心理评定　评定患儿家长对患儿患病的反应、采取的态度和认识程度，以及家庭和社会支持系统情况。面对脑瘫患儿，家长内心十分痛苦和忧虑。一方面会产生负罪感，尤其是母亲，认为自己的过失造成孩子的不幸，往往处在深深的自责中，觉得对不起孩子；另一方面对预后非常担忧，考虑是否会导致患儿终身残障。家长的情绪和反应均会影响患儿，使患儿处在紧张、低沉、不安的环境之中。

2. 不伴有智力障碍的年长儿的心理评定　对不伴有智力障碍的年长儿，评定对患病的反应和接受程度。由于中枢性运动障碍，患儿的恐惧心理和不安定感很强，害怕摔倒，不敢走路。患儿情绪不稳定，易激动，个性固执、孤僻有自卑感，常伴有学习和社交困难。

三、康复护理措施

脑瘫基本原则应遵循早发现，早诊断，早治疗，采用综合康复的治疗手段，尽可能最大限度地降低患儿残疾程度，提高其日常生活活动能力。结合儿童年龄及发育特点，采取多变化、有趣味的训练方法，鼓励家庭的共同参与，提高患儿的运动功能、ADL 能力、交流及社会适应能力。其中关键是运动训练，效果取决于治疗的早晚、手法、持续时间长短。最好在出生后 6 个月内能够确诊，最迟不要超过 3 岁。

脑瘫的治疗应采取康复训练与护理相结合的综合性措施，即采用物理治疗、作业治疗、语言治疗等现代康复治疗方法，并辅以必要的药物治疗、手术治疗、辅助器具的使用、传统康复治疗的同时，实施个性化的康复护理措施。

（一）运动功能障碍的康复护理

小儿脑瘫运动功能障碍康复训练按照神经发育学原则，以神经肌肉促进技术和运动治疗为主，同时日常生活活动能力训练在脑瘫康复中有重要意义，康复训练方法具体叙述如下。

1. 运动疗法　在脑瘫的康复训练中，常用的运动疗法有 Bobath、Vojta 疗法等。Bobath 疗法主要包含了头部控制训练、四肢训练、翻身训练、坐姿训练、爬行训练等。

（1）头部控制的训练　头部控制能力在很大程度上影响了小儿的整体运动发育及日常生活动作等高级运动发育。小儿良好的头部控制能力是高一级运动发育的基础；头部的姿势异常也可导致全身的姿势与运动异常。因此，头部控制的训练是脑瘫康复治疗中最首要解决的问题。

1）头部的抗重力伸展训练　正常小儿大约在 2 月龄可以完成双肘支撑抬头 45° 的动作。脑瘫患儿由于迷路性的翻正反应不充分，紧张性迷路反射存在，此时会出现面部及双膝同时支撑体重，屈肌占优势，头部的抗重力训练可以利用 Bobath 球进行，具体方法为使患儿取俯卧位，双肘支撑于 Bobath 球上，在患儿头部上方 30cm 左右的位置放置患儿感兴趣的玩具，将球向前方滚动，带动患儿身体随之移动，以诱发抬头运动。在家庭中，母亲可半躺于床上，患儿俯卧在母亲胸前，母亲用目光以及语言诱发患儿抬头。

2）头部的抗重力屈曲训练　患儿取仰卧位，治疗师坐在患儿对面，双手握住患儿双肩，缓慢拉起患儿，并诱导其抬头，在头与躯干仍能保持在一条直线上的最大角度时，停留片刻。如果患儿肩周围肌群张力低下，应避免牵拉其手及前臂，以防肩关节脱位；如果患儿有部分抗重力屈曲的能力，治疗师可握住其双肘或双手，从仰卧位将其拉起，诱导主动抬头。

3）头部的回旋活动训练　患儿俯卧于大球上，使其身体向一侧倾斜，此时使患儿倾斜下侧的上肢支撑于球面上。如果患儿未出现头部的回旋与屈曲，治疗师可从患儿肩的部位将其上侧上肢向自己的方向牵扯，促通头的屈曲与回旋，左右交替操作。

（2）躯干训练　躯干的控制基础是头部获得充分的控制，但两者在发育之中有重合之处。

1）促通俯卧位上躯干屈曲与伸展统合的训练　患儿取俯卧位，肘或手支撑体重，肘支撑点的位置要在肩部垂直于床面的垂直线前方，这样可以增加肩关节的外旋程度。在这种位置上稍微外展肩部，就可以使体重向侧方移动。

2）促通仰卧位上躯干屈曲与伸展统合的训练　患儿取仰卧位，治疗师用双膝支撑患儿骨盆使其上抬，将患儿的上肢向下方及侧方牵拉，然后分开患儿的两手指，放于其两膝部位。治疗师用拇指支持患儿的手与下肢。为了强化膝关节的伸展，治疗师将一根手指放在患儿的大腿部即膝关节上部的股四头肌上，然后向两侧方摇动患儿的身体，操作时注意保持颈部肌肉的充分伸展。

（3）翻身训练　为仰卧位上的训练方法，翻身是否能够完成在很大程度上影响小儿的发育以及躯干的回旋。较为常见的操作方法如下。以向右侧翻身为例，治疗师在患儿右侧用一只手从腋窝部使右侧上肢上举，另一手放于患儿的左侧臀部，向对侧推动小儿身体，使身体产生回旋，翻身向俯卧位。诱导患儿从俯卧位向仰卧位翻身，同样以向右侧翻身为例，先上举右侧上肢，治疗师用一只手扶持之，另一只手推动患儿右侧臀部或肩部使身体回旋，产生翻身运动。

（4）坐位训练　坐位时躯干调整能力训练：患儿取坐位，治疗师坐于患儿后方并握住患儿两侧骨盆，令其重心向各方向移动，调整患儿骨盆、腰椎向各个方向倾斜和弯曲，并进行各方向的回旋动作以诱发出轴性的旋转动作。操作时应循序渐进，适当控制力度及幅度。训练可同时增强患儿头部控制能力及腹肌收缩能力。

（5）爬行训练

1）从侧坐位到四爬位的转换　从侧坐位自如地转换为四爬位是进行四爬的基础，需要良好的躯干回旋能力。操作时治疗师用自己的膝部支持患儿臀部，两手支持患儿肩部，诱发患儿身体向前，臀部抬起。从侧坐位向四点支持位方向伸出上肢，形成四点支撑位。

2）四点支撑的训练　膝手立位作为身体抗重力上抬离开地面的一个重要阶段，标志着躯干与骨盆及四肢之间的运动分离能力和骨盆离开地面上抬抗重力能力的获得。原始反射的存在及姿势的异常，常会导致脑瘫患儿出现膝手不能平均负重。治疗师帮助患儿形成稳定的四点支撑位后，进行前后重心转移训练。

（6）立位及步行的训练　直立行走也是人类抗重力伸展姿势达到的最高阶段。训练中患儿取立位，治疗师站于患儿身后，两手张开，手指伸展支持患儿的肩以及胸部，使患儿得到确实的姿势控制。如果患儿需要进一步的支持，治疗师可以通过躯干和下肢抵在患儿的髋关节和后背上来完成。当患儿迈步向前重心在两下肢移动时，治疗师将患儿未负荷体重侧的肩或躯干在对角线上推向下方，然后促通负荷体重侧下肢的重心向前方移动，并将处摆动期一侧的骨盆推向前方。

（7）异常姿势的矫正

1）头背屈　脑瘫患儿由于颈后部肌群痉挛在仰卧位拉起时出现头背屈，在俯卧位上出现头部被动上举。治疗时患儿取仰卧位，治疗师面对患儿用两前臂压住患儿双肩，两手放于患儿头的后侧向上牵拉颈后部肌群。此手法不适用于伴有肩胛后缩的头背屈脑瘫患儿。

2）坐位骨盆后倾　痉挛型双瘫或者四肢瘫的患儿取长坐位时，由于腘绳肌痉挛或屈曲挛缩，导致坐位支点后移至骶尾骨，需要通过躯干向前方倾斜，来维持坐位稳定，从而使脊柱过度的后弯，呈现"拱背坐"。在治疗及平时日常生活中，除牵拉腘绳肌降低其肌张力外，还应尽量使其保持端坐位，纠正其坐位支点至坐骨结节。

3）膝反张　又称为膝过伸，表现为膝关节向后成角。脑瘫患儿出现膝过伸常见的原因有尖足代偿；膝关节周围关节、韧带松弛；股四头肌和腘绳肌无力；一侧下肢无力、对侧下肢代偿性出现膝反张；股四头肌肌张力过高等。治疗的时候除了利用矫形器等使膝关节保持一定的屈曲角度外，更关键的在于纠正原发病因，相对于治疗其预防的意义更大。

4）Vojta疗法　是Vojta博士根据自己多年研究创立的一种治疗方法。让患者取一定的出发姿势、对身体特定部位给予压迫刺激，诱发出反射性翻身与反射性腹爬两个移动运动的手法。这两种移动运动是人类最原始、最基本的全身移动形式。反射性腹爬（reflex kriechen，RK）是在俯卧位姿势下，促进头部回旋上抬、肘支撑、手支撑、膝关节支撑等功能，以及促进爬行的刺激手法。反射性翻身（reflex umdrehen，RU）是诱导患儿从仰卧位翻向侧卧位，用一侧上肢支撑体重诱发坐起功能的一种刺激手法。

2. 物理因子治疗　是应用电、光、声、磁和热动力学等物理学因素结合现代科学技术治疗患者的方法。物理因子治疗在脑瘫康复中应用广泛，但与成年人康复的应用有很多不同。在脑瘫儿童康复治疗中，比较常用的有低中频电疗、仿生物电刺激、肌电生物反馈、磁疗、蜡疗、水疗等。

（1）神经肌肉电刺激法　是利用低频脉冲电流刺激神经和肌肉两端使其收缩，以恢复运动功能的方法。其电流强度以引起肌肉的强制收缩为准。对于肌张力增高、肌肉痉挛的患儿，刺激痉挛肌肉相应的拮抗肌，可以降低肌张力，减轻痉挛症状大部分脑瘫患儿存在不同程度不同部位的肌力低下的情况，通过神经肌肉电刺激，使特定部位的肌肉收缩，达到增加肌力的目的。

（2）仿生物电刺激法　是一种中枢仿生电物理疗法。研究表明，电刺激小脑或小脑顶核后，通过大脑皮质的纤维联系形成的特殊传导通路，可以使缺血区局部脑血流增加，脑循环改善，脑电图复原，脑损害减轻，直接诱导病灶半影区的脑组织表达生长相关蛋白，提高神经组织可塑性，达到促进神经功能康复效果。

（3）生物电子激导平衡疗法　利用现代电子技术与传统中医理论相结合，使用数千伏高电压的脉冲电流，使患儿机体内病理经络的生物电子运动由不平衡转化为平衡的一种疗法。让患儿在没有针刺或推拿的情况下，有针刺及推拿的感觉，从而起到通调经脉、平衡阴阳，达到治疗疾病的作用。在脑瘫康复中的应用，主要针对肌张力异常（增高或降低）、感觉异常、姿势协调障碍、流涎、吞咽困难等患儿。

（4）经颅磁刺激疗法　是利用时变磁场作用于大脑皮质产生感应电流改变皮质神经细胞的动作电位，从而影响脑内代谢和神经电活动的生物刺激技术。具有更容易实现颅脑深部刺激、人体不适感小、无创等特点。

（5）蜡疗　是将石蜡加热后施用于患部，促进康复的方法。石蜡虽达 $55 \sim 60℃$，但并不会感到很热，而且冷却缓慢。利用蜡疗的温热作用，可以起到很好地减轻疼痛和痉挛的作用。目前蜡疗中比较常用的是蜡饼法。

（6）水疗法　利用水的物理特性使其以各种方式作用于脑瘫患儿，促进康复的方法。通过水中的温度刺激、机械刺激和化学刺激来缓解肌痉挛，改善循环，增加关节活动度，增强肌力，改善协调性，提高平衡能力，纠正步态等。尤其对小儿还可增加训练的兴趣，使其树立自信心，对其智力、个性的发展都有很大的好处。

（二）日常生活活动能力障碍的康复护理

1. 抓握的训练　许多患儿表现为拇指内收，其余四指屈曲，手呈握拳状态，腕关节的屈曲。由于手指不能伸展，所以很难抓住东西。针对这些可以做如下训练：向桡侧方向外展大拇指，用一只手通过掌心握住，然后将腕关节背屈并施加一定压力，保持数秒钟，待患儿手伸展后，治疗师可以把玩具放在他手中，并稍用力握患儿的手，促进患儿拿住玩具。

2. 释放的训练　在前面抓物训练的基础上，治疗师可选择一些拿起并放下东西的连续动作让患儿练习，如套圈游戏、捡小食丸等的训练。

3. 手眼协调训练　治疗师选择用手和眼协调的玩具和游戏，可让患儿进行穿珠子、把混合在一起的不同颜色的积木、小食丸等分开，也可以进行解、扣纽扣，拧螺丝，剪纸等训练。

4. 进食训练　喂食时最重要的是保持患儿正确的姿势。用奶瓶喂食时，要鼓励患儿自己拿奶瓶，家长可在患儿吸吮时用手控制其嘴部，并在胸前加压力；用匙喂食时，也要保持正确的姿势。患儿坐稳后，将患儿的两腿分开，跨坐在母亲的大腿上，并控制其肩部保持向前。喂食时，若患儿的腿过分伸展，可把腿垫高，如患儿自己进食，可以先帮助患儿控制肩部，并协助患儿的前臂外旋，大拇指根部往外转，将食物送入口中，使用固定杯碗、盆的装置也有利于帮助进食。

5. 梳洗训练　训练患儿上肢的运动和控制能力，培养自己进行梳洗的能力。婴儿期的口腔清洁可以用棉球或棉棒蘸水清洁口腔及牙齿，2 岁以后就可以改用婴儿牙刷蘸水来刷牙，渐渐再加上牙膏。养成患儿餐后漱口的习惯，尽量在餐外少吃甜食。

6. 大小便训练 一般可从 2 岁开始训练，先准备适合脑瘫儿的前面或两旁带有把手的便盆，给患儿一个稳定的姿势和位置。另外，要养成定时大小便的习惯，学习控制大小便，然后一日中每次大小便都给予训练机会。大小便训练实际亦是综合训练，其中包括穿脱裤子、站起、坐位平衡训练，甚至蹲起训练等。

7. 更衣训练 脑瘫患儿学习更衣，必须以坐、立、手部动作训练已有进步为前提，才能逐渐进行。穿衣时，患儿坐于椅上，右手抓住衣领，纽扣面对自己，先将左手交叉穿进衣袖里，右手抓衣领将衣服转向身后并拉向右侧，右手往后伸进另一衣袖里，然后整理衣服。衣服的用料宜选吸汗、有弹性的。为使患儿容易穿着与抓拿，最好选用领子宽大、裤脚管开衩的裤子。

（三）言语功能障碍的康复护理

语言障碍是脑瘫儿童常见的并发障碍，其发生率占脑瘫儿童的 70%～75%。不但阻碍了患儿的语言交流，也会影响他们今后的生活、学习，是脑瘫儿童致残的重要原因之一。

1. 语言理解能力训练 一个小儿在学会说话以前，就已学会了理解语言。可以先按别人所说的做出反应，因此应当尽早地开始语言训练，最好在婴儿期即开始接受各种刺激，这是语言发展的基础。不论小儿对你所说的话能不能做出反应，都要和他交谈，经过反复多次的交谈，小儿就会逐渐懂得他发出声音的意义。

2. 语音训练 教会患儿呼吸控制法，学会用嘴和鼻子呼吸。训练患儿听力、视力、感觉、味觉等感觉器官，接受来自各方的刺激。

3. 语句训练 要训练患儿模仿能力，与之谈话。尽量使用单个词和简短的句子，并辅以姿势。便于患儿理解，再逐渐延长句子。语言治疗师的发音要准确，音量要大，语调要有高低，速度要放慢，要带有表情和动作，使患儿感兴趣，要有耐心，使患儿感到亲切、无恐惧害怕等心理。当患儿有进步时，一定要给以鼓励和奖赏。训练过程中可用手势符号及文字符号作为辅助形式，逐渐发展到单纯用言语表达；当言语符号获得困难时，可考虑使用代用性交流手段。

（四）矫形器、轮椅、拐杖等的使用

脑瘫患儿应用矫形器的目的：①保持肢体的功能位；②加强肢体的承重能力；③预防或纠正畸形；④促进运动功能发育，从而提高生活活动自理能力。矫形器包括对尖足畸形、外翻扁平足畸形、内翻足畸形、膝过伸畸形等的配制，例如用踝足矫形器（ankle - foot orthosis，AFO）来治疗踝部张力低下，其他保持站立位的装置、保持坐位的装置等亦常用。行走困难的患儿重要的移动工具是轮椅，借助轮椅移动可达到代步的目的。必要时可在轮椅上配备适当的托板及靠垫矫正其异常姿势。拐杖、步行器的应用可使患儿身体的支撑面积增大、重心摆幅减小、增加身体的稳定性，从而达到辅助站立和行走的目的。矫形器在治疗小儿脑瘫中首先要充分考虑到关节活动范围，允许四肢有尽量大的活动范围，尽可能减少对正常关节功能的限制作用。

（五）心理护理

脑瘫患儿由于运动功能障碍，动作受限，活动范围小，往往又伴随智力低下，因而经常导致心理上的异常发展及异常行为。针对这些心理障碍，应根据脑瘫患儿心理特点进行心理评定，然后进行心理护理、心理治疗、集体疗法、行为疗法、家庭疗法及其他文体音乐疗法等，加强正面教育，多给予鼓励，创造正常的心理环境，在运动康复的同时注意心理康复，取得家长的配合与支持。

四、康复护理指导

1. 健康宣教 脑瘫患儿的发病给家庭、社会带来很大负担，因此，应以预防为主，加强对脑瘫的

宣传教育。同时也应尽可能地做到早发现、早治疗、早康复。在康复治疗过程中，应对脑瘫患儿的家长进行家庭康复训练的教育，提供一些家庭训练的指导方法，使脑瘫患儿在日常生活中得到正确的指导和训练，从而提高患儿的独立能力。脑瘫的康复护理宣教主要应针对以下内容。

（1）脑瘫的预防措施　坚持优生优育，保持胎儿健康发育；积极开展早期产前检查，避免难产；保证孕妇良好的营养，预防早产；孕期避免不必要的药物，怀孕期间做好感染性疾病预防工作；鼓励母乳喂养，增强婴儿抵抗感染的能力。婴儿出生后定期去医院检查，早期发现发育迟缓的症状，并给予及时指导及治疗；定期进行预防接种；教育家长识别脑膜炎的早期症状及发热的正确处理，有病应及时送医院诊治。

（2）脑瘫的早发现、早治疗　0～2岁是大脑发育最迅速和代偿能力最强的时期，早期发现以及对高危新生儿进行早期干预和早期治疗是保证患儿潜在能力最大限度发挥的唯一途径，是实施脑瘫康复的关键，主要从运动、语言和进食三方面来观察。如有异常现象，应及时就诊，明确诊断，进行针对性治疗。

（3）脑瘫的家庭治疗　对于脑瘫患儿，家庭治疗非常重要。父母除了正确地指导和训练外，还要帮助患儿树立自信心，使患儿学会生活的基本技能，能更多地照顾自己，学会适应环境，步入社会。

（4）脑瘫的康复整体性　在医疗康复的同时要进行教育、心理及社会诸方面的全面康复，达到患儿的身心健康。

（5）父母的培训　通过培训使之参与患儿的治疗，并且经常地、适当地鼓励患儿，并持之以恒。发育是循序渐进的过程，脑瘫的治疗一方面可以改善功能，提高能力，防止并发症；另一方面可以促进患儿的正常发育。

2. 护理要点

（1）疾病预防与康复教育　向患儿家长介绍小儿脑瘫的相关知识，告诉家长如何预防脑瘫发生，包括产前保健、围生期保健和出生后预防，以及疾病发生与发展，包括病因、临床表现、康复治疗方法及预后等。

（2）教给家长患儿日常生活活动训练的内容和方法　避免过分保护，应采用鼓励性和游戏化的训练方式。

（3）告诉家长脑瘫患儿正确的卧位姿势　侧卧位适合各种脑瘫患儿；在患儿卧床两边悬挂一些带声响或色彩鲜艳的玩具，吸引患儿伸手抓玩，让患儿经常受到声音和颜色的刺激，帮助其更好地康复。

（4）教会家长如何正确抱脑瘫患儿　家长每次抱患儿的时间不宜过长，抱患儿时要使其头、躯干尽量处于或接近正常的位置，双侧手臂不受压。应避免患儿面部靠近抱者胸前侧，丧失观察周围环境的机会。低肌张力的患儿往往维持姿势困难，力量不足，可令其双手抓住抱者的衣服，或将双手搭在抱者的肩上或围住颈部，肌张力的异常是脑瘫康复中最需要处理的问题。

第四节　帕金森病的康复护理

PPT

一、概述

帕金森病（Parkinson disease，PD），又称震颤麻痹，是一种老年人常见的中枢神经系统退行性疾病。主要病理特征是黑质多巴胺能神经元变性和路易小体形成，以静止性震颤、运动迟缓、肌强直、姿势平衡障碍等为主要临床表现。65岁以上老年人群的总体患病率达到1700/10万，男性多于女性。我国目前帕金森病患者人数已超过200万人。

（一）常见病因

帕金森病的病因不明确，可能与年龄老化、遗传因素、环境因素、线粒体功能缺陷、氧化应激因素等有关。国内外研究表明，随着年龄增长，帕金森病的发病率逐渐增加，说明帕金森病的发生可能与年龄老化引起神经系统老化有关。本病呈家族聚集现象，10%～15%的帕金森病患者有家族史，主要呈常染色体显性遗传。流行病学调查显示，长期接触除草剂、杀虫剂或农药，可能与发病有关。体内氧自由基产生增多，细胞处于氧化应激状态，可能与帕金森病发生有关。帕金森病发病并非单一因素，通常是多种因素共同作用的结果。

（二）诊断和鉴别诊断

帕金森病的诊断标准：中老年发病，缓慢进展性病程。运动迟缓，且具备下列3项临床表现之一：静止性震颤、肌强直、姿势步态异常。左旋多巴治疗有效。特发性震颤仅表现为姿势性震颤或动作性震颤，而无运动迟缓和肌强直。而感染、药物、高血压、脑炎、脑动脉硬化、中毒、外伤等明确病因所引起的震颤、强直等症状称为帕金森综合征。

（三）临床表现

主要有静止性震颤、运动迟缓、肌强直、姿势平衡障碍。静止性震颤表现为休息时明显，运动时减轻或消失。多数患者以静止性震颤为首发症状，常开始于一侧上肢或下肢，可累及头、舌、下颌和双侧肢体。手的震颤通常表现为"搓丸"样动作。强直常开始于一侧肢体，上肢先出现，可累及面部、颈部、躯干和四肢，出现头向前倾，躯干和下肢屈曲的姿势。有些患者强直合并震颤常出现齿轮样强直或铅管样强直。运动迟缓表现为动作缓慢，肢体无力，进食、穿衣、洗漱等日常生活难以自理。严重者可出现运动困难。面肌运动减少形成"面具脸"。书写困难或出现写字过小征。行走时呈慌张步态，起步困难，步速快并向前冲，步伐变小，上肢摆动减少或消失。口腔肌肉运动障碍，出现吞咽困难。

除了运动症状外，患者还出现焦虑、抑郁、睡眠紊乱、排尿障碍、便秘、血压偏低、肢体麻木、疼痛、痉挛等症状。这些症状使患者生活质量明显下降。

（四）治疗

主要治疗手段是药物，联合外科、康复、细胞移植及基因治疗等多学科的综合治疗。药物治疗可缓解患者的症状，需长期维持。药物治疗遵循的原则是个体化、小剂量开始，逐渐递增。临床常用药物有复方左旋多巴、金刚烷胺、抗胆碱药、单胺氧化酶抑制剂、多巴胺受体激动剂、辅酶Q10等。外科手术方法主要有深部脑刺激术（DBS）和神经核毁损术，DBS因其相对安全、无创和可调控的特点而成为主要选择；手术仅能改善症状，而不能根治疾病，术后仍需长期应用药物治疗。康复运动治疗包括有效的运动功能训练、日常生活能力训练、语言训练，能不断提高患者的运动和平衡能力、日常生活自理能力和沟通能力，提高生活质量。

二、康复护理评估

（一）综合评估

韦氏帕金森病评定法用于帕金森病综合功能障碍评定，采用4分制。0分正常，1分为轻度，2分为中度，3分为重度，每项累加即为总分。1～9分为早期残损，10～18分为中度残损，19～27分为严重进展阶段。

YHR分期评定法是目前国际上通用的帕金森病病情程度分级评定法，它根据能力水平和功能障碍水平进行综合评定。一共分为5级，Ⅰ、Ⅱ级日常生活无须帮助；Ⅲ、Ⅳ级日常生活需部分帮助；Ⅴ级日常生活完全需要帮助。

（二）运动功能评估

1. 肌力评定　常采用手法肌力检查法来评估肌肉的力量。

2. 肌张力评定　多数采用 Ashworth 痉挛量表或改良 Ashworth 痉挛量表。

3. 平衡能力评定　常用 Berg 平衡量表，"起立 – 行走"计时测试等。

4. 步行能力评定　可采用三维步态分析，也是步态评估的"金标准"。

（三）认知功能评定

应用 MoCA 量表评估命名、记忆、注意、视空间能力等。

（四）言语障碍评定

通过交流、观察、使用通用的量表、仪器检查等方法，了解患者有无语言障碍，判断语言障碍的类型、性质和程度。

（五）心理障碍评定

常用汉密尔顿抑郁量表、自评抑郁量表、汉密尔顿焦虑量表和焦虑自评量表等。

（六）吞咽困难评定

1. 反复唾液吞咽测试　主要适用于老年人，患者坐位，检查者将示指和中指放在患者的喉结及舌骨处，观察 30 秒内吞咽的次数及喉结上下移动的幅度，正常喉结可上下移动 2cm，高龄患者 30 秒内完成 3 次即可。

2. 洼田饮水试验　日本洼田俊夫提出，患者坐位，先试喝 2 ~ 3 茶匙的水，无呛咳后像平常一样喝下 30ml 的温水，然后记录饮水时间，观察患者有无呛咳，分几次饮完等。

（七）膀胱功能障碍

评估患者有无尿频、尿急、尿潴留、尿失禁等情况发生。

（八）日常生活活动能力评估

通常用 Barthel 指数来评估日常生活活动能力，包括进食、穿衣、大小便、上下楼梯等。

三、康复护理措施

（一）运动功能障碍的康复护理

帕金森病患者在坚持药物治疗的同时进行专业的、系统的康复训练，具有明显的疗效。根据帕金森病患者的震颤、肌强直、肢体运动减少及体位不稳的程度进行运动锻炼，尽量鼓励患者自己进食、穿衣，锻炼和提高平衡协调能力的技巧，做力所能及的事情，减少依赖性，增强主动运动。选择患者喜欢且和身体功能相适应的运动方式，如慢跑、散步、跳舞、八段锦、太极拳、舞剑等。确定活动的优先次序，制订结构化的每日或每周活动计划。倡导积极的生活方式，制订家庭训练计划。

1. 面部锻炼　通过皱眉、张嘴，伸舌、舌尖左右偏、上下吹气、噘嘴、龇牙、鼓腮、闭眼、口左歪及口右歪等动作，改善面部表情和吞咽困难，缓解"面具脸"，保持呼吸平稳顺畅。

2. 头颈部活动　改善颈部强直和前倾姿势。包括上下运动、左右转动、左右倾斜活动、下颌前后运动。肩部运动包括耸肩活动和肩部后展。头颈躯干转动改善颈肩僵硬及躯干酸痛。上肢进行手臂伸拉和腕关节转动，改善上肢僵硬，增加关节的活动度。手部运动促进手指的灵活性，预防手部肌肉挛缩、屈曲，可做攥拳—伸展动作或拇指与其余四指对指活动。

3. 起身训练　为改善患者的日常活动能力，进行起身锻炼。①坐位起身：将臀部移至椅子前部，由深坐位转为浅坐位，双手放在椅子扶手上，上身前倾至鼻尖超过膝关节位置，两脚稍向后，努力站起。②卧位起身：双腿屈曲，身体侧向一边，将上肢移至床外侧。双腿外移，下垂，同时双臂撑床坐起。

4. 步态练习 帕金森病患者重心丧失，冻结步态，慌张步态，应加强患者行走步伐的协调训练。可练习原地反复起立，原地站立高抬腿踏步，双眼平视，合节拍地行走，地面根据患者的步幅划出行走练习的线条进行视觉提示，行走时医务人员可根据情况进行节律性提示或声音提示。如有碎步时，可穿摩擦力大的胶底鞋以防跌倒。有前冲步态时，避免穿坡跟鞋，尽量使用手杖维持平衡。

5. 使用助行器和环境改造 创建畅通无阻的行走和转弯路线，室内光线要充足、地面平坦。提高床、椅、沙发的高度，垫高马桶，方便患者转移。床要有护栏，以防坠床。卫生间要有扶手和呼叫铃，以防跌倒。

（二）认知功能障碍的康复护理

认知功能障碍常常给患者带来许多不便，所以认知训练对患者的全面康复起着极其重要的作用。物品的摆放需按照患者的以往习惯，并放于易取处。外出时应有专人陪护，以避免走失。必要时佩戴防走失牌或穿戴防走失马甲，标注患者姓名、居住地址和家属联系电话等信息。

（三）语言障碍的康复护理

医护人员和家庭成员要创造良好的交流氛围，鼓励患者多说话、多交流、多练习，与患者交谈时，耐心倾听，给患者足够的时间去表达。训练中注意患者的音量，鼓励患者坚持训练，多读报纸或书籍，减缓病情发展。

1. 音量的训练 采用一对一的训练和家庭训练相结合的方式，以提高患者的音量为主要目标，对患者的言语障碍进行高强度的训练。同时，在训练的过程中提示患者有意识地提高音量，以达到改善言语障碍的目的。指导患者在提高音量的同时限制音调的增高，以避免发声系统出现代偿性的紧张。

呼吸功能训练：呼吸功能训练包括吸气肌肌力训练和呼气肌肌力训练，均可改善患者的肺功能和言语功能。吸气肌肌力训练能提高最长发声时间，呼气肌肌力训练能更有效地提高声门下压和音量。但是单一的呼气肌肌力训练使患者难以将改善的肺功能应用于提高自然对话的音量。

2. 音词的练习 重复一些简单的词语。连续读词语两遍，第一遍音稍低，第二遍声音大而有力。练习读句子，注意句中的关键词、疑问词等。

3. 清晰发音训练 ①舌运动练习：舌头伸出、缩回；在两嘴角间快速地左、右移动；舌尖环绕上下唇快速做环形运动；舌头伸出尽量用舌尖触及下颌，然后松弛，重复数次；尽快准确地说出，重复数次。②唇和上下颌的练习：缓慢地反复做张嘴闭嘴动作；上下唇用力紧闭，维持数秒钟，再松弛。

（四）吞咽困难的康复护理

指导患者进行如噘嘴、鼓腮、龇牙、伸舌、吹吸等面肌功能锻炼，可以改善吞咽困难。创造安静的进食环境，进食时关闭电视，不看手机或听录音，不看报纸，不与人聊天。进食或饮水时，保持坐位或半卧位，注意力集中，并给予患者充足的时间，不催促、打扰患者进食。根据患者的年龄和活动量计算患者所需的热量，提供种类齐全、营养丰富的食物，兼顾患者的饮食喜好。给予患者适量优质蛋白、低脂、高维生素、高膳食纤维、易消化、易咀嚼的软食。对于容易发生骨质疏松和骨折的患者，可每天睡前喝一杯牛奶。蚕豆中含有天然的左旋多巴，在饮食中加入蚕豆，可使患者体内左旋多巴的释放时间延长。限制蛋白质的摄入，不吃肥肉和荤油，因为饮食中的高脂肪会影响左旋多巴药物的吸收，使药效降低。对于进食困难、频繁呛咳的患者，应暂停进食，及时给予鼻饲，并做好鼻饲护理，防止出现误吸、窒息或吸入性肺炎。

（五）用药护理

遵医嘱正确使用药物，给患者讲解药物的作用和不良反应，督促患者按时服药。进食可影响药物吸收，因此空腹用药效果更好，如多巴丝肼片应在餐前 30 分钟或餐后 1 小时服用。告知患者用药配伍禁忌，如单用左旋多巴时禁与维生素 B₆同时服用。治疗初期患者服用多巴丝肼片可能出现恶心呕吐、厌食、腹泻等。服用苯海索可能出现口干、视物模糊等，长期应用可出现嗜睡、抑郁、幻觉等。有些抗抑郁剂起效慢，应督促患者坚持按时服用，不随意减量。

（六）心理康复护理

患者存在运动功能障碍、语言障碍、表情淡漠、流涎，但是意识清楚，约有一半的患者会产生焦虑、抑郁心理，拒绝社交活动，沉默寡言，闷闷不乐；患者担心自己身体和功能的康复，担心自己给家庭造成负担。建立良好的护患关系，护士仔细观察患者的心理反应，鼓励患者表达，认真倾听，与患者讨论功能障碍所造成的影响、不利的因素，及时给予指导，使其能接受自己目前的状态并设法改善；充分调动患者的积极性，鼓励患者多做自己感兴趣的事情，多与他人交往；指导创造良好的家庭氛围，关心体贴患者，减轻心理压力；鼓励保持良好心态。注意保持个人卫生和着装整洁，进食后及时清洁口腔，保持面部清洁等，以尽量维持良好形象。

四、康复护理指导

帮助患者及家属掌握疾病相关知识和自我护理方法，帮助分析和消除不利于个人及家庭应对的各种因素，制订切实可行的护理计划并督促落实。

1. 用药指导　告知患者及家属本病需要长期或终身用药，让患者了解所用药物名称、用法、注意事项、疗效，学会观察与处理不良反应。告知患者长期服药可能会突然出现症状加重或疗效减退，告知患者及家属用药过程中的"开 – 关"现象以及如何应对。

2. 坚持康复训练　鼓励患者维持和培养良好的兴趣爱好，养成好的生活习惯，坚持适当的运动和体育锻炼。患者应坚持规律的、适度的主动运动，选择自己喜欢的运动方式，如散步、慢跑、打太极拳、八段锦、舞剑等；加强日常生活能力的训练，洗漱、进食、穿脱衣服等尽量自理；协助卧床患者被动活动关节，预防肢体挛缩和关节僵硬。

3. 安全护理指导　鼓励患者参与日常自我护理，但是要有家属监护。做力所能及的家务劳动，但不单独使用热水器、煤气以及锐利器械，防止意外发生；避免食用带骨刺或坚硬的食物，避免使用玻璃器皿；外出有人陪伴，必要时衣服口袋内要放置写有患者姓名、住址和联系电话的"安全卡片"或佩戴手腕识别牌，避免走失。

4. 定期复查　帕金森病呈慢性进行性加重，为了减慢疾病的进展，延缓功能丧失，患者回家后需要继续坚持康复训练，定期门诊复查，及时评定康复效果，根据评估结果适时调整康复方案，了解血压变化、肝肾功能、血常规等指标，当患者出现症状加重时应及时就诊。

第五节　周围神经病损的康复护理

PPT

⇒ 案例引导

案例　患者，男，22 岁。半月前骑自行车时不慎摔倒致肱骨骨折，至医院行肱骨固定后一直觉右手麻木，手腕无法抬起。查体：患者可伸肘，但不能伸腕、伸拇、伸指及外展拇指，呈垂腕畸形。手背桡侧感觉障碍。Tinel 征阳性。采用手术进行神经减压术后，予以常规消炎消肿治疗后即到康复科接受上肢功能的恢复治疗。

讨论　1. 该患者的功能障碍有哪些？

2. 该患者常见的护理诊断及康复护理措施有哪些？

一、概述

周围神经（peripheral nerves）是由神经节、神经丛、神经干、神经末梢组成，分为脑神经、脊神经和自主神经。周围神经多为混合性神经，含有感觉纤维、运动纤维及自主神经纤维。周围神经病损（peripheral neuropathy）是指周围神经干或其分支因病损导致其组织的运动、感觉或自主神经的结构或功能障碍。

周围神经病损一般可分为周围神经病（peripheral neuropathy）和周围神经损伤（peripheral nerveinjury）两大类。

（一）常见病因

周围神经病损病因复杂，可能与炎症、中毒、缺血、营养缺乏、肿瘤、遗传、外伤或机械压迫等原因相关。

周围神经病是指周围神经的某些部位由于炎症、中毒、缺血、营养缺乏、代谢障碍等引起的轴突变性；周围神经损伤主要是指周围神经丛、神经干或其分支受外力作用而发生损伤，主要病理改变为损伤远端神经纤维发生沃勒变性。

（二）临床表现

1. 肢体畸形　当周围神经完全损伤时，由于与麻痹肌肉相对的正常肌肉的牵拉作用，使肢体呈现特有的畸形。如上臂部桡神经损伤后，使手呈现典型的垂腕和垂指畸形；腕部尺神经损伤后，呈现典型的爪形指畸形。

2. 运动功能障碍　神经完全损伤后，损伤神经所支配的肌肉呈迟缓性瘫痪，主动运动、肌张力和反射均消失。随着病程延长肌肉逐渐发生萎缩。但在运动神经不完全损伤的情况下，多数表现为肌力减退。伤病后的神经恢复或手术修复后，肌力可能将逐渐恢复。

3. 感觉功能障碍　周围神经损伤后，其分布区的触觉、痛觉、温度觉、振动觉和两点辨别觉可完全丧失或减退，表现为麻木、刺痛、灼痛、感觉过敏等。由于各皮肤感觉神经有重叠分布，所以其分布区的皮肤感觉并不是完全丧失，而是局限于某一特定部位，称为单一神经分布区。在神经不完全损伤的情况下，神经支配区的感觉丧失的程度不同。在神经恢复的过程中，上述感觉恢复的程度也有所不同。

4. 自主神经功能障碍　周围神经损伤后，由交感神经纤维支配的血管舒缩功能、出汗功能和营养性功能发生障碍。开始时出现血管扩张、汗腺停止分泌，因而皮肤温度升高、潮红和干燥。2 周后，血管发生收缩，皮温降低，皮肤变得苍白。其他的营养变化有皮肤变薄、皮纹变浅、光滑发亮、指（趾）甲增厚变脆。由于皮脂分泌减少，皮肤干燥、粗糙，有时会出现水疱或溃疡。骨骼可发生骨质疏松。

5. 反射功能障碍　深反射、浅反射减弱或消失，早期偶有深反射亢进。

⊕ 知识链接

神经损伤分类

1943 年 Seddon 提出将神经损伤分为三种类型。

1. 神经断裂　神经完全断裂，临床表现为完全损伤，处理上需手术吻合。

2. 神经轴突断裂　神经轴突完全断裂，但鞘膜完整，有变性改变，临床表现为神经完全损伤。多因神经受轻度牵拉伤所致，多不需手术处理，再生轴突可长向损伤的远侧段。但临床上常见的牵拉伤往往为神经完全或部分拉断，如产伤或外伤，恢复较差。

3. 神经失用　神经轴突和鞘膜完整，显微镜下改变不明显，电反应正常，神经功能传导障碍，有感觉减退，肌肉瘫痪，但营养正常。多因神经受压或挫伤引起，大多可以恢复；但如压迫不解除则不能恢复。如骨折压迫神经，需复位或手术解除神经压迫。

二、康复护理评定

1. 运动功能评定

（1）患肢周径　与其相对应的健侧周径进行对比。

（2）肌力评定　评定上肢病损时应注意手的灵活性和精细动作的能力，评定下肢时要做步态分析，评定出运动障碍的程度和残存的潜力。神经完全受损后，肌肉的肌力完全消失，但运动神经不完全损伤时，多表现为肌力减退。经治疗或手术修复肌力可逐步恢复，可采用 MMT 评定肌力。

（3）关节活动范围评定　有些疾病用关节活动度（ROM）检查评定关节、肌肉及软组织挛缩的程度。

（4）腱反射检查　包括肱二头肌、肱三头肌、桡骨骨膜、膝腱反射等检查。

（5）运动功能恢复评定　英国医学研究院神经外伤学会将神经损伤后的运动功能恢复情况分 6 级，这种评定方法适用于高位神经损伤（表 4－4）。

表 4－4　周围神经损伤后运动功能恢复等级

恢复等级	评价标准
0 级	肌肉无收缩
1 级	近端肌肉可见收缩
2 级	近、远端肌肉均可见收缩
3 级	所有重要肌肉均能做抗阻力收缩
4 级	能进行所有运动，包括独立的和协同的
5 级	完全正常

2. 感觉评定　感觉检查包括浅感觉、深感觉和复合觉，根据病例特点询问有无主观感觉异常。同时还应评定感觉障碍的分布、性质及程度。

（1）感觉功能评定　包括触觉、痛觉、温度觉、压觉、两点辨认觉、图形辨别觉、皮肤定位觉、位置觉、运动觉等。当神经不完全损伤时，神经支配区的感觉丧失程度不同。目前临床测定感觉神经功能多采用英国医学研究会（BMRC）1954 年提出的评定标准。S_0：神经支配区感觉完全丧失。S_1：有深部痛觉存在。S_2：有一定的表浅痛觉和触觉。S_3：浅痛触觉存在，但有感觉过敏。S_4：浅痛触觉存在。S_5：除 S_3 外，有两点辨别觉（7～11mm）。S_6：感觉正常，两点辨别觉 6mm，实体觉存在。

（2）感觉功能恢复评定　英国医学研究院神经外伤学会将神经损伤后的感觉功能恢复情况分 6 级（表 4－5）。

表 4-5　周围神经损伤后感觉功能恢复等级

恢复等级	评价标准
0 级	感觉无恢复
1 级	支配区皮肤深感觉恢复
2 级	支配区浅感觉触觉部分恢复
3 级	皮肤痛觉和触觉恢复，且感觉过敏消失
4 级	感觉达到 S_3 水平外，两点辨别觉部分恢复
5 级	完全恢复

（3）自主神经功能评定　可根据自主神经功能障碍的表现进行评定。

3. 日常生活活动能力评定　常用 Barthel 指数量表进行 ADL 评定。

4. 自主神经检查　常用出汗试验。

5. 电生理学评定　对于神经损伤的部位及程度和损伤神经恢复情况的准确判断，需要周围神经电生理学检查作为辅助的检查手段。包括神经肌电图、直流-感应电检查或强度-时间曲线检查、神经传导速度测定，对周围神经病损做出客观、准确的判断在指导康复治疗过程中有重要意义。

6. 心理社会评定　周围神经病损患者，往往伴有心理问题，担心病损后的经济负担，担心疾病不能恢复，以及由此而发生的家庭和社会生活问题。护士可通过宣教、咨询、示范等方式来消除或减轻患者的心理障碍，使其发挥主观能动性，积极地进行康复治疗，也可通过作业治疗来改善患者的心理状态，如治疗性游戏等。

三、康复护理措施

（一）护理原则与目标

1. 护理原则　损伤早期的康复主要是去除病因，消除炎症和水肿，减少对神经的损伤，预防挛缩、畸形的发生，为神经再生打好基础。恢复期在于促进神经再生、保持肌肉质量、增强肌力、促进感觉功能恢复。

2. 护理目标　是在康复护理原则的基础上，针对不同患者及不同损伤程度制订个体化可实现的标准。

（1）短期目标　主要是及早消除炎症、水肿，促进神经再生，防止肢体发生挛缩畸形。

（2）长期目标　使患者最大限度地恢复原有的功能，恢复正常的日常生活和社会活动，重返工作岗位或从事力所能及的工作，提高患者的生活质量。

（二）早期康复护理

1. 患者的再教育　①首先必须让患者认识到靠医生和治疗师，不能使受伤的肢体功能完全恢复，患者应积极主动地参与治疗；②早期在病情允许下，进行肢体活动，以预防水肿、挛缩等并发症的发生；③周围神经病损患者常有感觉丧失，因此失去了疼痛保护机制，无感觉区容易被灼伤或撞伤，导致伤口愈合困难；④必须教育患者不要用无感觉的部位去接触危险的物体，如运转中的机器、搬运重物；⑤烧饭、吸烟时易被烫伤；⑥有感觉缺失的手要戴手套保护；⑦若坐骨神经或腓总神经损伤，应保护足底，特别是穿鞋时，防止足的磨损；⑧无感觉区易发生压迫溃疡，夹板或石膏固定时应注意皮肤是否发红或破损，若出现石膏、夹板的松脱、碎裂，应立即前去就诊。

2. 保持良肢位　为预防关节挛缩，应用矫形器、石膏托等，将受损肢体的关节保持功能位。如垂腕时，将腕关节固定于背伸 20°~30°，垂足时将踝关节固定于 90°。

3. 受损肢体的主动、被动运动 由于肿胀疼痛等原因，周围神经损伤后常出现关节的挛缩和畸形，受损肢体各关节早期应做全方位的被动运动，每天至少 1~2 次，每次各方向 3~5 次，保证受损各关节的活动范围。若受损范围较轻，需进行主动运动。

4. 受损肢体肿痛的护理 抬高患肢，弹力绷带压迫，患肢做轻柔的向心按摩与被动运动，热敷、温水浴、红外线等方法可改善局部血液循环，减轻组织水肿和疼痛。

5. 受损部位的保护 因病损神经所分布的皮肤、关节的感觉丧失，无力对抗外力，易继发外伤。一旦发生创伤，由于创口常有营养障碍，治疗较难。因此，对受损部位应加强保护，如戴手套、穿袜子等。若出现外伤，可选择适当的物理方法，如紫外线、超短波、微波等温热疗法，但需慎重，避免造成感觉丧失部位的烫伤。

（三）恢复期康复护理

进入恢复期，此期康复的目的是预防粘连、挛缩和继发畸形，提高神经的抗张力，促进神经再生，增加关节活动范围，保持肌肉质量，增强肌力，促进运动、感觉功能恢复。

1. 感觉过敏的处理 神经再生过程会出现皮肤的感觉异常或过敏，这是由于再生的神经末梢暂时不成熟，敏感度增高，很容易受到刺激所致。患者往往抱怨触物感到明显的疼痛，此种现象需要引起医务人员的注意和重视。对触物感痛，我们应该采用恰当的脱敏方法帮助患者学习抑制不适感，让大脑逐渐形成抑制不适感觉的信号，而可集中感受有用的感觉信息。脱敏技术有各种不同的方法，如水疗、按摩、振动器等，都必须坚持从弱到强、从小到大循序渐进的原则。

2. 肌力训练 根据病损神经所支配肌肉的肌力状况，采取不同的训练方法。在肌肉完全瘫痪、肌电图检查尚无任何动作电位或只有极少的动作电位时，可采用电针、电刺激疗法以及推拿、被动运动、传递神经冲动等方法，以防止、延缓、减轻失神经肌肉萎缩。一旦受累肌的肌电图检查出现较多的动作电位，就应开始增强肌力训练，以促进运动功能的恢复。受累神经支配肌肉主动运动困难（肌力为 1 级）时，使用肌电生物反馈电刺激治疗。瘫痪肌肉的功能已有部分恢复，但力量仍弱（肌力为 2~3 级）时，可进行范围较大的助力运动、主动运动及器械性运动，但应注意运动量不宜过大，以免肌肉疲劳。另一方面又需注意随着肌力的增强，应逐渐减少助力的力量。当受累肌肉的肌力增至 3~4 级时，可进行抗阻练习，以争取肌力的最大恢复，同时进行速度、耐力、灵敏度、协调性与平衡性的专门训练。

3. 感觉再训练 是一种让患者学会去辨认周围神经系统受干扰后产生的异常类型感觉冲动的方法。当从周围神经系统传到中枢神经系统的感觉冲动类型不同于损伤前时，就需要进行感觉再训练。感觉再训练适用于能够感觉到针刺、温度变化以及压力，但触觉定位、两点辨别觉以及触觉识别功能受损的患者。训练要求画出受累皮肤感觉缺失区域；训练前进行感觉评估；保护觉（痛觉）恢复时，感觉训练程序即可开始；感觉训练后的评定，每月一次；感觉训练时间不宜过长、过多，以每日 3 次，每次 5~15 分钟为宜；先训练浅感觉，再训练深感觉，最后训练脑部综合感觉能力。

4. 作业治疗 根据功能障碍的部位与程度、肌力与耐力的检测结果，可选择相关的作业治疗，如上肢周围神经病损者可进行编织、泥塑、打字、修配仪器等操作，下肢周围神经受累者可进行踏自行车、使用缝纫机等练习。治疗中不断增加训练的难度与时间，以增强灵巧性与耐力，但应注意防止由于感觉障碍导致机械损伤。

5. 支具和辅助具的应用 周围神经损伤后出现肢体功能障碍，有时需要使用包括上下肢的固定性、矫形性、承重性及功能性矫形器。适当应用这些矫形器可以明显地改善肢体活动功能，并可能避免施行某些矫形修复手术。神经修复术等外科手术后，外固定支架的应用亦非常广泛。支具的适配应根据患者的具体情况进行选择，相同的神经损伤并非都用相同的夹板，选择支具和矫形器要严格遵循舒适、方便、有效的原则。

（四）常见周围神经病损康复护理

1. 臂丛神经损伤　较为常见，因为臂丛神经的组成复杂、分支多、行程长，伤后功能障碍严重，多在上肢伸展、锁骨骨折、肩关节脱位、产伤及颈部手术时发生。临床上根据受伤部位的高低可分为三类：上臂型、前臂型、全臂型。康复治疗时应根据损伤类型采用适当的方法。

（1）上臂型损伤　为保护患肢使用外展支架保护患肢，同时通过按摩患肢各肌群、被动活动患肢各关节，也可选用温热疗法、电疗法。当肌肉出现主动收缩时，应根据肌力选用助力运动、主动运动及抗阻运动。

（2）前臂型损伤　主要表现为上肢远端的瘫痪，使用支具使腕关节保持在功能位，并充分对腕关节及掌指、指间关节做被动运动。

（3）全臂型损伤　比较严重，协助做患肢各关节的被动运动，如患肢功能不能恢复，应训练健肢的代偿功能。

2. 腕管综合征　正中神经在腕横韧带下受压，产生腕管综合征，也可因外伤、遗传性或解剖异常、代谢障碍所引起，或继发于类风湿关节炎。常感疼痛麻木、大鱼际肌无力、叩击腕横韧带区常引起感觉异常（Tinel 征）。康复目标在于克服拇指外展无力、疼痛和感觉丧失。

（1）肌无力的代偿　可以配用对掌支具，将拇指置于外展位，以便使拇指掌面能与其他各指接触。

（2）感觉丧失与疼痛　可使用 TENS 表面电极于疼痛区域，使疼痛缓解；如患者已产生反射性交感神经营养不良，可手部按摩，冷热水交替浴及腕、指关节助力与主动关节活动范围练习。

3. 桡神经损伤　桡神经为臂丛后束终末支，在臂丛的各周围神经中最易遭受外伤。不同的受损部位，产生不同临床表现的桡神经麻痹。高位的损伤，产生完全的桡神经麻痹，上肢各伸肌皆瘫痪；肱三头肌以下损伤时，伸肘力量尚保存；肱桡肌以下损伤时，部分旋后能力保留；前臂区损伤时，各伸指肌瘫痪；腕骨区损伤时，只出现手背区感觉障碍。

桡神经损伤后，因伸腕、伸指肌瘫痪而出现"垂腕"，指关节屈曲及拇指不能外展，可使用支具使腕背伸30°、指关节伸展、拇外展，以避免肌腱挛缩，并进行受累关节的被动运动，避免关节强直。如发生痉挛则进行牵伸、关节松动术、超声波疗法、温热治疗等。

4. 正中神经损伤　正中神经由臂丛内外侧束的内外侧头组成，在上臂受损时，可出现"猿手"畸形，拇指不能对掌、桡侧三个半指感觉障碍。损伤平面位于腕关节时，出现拇指不能对掌、大鱼际肌萎缩及桡侧三个半指感觉障碍。康复治疗时，视病情不同选择被动运动、主动运动及其他理疗方法。为矫正"猿手"畸形，防治肌腱挛缩，可运用支具使受累关节处于功能位，并结合物理因子治疗和运动疗法。

5. 尺神经损伤　尺神经发自臂丛内侧束，为防止小指、环指和掌指关节过伸畸形，可使用关节折曲板，使掌指关节屈曲至45°也可佩戴弹簧手夹板，使蚓状肌处于良好位置，屈曲的手指处于伸展状态。教育患者注意保护尺侧感觉障碍区，并注意避免该区受压。

6. 腓总神经损伤　在下肢神经损伤中最为常见，腓骨小头或腓骨颈骨折、小腿石膏固定太紧、腘窝后方切割伤或胫腓关节后脱位等均可引起。损伤后主要表现为胫骨前肌、趾长或短伸肌、腓骨长短肌瘫痪，出现足和足趾不能背伸、外翻，呈马蹄内翻足，小腿前外侧及足背皮肤感觉障碍，疼痛不多见。选用适当的物理治疗促进神经再生长，增强肌力。

7. 胫神经损伤　股骨髁上骨折或膝关节脱位是胫神经损伤最常见的原因。胫神经损伤后出现小腿三头肌和屈趾肌和足底肌的瘫痪，足部感觉消失，可出现足外翻和踝关节过度背伸及足底压疮或神经性溃疡。康复的重点为预防足部畸形，可穿戴踝足矫形器或矫形鞋，进行感觉功能训练，对患者进行康复教育，穿宽松舒适的鞋子并垫以软垫，避免长时间站立。

8. 吉兰 – 巴雷综合征（Guillain – Barre syndrome，GBS）　是一类免疫介导的急性炎性周围神经病。临床特征为急性起病，临床症状多在 2 周内达到高峰，主要表现为急性神经肌肉麻痹。多数患者发病时，出现完全性、对称性瘫痪，严重者累及四肢。患者多表现为四肢远端的烧灼感、麻木、刺痛和不适感，部分患者起病时伴有脑神经损害。少数患者还会出现呼吸肌麻痹。根据临床、病理和神经电生理特点，可将 GBS 分为以下几型：经典 GBS（急性炎症性脱髓鞘性多发性神经病）、急性运动轴索性神经病、急性运动感觉轴索性神经病、Fisher 综合征、不能分类的 GBS。

GBS 起病较急，进展和恢复期时间较长，大约 40% 的患者需要康复治疗。因此适当的支持疗法和护理，直接关系到患者的预后是否良好。康复治疗应及早开始，运动疗法、作业疗法、认知及心理治疗、支具助行器的使用，言语吞咽治疗、营养支持、针灸及按摩等。

GBS 的主要危险是呼吸肌麻痹，严重者可致急性呼吸衰竭、感染、心律失常、自主神经功能障碍，易致患者死亡。必须保持呼吸道通畅和防止呼吸道感染，必要时给予吸氧、插管或气管切开，呼吸机辅助呼吸；对于舌咽、迷走神经麻痹者，给予鼻饲或静脉营养支持；存在高血压者，可辅助给予小剂量的受体阻滞剂，低血压者补充胶体液并调整患者体位。当患者的吞咽功能受累时，需要注意营养问题。尿潴留可加压按摩下腹部，无效时导尿，便秘可给予缓释剂和润肠剂。抗生素预防和控制坠积性肺炎、尿路感染。勤翻身，防压疮形成，防关节挛缩。

四、康复护理指导

1. 认知行为教育　使患者及时了解神经损伤的严重性和神经功能恢复的长期性，以及术后康复评估和康复治疗介入的重要性。很多患者在术后很长时间不能活动，但仍旧不知回院进行复诊，待到去除石膏或固定物，至数月后才发现肢体功能严重障碍，所以康复治疗介入越早越好。康复教育让患者对疾病的认识有一个较为清晰的概念，早期应该对患者进行指导教育，让患者了解康复治疗早期介入的必要性。

2. 恢复期训练指导原则　在运动功能恢复期，不使用代偿性训练，运动功能无法恢复时，再应用代偿功能，注意不能造成肢体畸形；伴有感觉障碍时要防止皮肤损害，禁忌做过伸性运动；作业训练应适度，不可过度疲劳。对于石膏固定，需要经常检查固定部位的皮肤有无压疮，石膏外固定可使神经吻合口处于无张力位，以便神经较好愈合，一般外固定需要 3 周。如有部分神经缺损，常常需要轻度关节屈曲位固定以降低神经吻合口的张力。

3. 日常生活的康复指导　由于神经损伤所致皮肤感觉丧失，特别是正中神经、尺神经、胫神经损伤，易导致肢体重要部位的皮肤烫伤、刺伤或割裂伤。因此，要指导患者如何保护肢体避免此类损伤，在日常生活中尽量避免使用锅铲，避免靠近尖锐锋利物品和器具，谨慎使用热水和炉火等。对吸烟者，强调注意不可用感觉缺失部位捏香烟；尽量穿舒适的鞋子，注意单脚负重时间不能过长，以防止足后跟的压疮等问题。

第六节　脊髓损伤的康复护理

PPT

一、概述

脊髓损伤（spinal cord injury，SCI），是由于外伤或疾病等因素引起的脊髓结构和功能的损伤，从而引起损伤平面以下运动、感觉和自主神经功能障碍，导致肢体功能丧失，膀胱和肠道功能障碍。按照损伤的病因脊髓损伤可分为外伤性脊髓损伤和非外伤性脊髓损伤，按照神经损伤的程度脊髓损伤可分为完全性脊髓损伤和不完全性脊髓损伤。

脊髓是中枢神经的一部分，位于脊椎骨组成的椎管内。脊髓的活动受脑的控制，具有反射、传导、运动和调节功能。一旦脊髓发生损伤后可导致运动功能障碍、感觉功能障碍、神经源性膀胱、神经源性肠道、自主神经功能障碍以及可能出现的压疮、尿路感染、痉挛、关节挛缩、深静脉血栓、异位骨化、呼吸系统并发症及骨质疏松等并发症。国外文献报道，脊髓损伤男女比例为 3~4:1，且以青壮年占主体。年龄分布存在双峰特点，20~50 岁、70~80 岁为两个高峰。发达国家外伤性脊髓损伤的发病率比发展中国家高。美国的发病率为 20/100 万~45/100 万，中国北京地区的发病率为 68/100 万左右。脊髓损伤呈现出高发生率、高致残率、高消费、青壮年患者居多的特点。不仅给患者本人带来身心的严重损伤，还给家庭和社会带来巨大的经济负担。随着现代医学和护理技术的发展，康复护理已介入脊髓损伤急性期的康复护理，同时还是脊髓损伤恢复期的主要护理手段。

⇒ **案例引导**

> **案例** 患者，男，32 岁，因"高处坠落致双下肢无力伴'二便'障碍4月余"入院。胸腰椎 CT 提示：T_6 椎体粉碎性骨折，骨折片突向椎管，椎管狭窄。患者损伤后及时行椎体骨折内固定术。术后大小便不能自控，予以留置导尿。术后1月曾拔除导尿管，小便无感觉，出现频繁漏尿，小便不能自控，一直予以留置导尿。大便不能自解，需用开塞露辅助排出。查体：神志清，生命体征平稳。肌力检查（MMT）：双上肢肌力5级，双下肢关键肌肌力均为0级。肌张力检查（改良 Ashworth）：双下肢股四头肌、腘绳肌、内收肌张力均1级。感觉平面自 T_7 开始减退，骶部感觉、运动消失，前庭球 – 肛门反射阳性。ADL 评分（Barthel）：20 分（进食10分，修饰5分，穿衣5分）。
>
> **讨论** 1. 该患者的功能障碍有哪些？
>
> 2. 该患者常见的护理诊断及康复护理措施有哪些？

（一）常见病因

1. 外伤性脊髓损伤 脊柱和脊髓受到外力的作用下，造成脊髓的结构和功能的损伤。包括机动车交通事故、坠落伤、跌倒、暴力事件、休闲体育运动等，以男性青壮年多见。

2. 非外伤性脊髓损伤 包括脊髓病变的椎管狭窄、赘生物压迫脊髓、横贯性脊髓炎、血管疾病、感染性原因、辐射性脊髓病、发育障碍和肿瘤等原因所引起的脊柱、脊髓的病变。

（二）病理机制

脊髓损伤后几分钟血管内皮细胞损伤，出现水肿、缺血和继发性损害。不完全性脊髓损伤后3小时脊髓灰质出血较少，白质无改变，病变呈非进行性发展、可逆；伤后6~10小时，出血灶范围扩大不多；24~48小时后神经组织水肿逐渐消退。完全性脊髓损伤后3小时脊髓灰质呈多灶性出血，白质正常；伤后6小时灰质中出血增多，白质水肿；12小时后白质中有出血灶，神经轴突开始变性，灰质中的神经细胞变性坏死；24小时后灰质中心出现坏死，白质出现多处轴突变性。因此脊髓损伤后6小时内是抢救的黄金时期。

（三）临床表现

1. 神经源性膀胱 是指当神经系统损伤或疾病导致神经功能异常，引起膀胱的储存和（或）排空机制发生障碍的临床症状。脊髓损伤平面不同，膀胱功能障碍的表现也不同。骶上脊髓损伤的患者由于逼尿肌反射亢进伴逼尿肌 – 括约肌失去协调，多表现为尿失禁，有残余尿量。骶部脊髓损伤通常会导致高顺应性无收缩膀胱，临床表现为尿潴留。外周神经损伤的患者尿流动力学表现为膀胱的感觉减退、膀胱过度膨胀，逼尿肌收缩力降低。临床多表现为尿潴留，膀胱过度膨胀会出现尿失禁。

2. 神经源性肠道　是指由于神经系统损伤或疾病因素所导致大便失禁或排便困难的肠道功能障碍。上运动神经损伤的患者胃肠蠕动减少，临床多表现为排便困难。下运动神经损伤的患者盆底肌肉控制能力丧失，外括约肌无力，临床上以排便困难为主，在用力使用腹压下会出现大便失禁现象。

3. 运动障碍　表现为肌力、肌张力和反射的改变。肌力改变主要表现为脊髓损伤平面以下肌力减弱或消失，导致自主运动功能障碍。肌张力改变主要表现为脊髓损伤平面以下肌张力增高或减退，影响运动功能。反射改变主要表现脊髓损伤平面以下的反射消失、减弱或亢进，出现病理反射。通常把四肢、躯干部分或全部损伤称为四肢瘫，把涉及双下肢及躯干的部分或全部的损伤称为截瘫。

4. 感觉障碍　主要表现为脊髓损伤平面以下的感觉（痛温觉、触压觉和本体觉）减退、消失或感觉异常。

5. 自主神经调节障碍　主要表现为血管运动功能障碍和排汗功能障碍，临床出现体位性低血压、高热、皮肤脱屑及水肿、角化过度等。自主神经过反射损伤平面一般在 T_6 以上，临床表现是高血压、头痛、损伤平面以上的出汗和脸红，瞳孔收缩、心动过缓。严重者可出现心律失常、癫痫发作、颅内出血、肺水肿和心肌梗死。

6. 临床并发症　压疮、呼吸系统并发症、泌尿系统并发症、深静脉血栓和肺栓塞、异位骨化、骨质疏松、痉挛、关节挛缩和高钙血症等。

二、康复护理评定

1. 损伤平面的评定　脊髓损伤平面是指保留身体双侧正常感觉、运动功能的最低脊髓节段，又称神经平面。神经平面依据运动平面及感觉平面确定，在 $C_1 \sim C_4$、$T_2 \sim L_1$ 及 $S_2 \sim S_5$ 节段，运动平面参考感觉平面来确定。脊髓损伤神经功能的评定目前采用脊髓损伤神经学分类国际标准（International Standards for Neurological Classification of Spinal Cord Injury，ISNCSCI）（2019 年修订），该标准由美国脊髓损伤协会（American Spinal Injury Association，ASIA）和国际脊髓损伤学会（International Spinal Cord Society，ISCoS）制订。标准描述了脊髓损伤的查体方法（国际标准查体方法）及美国脊髓损伤协会（ASIA）残损分级。

（1）感觉平面的确定　感觉检查包括轻触觉和针刺觉。检查身体两侧28 对皮区关键点（表4-6）每个关键点都要检查轻触觉和针刺觉，并按3 个等级分别评定打分。0 = 完全缺失；1 = 障碍（包括感觉迟钝或感觉过敏）；2 = 正常；NT = 无法检查。面部是每个节段感觉检查的参考点。可疑的情况下，建议以10 次中8 次答案正确作为衡量标准。正常者两侧感觉总积分为112 分。

表4-6　感觉关键点

平面	部位	平面	部位
C_2	枕骨粗隆	T_8	第8 肋间（$T_7 \sim T_9$ 之间）
C_3	锁骨上窝	T_9	第9 肋间（$T_8 \sim T_{10}$ 之间）
C_4	肩锁关节的顶部	T_{10}	第10 肋间（脐水平）
C_5	肘前窝的外侧面	T_{11}	第11 肋间（$T_{10} \sim T_{12}$ 之间）
C_6	拇指	T_{12}	腹股沟韧带中部
C_7	中指	L_1	$T_{12} \sim L_2$ 之间上 1/3 处
C_8	小指	L_2	大腿前中部
T_1	肘前窝的尺侧面	L_3	股骨内上髁
T_2	腋窝	L_4	内踝
T_3	第3 肋间	L_5	足背第三跖趾关节
T_4	第4 肋间（乳线）	S_1	足跟外侧
T_5	第5 肋间（$T_4 \sim T_6$ 之间）	S_2	腘窝中点

续表

平面	部位	平面	部位
T$_6$	第6肋间（剑突水平）	S$_3$	坐骨结节
T$_7$	第7肋间（T$_6$与T$_8$之间）	S$_4$～S$_5$	肛门周围

（2）运动平面的确定　对身体两侧的10个关键肌采用传统的徒手肌力测试技术进行检查（表4-7）。以最低平面的关键肌肌力为3级来确定运动平面，该平面以上的节段支配的关键肌肌力正常（5级）。对于临床无法用徒手肌力检查的运动平面可以参考感觉平面来确定。运动积分是将肌力的0～5级作为分值，将各关键肌的分值相加，正常最大的运动积分两侧运动平面的总积分为100分。评分越高肌肉功能越好，NT表示无法检查，主要是因为疼痛、体位等导致该肌肉无法被检查，就被认定是NT。

表4-7　运动关键肌

平面	肌群	平面	肌群
C$_5$	屈肘肌	L$_2$	屈髋肌
C$_6$	伸腕肌	L$_3$	伸膝肌
C$_7$	伸肘肌	L$_4$	踝背伸肌
C$_8$	指伸屈肌	L$_5$	跚长伸肌
T$_1$	小指外展肌	S$_1$	踝跖屈肌

2. 损伤程度的评定　脊髓损伤分级采用ASIA损伤分级（表4-8），神经损害分为完全性和不完全性损伤。判定的指标是脊髓的最低平面S$_4$～S$_5$有无感觉和运动功能的保留。骶部的感觉功能包括肛门皮肤、黏膜交界处的感觉及肛门的深感觉，运动功能包括肛门指检时肛门外括约肌的自主收缩。

表4-8　美国脊髓损伤学会（ASIA）分级

分级	损伤程度	运动感觉功能状况
A	完全性损伤	S$_4$～S$_5$无感觉和运动功能
B	不完全性损伤	损伤平面以下包括S$_4$～S$_5$有感觉但无运动功能
C	不完全性损伤	损伤平面以下的运动功能保留，该平面以下超过一半关键肌<3级
D	不完全性损伤	损伤平面以下运动功能保留，该平面以下超过一半关键肌≥3级
E	正常	感觉和运动功能正常

（1）完全性脊髓损伤　在脊髓损伤平面以下最低位骶段（S$_4$～S$_5$）的感觉、运动功能完全丧失，称完全性脊髓损伤。骶部的感觉功能包括肛门皮肤、黏膜交界处感觉及肛门深压觉；运动功能是肛门指检时肛门外括约肌的自主收缩。

（2）不完全性脊髓损伤　脊髓损伤平面以下的最低位骶段（S$_4$～S$_5$）仍有运动和（或）感觉功能存留，称不完全性脊髓损伤。

早期不完全性脊髓损伤的患者比完全性脊髓损伤患者的运动功能恢复预后更好。

（3）部分功能保留区　仅适用于最低的S$_4$～S$_5$运动功能消失（无肛门括约肌自主收缩）或感觉功能消失（无直肠深压觉、无轻触觉和针刺觉）的患者，是指那些感觉和运动平面远端保留部分神经支配的皮节和肌节。

（4）脊髓休克评定　当脊髓和高位中枢离断后，脊髓暂时丧失反射活动能力进入无反应状态的现象称为脊髓休克。脊髓休克时，损伤平面以下脊髓支配的骨骼肌紧张性减低或消失，外周血管扩张，发汗反射消失，膀胱充盈，直肠粪便积聚。前庭球-肛门反射是判断脊髓损伤患者休克期是否结束的指征之一。出现反射表示脊髓休克期结束，反之还在休克期。但是需要注意的是，有极少数正常人不出现该反射，圆锥损伤的患者也不出现该反射。脊髓休克期结束的另一指征是损伤平面以下出现感觉、运动或肌张力升高与痉挛。

3. ADL 评定　截瘫患者可用改良的 Barthel 指数评定，四肢瘫患者可用四肢瘫功能指数（quadriplegic index of function，QIF）来评定。QIF 内容包括转移、梳洗、洗澡、进食、穿脱衣物、轮椅活动、床上活动、膀胱功能、直肠功能、护理知识共 10 项，评分采用 0~4 分的 5 级制，每项最高分为 4 分。

4. 心理社会评定　脊髓损伤后患者因有不同程度的功能障碍，会产生严重的心理负担及社会压力，对疾病的康复产生直接影响，可采取相应的量表来评定患者的焦虑和抑郁状态。详见第三章。

5. 功能恢复的预测　完全性脊髓损伤的患者，脊髓损伤平面与功能预后有直接的关系（表 4-9）。

表 4-9　脊髓损伤平面与功能预后的关系

平面	最低功能肌肉	活动能力	生活能力
$C_1 \sim C_4$	颈肌	依赖膈肌起搏维持呼吸，可用声控方式操纵某些活动	完全依赖
C_4	膈肌、斜方肌	使用电动高靠背轮椅，有时需辅助呼吸	高度依赖
C_5	三角肌、肱二头肌	用手在平坦路面上驱动高靠背轮椅，需要上肢辅助具及特殊轮椅	大部依赖
C_6	胸大肌、桡侧腕伸肌	用手驱动轮椅，独立穿上衣，基本独立完成转移可驾驶特殊改装汽车	中度依赖
$C_7 \sim C_8$	肱三头肌、桡侧腕屈肌、指深屈肌、手内部肌	可独立完成床—轮椅/厕所/浴室转移，轮椅实用	大部自理
$T_1 \sim T_6$	上部肋间肌/背肌	轮椅独立，用长腿矫形器扶拐短距离步行	大部自理
T_{12}	腹肌、胸肌、背肌	用长腿矫形器扶拐步行，长距离需用轮椅	基本自理
L_4	股四头肌	用短腿矫形器扶手杖步行，不需要轮椅	基本自理

6. 其他临床检查　下肢血管彩超：评定下肢是否有深静脉血栓。X 线脊柱正、侧位片：观察骨折、脱位及移位情况。血、尿常规检查：评定患者是否有感染。泌尿系彩超：观察有无膀胱、输尿管、肾盂情况。CT、MRI：可显示脊髓受压椎管内软组织情况。

三、康复护理措施

脊髓损伤的康复处理原则包括急性期的康复治疗和恢复期的康复治疗。急性期主要在临床抢救措施结束，患者生命体征和病情基本稳定、脊柱稳定即可开始康复训练。主要是处理并发症、防止失用综合征，为后续的康复治疗创造有利条件。恢复期的康复治疗主要是针对患者存在的康复问题给予相应的康复治疗措施，提高患者的生活自理能力，尽早回归家庭，回归社会。

（一）急性期康复护理

急性期指的是脊髓损伤后 6~8 周，此阶段脊柱损伤还不稳定，咳嗽、咳痰无力，护理此阶段的主要任务是预防并发症，其次是配合康复治疗师做好患者床边的各关节的被动活动，改善患者全身状况、增强抵抗力、预防感染是护理的关键。

⊕ **知识链接** ···

神经源性膀胱的分类

膀胱排尿障碍有多种不同的分类方法。临床常用的两种分类是尿流动力学表现分类和临床表现分类。

1. 按尿流动力学分类 逼尿肌过度活跃伴括约肌过度活跃、逼尿肌过度活跃伴括约肌活动不足、逼尿肌活动不足伴括约肌过度活跃、逼尿肌活动不足伴括约肌活动不足。

2. 按临床表现分类 尿失禁、尿潴留、尿失禁+尿潴留。

1. 正确的体位摆放 急性期正确的体位摆放不仅有利于损伤部位的康复，还有利于预防压疮、关节的挛缩和痉挛的发生。摆放要点见第三章第一节。

2. 被动活动 患者处于急性期时，每天应对瘫痪的肢体进行2次的被动活动，促进血液循环，保持关节和组织的活动范围，防止关节畸形，肌肉挛缩。每个肢体从近端到远端，每个关节都要进行数次的全范围的活动。外伤和脊柱稳定性差的患者禁止做脊柱屈曲和扭转的动作。四肢瘫患者的头颈部和双肩禁止做牵伸运动。截瘫的患者禁止做会加重胸、腰椎损伤的活动。

3. 主动活动 根据患者残存肌力状况选择不同的肌力训练方法，循序渐进，逐渐由被动过渡到主动训练。主动训练包括：①助力运动，肌力小于3级的肌群可采取助力运动或在悬吊装置下进行肢体减重运动，提高肌力；②抗阻运动，肌力大于3级的肌群需进行抗阻力的运动，可用沙袋、滑轮提供阻力，或采取渐进性抗阻训练；③等速肌力运动，肌力大于3级的肌群可用等速肌力仪器来训练，可较快提高肌力。

4. 坐起和直立训练 对于脊柱已行固定手术，稳定性良好的应早期开始坐位训练，每日2次，并监测生命体征变化。进行坐位训练无体位性低血压的患者可进行起立床的训练，从平卧位到直立位需1周的时间适应。适应时间的长短和损伤的平面相关，损伤平面的位置越高，适应的时间越长。起立床训练时角度逐渐增加，有不良反应者应及时减低起立床的角度，注意保持脊柱的稳定性，可佩带腰围或矫形器帮助固定。

5. 体位变换 一般2小时变换一次，使用特殊床垫的患者可适当延长变换体位的时间。变换体位时注意保持脊柱的稳定性，防止骨折移位，造成脊髓二次损伤，尤其是高位脊髓损伤的患者，必须有2~3人进行轴线翻身，避免推、拉、拖等动作。翻身后检查皮肤和管道，防止发生压疮和管道受压。

6. 呼吸排痰训练 颈髓和高位胸髓损伤的患者伤后存在不同程度的呼吸功能障碍，影响呼吸肌的运动，容易发生肺炎和肺不张，严重者呼吸衰竭。呼吸训练包括呼吸肌训练、腹式呼吸训练、辅助咳嗽训练、胸背部叩击和体位引流排痰训练。进行体位引流排痰训练时还需配备抢救器械，以防痰液窒息所致的呼吸骤停。

7. 膀胱护理 脊髓损伤所致的神经源性膀胱急性期常用排空膀胱方式有留置导尿、耻骨上膀胱造瘘、间歇性导尿。尿管持续开放不夹闭，以预防膀胱过度充盈。每日饮水量在2500ml以上，预防尿路感染和导尿管堵塞的发生。尿管1~2周更换一次，固定在下腹部，预防尿道内压疮的形成。待病情平稳，不需要大量输液的情况下，即使脊髓休克期未过也可拔除留置导尿管行间歇性导尿，预防因留置尿管时间过长所导致的尿路感染。

8. 肠道护理 脊髓损伤后应至少禁食48小时，使用质子泵抑制剂预防应激性溃疡。肠鸣音恢复后，进食清淡饮食或给予肠内或肠外营养。生命体征平稳后进行饮食调整，增加膳食纤维和水分的摄入，注意均衡饮食，油脂的补充。注意每日早餐后 30 分钟进行腹部按摩，方向为升结肠 – 横结肠 – 降结肠 – 乙状结肠 – 直肠。必要时辅以通便的药物或肛塞剂排便。

9. 压疮的预防　评定患者的压疮风险因素，根据得分情况建立翻身卡，使用气垫床，骨隆突处贴泡沫敷料保护，定时翻身，班班交接。床铺保持整洁、无碎屑，翻身时避免拖、拉、拽动作。注意营养的补充，纠正低蛋白，提高皮肤抵抗力。

10. 其他　下肢给予气压治疗，每日 2 次，预防下肢的深静脉血栓的形成。

（二）恢复期康复护理 🅔 微课 2

1. 肌力训练　脊髓损伤患者为了应用轮椅、拐杖、助行器等，需重视训练肩带肌肉力量，包括上肢支撑训练、肱二头肌和肱三头肌训练及握力训练。使用低靠背轮椅者，还需加强腰背肌训练。不完全性脊髓损伤患者应对肌力残存的肌肉一起训练，肌力达 3 级的采用主动运动，2 级肌力的采用主动辅助运动。1 级肌力的采用功能性电刺激、被动运动。

2. 转移训练　包括帮助转移和独立转移。帮助转移可以分 3 人帮助、2 人帮助、1 人帮助。独立转移是指患者独立完成转移动作，包括卧位与坐位，床与轮椅，轮椅与坐便器，轮椅与汽车，轮椅与地面之间等的转移。

3. 坐位训练　坐位分为长坐位（膝关节伸直）和短坐位（膝关节屈曲 90°）。独立坐是患者进行转移、轮椅、步行训练的前提。实现长坐位才能进行穿脱衣、裤、袜、鞋的训练。坐位平衡的训练还包括静态坐位平衡训练和动态坐位平衡训练。

4. 轮椅训练　脊髓损伤患者伤后 2～3 月脊柱稳定性良好，坐位训练已经完成，可以开始进行轮椅训练。包括向前驱动和向后驱动、左右转动训练、前轮翘起行走和旋转训练、上斜坡和跨越障碍训练、上下楼梯训练等。需注意的是，患者坐轮椅每 30 分钟就必须要进行减压练习，以防止压疮发生。

5. 步行训练　步行训练有 3 个目标：治疗性步行、家庭功能性步行、社区功能性步行。步行训练包括平行杆内步行训练和拐杖步行训练。完全性脊髓损伤患者步行的基本条件是上肢具备足够的支撑力和控制力，不完全性脊髓损伤患者则需要根据残存的肌肉力量来确定步行能力。

6. 膀胱护理　急性期过后，膀胱管理的原则是保护肾脏，评定和重建下尿路功能，减少并发症。如患者脊髓休克期已过，拔除留置导尿管，评定膀胱功能状态，保证储尿期和排尿期膀胱内压力安全。给予膀胱容量与压力测定，建立饮水计划，实行间歇性清洁导尿。每日记录排尿日记，观察患者间歇性清洁导尿的量及时间是否合适，及时调整间歇导尿的时间和频次，必要时辅以药物治疗来减低膀胱内的压力，保证上尿路的安全。间歇性清洁导尿（参见第二章第一节膀胱护理技术）尽量能使用一次性亲水导尿管，减少摩擦系数来减轻尿道的损伤，减少液状石蜡润滑剂的使用，增加患者的舒适度。注意谨慎使用 Crede 手法，尤其是在膀胱充盈的状态下。反射性排尿的训练也是有前提条件的：骶髓排尿反射完整，多种方法治疗尿道括约肌，并且在膀胱造影下验证是否有膀胱输尿管反流。

7. 肠道护理　患者急性期过后，脊柱稳定，活动量增加，能减轻肠道功能障碍的患者的排便状况。上运动神经元损伤的神经源性肠道的患者护理程序：先排空膀胱，将患者转移至坐便器上，然后检查大便，插入刺激药物等待 5～15 分钟，继而开始重复手指直肠刺激，直到将粪便排出，每周 3 次。下运动神经元损伤的神经源性肠道患者因为损伤到圆锥和马尾，肛门张力低，前庭球 – 肛门反射消失，盆底肌肉力量下降，护理需要手指直肠刺激每日 2 次，早饭和晚饭后进行手动排泄。有些排便困难的脊髓损伤患者还可以使用盆底肌生物反馈进行治疗，前提是患者的骶部感觉运动完好，才能完成此训练。

8. ADL 训练的护理　指导和协助患者进行床上的洗漱、吃饭、穿衣、转移等活动，具备转移能力的指导进行如厕、洗澡的训练。训练前排空大小便，训练后观察患者的整体耐受情况，及时调整训练内容。不具备手的抓握功能的需要借助辅助具来完成。

9. 矫形器的使用　脊髓损伤患者使用的辅助步行的矫形器有踝足矫形器、膝踝足矫形器、截瘫步行器、截瘫行走器等。根据患者损伤的平面状况选择适合患者的矫形器来辅助行走。

10. 心理护理　脊髓损伤患者由于身体的残障，心理状态比较特殊，经历了震惊、否定、抑郁、对抗、独立到适应。护理人员要鼓励患者表达内心感受，耐心倾听诉说，了解疑虑；向患者解释病情及提供相关信息，帮助患者正确面对现实，增强信心，积极参与康复。

11. 并发症的护理

（1）压疮　脊髓损伤患者的感觉功能障碍，是压疮发生高危人员。所以每个患者入院时都必须评定压疮风险因素，每周复评。培训患者和家属掌握预防压疮的知识和技能。学习轮椅减压方法，辅具佩戴的注意事项，垫上运动、起立床运动、踩车运动等的注意点。已经发生压疮的，评定压疮的深度、分期，按照《中国压疮护理指导意见》正确处理。见第三章第一节。

（2）下肢深静脉血栓　脊髓损伤患者由于卧床、肢体功能障碍，深静脉血栓的发生率较高。预防方法：经常观察皮肤的颜色、温度，有无肿胀，肢端动脉搏动情况，测量肢体的周径。避免在下肢的静脉输液。指导患者每日做下肢的被动活动、被动踩车、气压治疗。使用压力袜或弹力绷带，增加静脉回流。

（3）痉挛　多采用被动的牵伸、按摩、抗痉挛的手法，巴氯芬等药物的使用，局部肉毒毒素的注射等。

（4）异位骨化　通常指在软组织中形成骨组织。发生率在16%～58%之间。多发生于伤后1～4个月，好发于髋关节、膝关节、肩关节、肘关节和脊柱。患者可能会出现疼痛、不适、微热、强直状态。护理上注意被动活动时要轻柔，避免关节和肌肉组织的牵拉而造成疼痛，加重异位骨化的发展。

（5）疼痛　主要表现为肌肉骨骼痛和神经病理性疼痛。肌肉骨骼疼痛为主要疼痛类型，神经病理疼痛多描述为烧灼痛、刺痛、绞痛、晕厥感或难以忍受的寒冷感觉。护理上注意观察疼痛的发作时间、部位、性质及有效的止痛方法，及时和医生汇报，并观察治疗后的效果。同时做好患者的心理护理，坚持治疗，运用各种方法分散患者的注意力，减轻疼痛发作。

四、康复护理指导

脊髓损伤是一个长期护理的过程，因此让患者和家属掌握康复基本知识和技能，学会自我护理，才能提高生活质量，回归家庭和社会。

1. 饮食护理　制订合理饮食，保证足够的膳食纤维、蛋白质、维生素、钙和水分等摄入。

2. 自我护理　住院期间教会患者和家属掌握基本的康复知识和康复技能，包括关节的被动活动、转移技巧、轮椅使用、摔倒时的紧急处理等。出院后的膀胱、肠道的管理方法、保持会阴部的清洁，严格的间歇性导尿操作，预防泌尿系统感染在脊髓损伤长期的护理中尤为重要。教会患者自己检查皮肤，定时减压的方法，预防压疮的发生。颈髓损伤的患者要坚持呼吸功能锻炼，正确的翻身拍背，保持呼吸道通畅。同时还要告知患者训练时注意安全，防止意外损伤。配合社区康复机构，帮助家庭和工作单位进行环境设施改造，使患者能顺利地回归家庭和社会。

3. 药物护理　指导患者遵医嘱服药，定期到医院复诊调整药物剂量，不可擅自停用或减量，尤其是抗焦虑、抑郁和抗痉挛药的使用。

4. 心理护理　教育患者正确面对现实，做好心理调适，以积极乐观的态度面对困难和挑战，学会寻找相关社会团体的帮助，回归家庭和社会。

目标检测

答案解析

【A1 型题】

1. 洼田饮水试验 1 级，5S 以上完成表示（　　）

    A. 正常　　　　　　　　　　B. 异常　　　　　　　　　　C. 能 1 次饮完，有呛咳

    D. 2 次饮完，无呛咳　　　　E. 可疑

2. 关于脑卒中患者良肢位摆放的说法，错误的是（　　）

    A. 预防和减轻上肢屈肌、下肢伸肌的典型痉挛模式

    B. 患侧卧位可增加局部知觉刺激输入，促进恢复

    C. 仰卧位简单方便，可尽量多用

    D. 摆放的原则是保持患侧上肢伸直、下肢屈曲，保证舒适

    E. 仰卧位时枕头不宜过高

3. 以下颅脑损伤患者异常行为的康复护理，不妥的是（　　）

    A. 通过一致性反应减少破坏性行为　　　B. 治疗中给予鼓励

    C. 将治疗与患者兴趣结合　　　　　　　D. 提供舒适的治疗环境

    E. 患者发生破坏性行为时均应立即强行制止

4. 关于脑卒中的康复护理措施，下列说法错误的是（　　）

    A. 偏瘫患者仰卧位时足底不放任何东西，以防止增加不必要的伸肌模式的反射运动

    B. 患侧卧位可增加患者对患侧的感知

    C. Bobath 握手时患手拇指应在健手拇指的下方

    D. 生命体征平稳，即可进行被动运动

    E. 坐位耐力训练应从 30° 角开始

5. 偏瘫患者并发肩 – 手综合征后，下列预防措施中错误的是（　　）

    A. 避免上肢受外伤、疼痛、过度牵张、长时间垂悬

    B. 冰水疗法

    C. 早期在上肢上举的情况下进行适度的肩关节活动

    D. 对患侧手肿者，可采用手指或末梢离心加压缠绕

    E. 避免患肢输液

6. 损伤部位在小脑的脑瘫类型是（　　）

    A. 痉挛型　　　　　　　　　　B. 强直型　　　　　　　　　　C. 共济失调型

    D. 不随意运动型　　　　　　　E. 肌张力低下型

7. 关于脑瘫患儿的康复护理措施，下列说法错误的是（　　）

    A. 小儿脑瘫运动功能障碍康复训练按照神经发育学原则

    B. 小儿良好的头部控制能力是高一级运动发育的基础

    C. 正常小儿大约在 3 月龄可以完成双肘支撑抬头 45° 的动作

    D. 翻身是否能够完成在很大程度上影响小儿的发育以及躯干的回旋

E. 脑瘫患儿出现膝过伸常见的原因有尖足代偿；膝关节周围关节、韧带松弛；股四头肌和腘绳肌无力

8. 脑性瘫痪康复治疗过程中，需最首要解决的问题是（　　）

    A. 翻身训练　　　　　　　　B. 头部控制训练　　　　　　C. 爬行训练

    D. 躯干训练　　　　　　　　E. 坐位训练

9. 帕金森病最常见的首发症状是（　　）

    A. 静止性震颤　　　　　　　B. 铅管样肌强直　　　　　　C. 齿轮样肌强直

    D. 慌张步态　　　　　　　　E. 小步态

10. 帕金森病的临床表现有（　　）

    A. "搓丸" 样震颤　　　　　　B. 有 "面具" 样体征　　　　　C. 写字时有小字征

    D. 行走时呈慌张步态　　　　E. 以上全是

11. 帕金森病患者的安全护理措施是（　　）

    A. 单独使用煤气　　　　　　B. 外出有人陪伴　　　　　　C. 单独使用锐利器械

    D. 进食带骨刺的食物　　　　E. 使用易碎的器皿

12. 关于帕金森病患者吞咽障碍康复的护理，错误的是（　　）

    A. 创造安静的进食环境　　　B. 坐位　　　　　　　　　　C. 少量分次吞咽

    D. 催促患者进食　　　　　　E. 给予易消化饮食

13. 腕管综合征是因为（　　）在腕管内受压所致

    A. 尺神经　　　　　　　　　B. 尺动脉　　　　　　　　　C. 桡神经

    D. 桡动脉　　　　　　　　　E. 正中神经

14. 桡神经损伤典型畸形是（　　）

    A. 垂腕　　　　　　　　　　B. 餐叉手　　　　　　　　　C. 伸直状态

    D. 猿手　　　　　　　　　　E. 爪形手胫后神经损伤

15. 下列属于周围神经损伤后自主神经功能障碍表现的是（　　）

    A. 皮肤发红　　　　　　　　B. 皮温升高　　　　　　　　C. 潮湿

    D. 角化过度　　　　　　　　E. 以上全是

16. 出汗试验用于检查（　　）

    A. 感觉神经有无障碍　　　　B. 自主神经有无障碍　　　　C. 脑神经有无障碍

    D. 内脏神经有无障碍　　　　E. 运动神经有无障碍

17. 关于确定 C_5 平面损伤的关键肌，下列描述正确的是（　　）

    A. 肱三头肌　　　　　　　　B. 屈腕肌　　　　　　　　　C. 膈肌

    D. 肱二头肌　　　　　　　　E. 髂腰肌种

18. 脊髓损伤患者自主神经反射异常见于（　　）

    A. C_5 以上　　　　　　　　B. C_6 以上　　　　　　　　C. T_2 以上

    D. T_6 以上　　　　　　　　E. C_2 以上

【A2 型题】

1. 患者，女，58 岁，突然右侧偏瘫 3 小时。查体：失语，双眼向左凝视，右鼻唇沟浅，伸舌偏右，右侧肌张力低，肌力 0 级（brunnstrom 分级Ⅰ级），角膜反射右（-），左（+）；发病以来无头痛、恶心、呕吐、意识障碍及 "二便" 障碍。根据患者现在的情况，下列护理措施错误的是（　　）

    A. 言语功能训练　　　　　　　　　　B. 运动功能训练

C. 进食时应将食物放入左侧舌根部　　　　D. 患侧肢体被动运动

E. 进食时应从一口量开始

2. 患者，男，43 岁。因"车祸致头部外伤后持续昏迷 2 小时余"入院就诊。查体：昏迷，GCS 7 分，神志不清，颈围固定颈部，查体不能合作。双瞳孔直径相等，直径约 3.0mm，对光反射存在。该患者颅脑损伤严重程度的分型为（　　）

A. 特重型　　　　　　　　　B. 严重损伤　　　　　　　　　C. 中度损伤

D. 轻度损伤　　　　　　　　E. 脑震荡

3. 患者，男，35 岁。50 天前右前臂因锐器刺伤，经清创缝合，现伤口愈合，但遗留爪形手畸形和骨间肌萎缩，该患者最可能的损伤为（　　）

A. 正中神经损伤　　　　　　　　　B. 桡神经损伤　　　　　　　　　C. 尺神经损伤

D. 骨间神经损伤　　　　　　　　　E. 正中神经和桡神经损伤

4. 患者，女，30 岁。1 小时前被汽车撞伤，右膝部闭合性损伤，伤后患足不能主动背伸的原因是（　　）

A. 坐骨神经损伤　　　　　　　　　B. 胫后神经损伤

C. 腓总神经损伤　　　　　　　　　D. 胫前神经损伤

5. 患者，女，52 岁，因"摔伤致四肢活动受限 2 小时"入院，入院时患者双上肢肌力 3 级，双下肢肌力 0 级。搬运该患者正确的方法是（　　）

A. 一人背起患者　　　　　　B. 一人抬头一人抬腿搬运　　　　　　C. 二人用床单搬运

D. 三人将患者平托至木板上　　　　　E. 以上方法均可

6. 患者，女，50 岁，因"高处坠落致 T_6 椎体爆裂性骨折 2 月余"入院就诊。针刺觉和轻触觉检查：双侧 T_6 减退，T_7 及以下消失。运动检查：双上肢关键肌力 5 级，双下肢肌群肌力均 0 级，前庭球 – 肛门反射阳性，骶部感觉运动消失。下列描述不正确的是（　　）

A. 该患者的神经平面以感觉平面来确定　　　　　　B. 神经平面为 T_6

C. 该患者的脊髓休克期已过　　　　　　D. 该患者的神经平面以运动平面来确定

E. 该患者是 ASIA 分级是 A

（郭声敏　胡敦蓉　张丹丹　王　芳）

书网融合……

本章小结　　　　　　微课 1　　　　　　微课 2　　　　　　题库

第五章 骨骼肌肉系统常见病损的康复护理

第一节 颈肩腰腿痛的康复护理

PPT

➡ 案例引导

案例 患者，女，34 岁，教师。主诉颈背部疼痛 5 年，加重伴右上肢放射痛 10 天。患者于 5 年前长时间伏案工作后出现颈背部疼痛，疼痛无放散，休息及自行颈背部按摩后缓解。10 天前患者长时间上网后出现颈背部疼痛加重，疼痛向右上肢放散，伴右手麻胀感。查体：颈部外观正常，左侧屈受限，$C_4 \sim C_7$ 棘上及棘旁压痛，疼痛向右上肢放散。伸屈颈试验阳性，压顶试验阳性，后伸旋转试验阳性，右侧臂丛牵拉试验阳性。颈椎 X 线平片示：颈椎曲度变直，椎体序列不整，$C_5 \sim C_6$ 椎间隙变窄，颈椎不稳。

讨论 该患者的康复评定内容及措施有哪些？

一、颈椎病

（一）概述

1. 概念 颈椎病（cervical spondylosis, CS）是由于颈椎间盘退行性改变及其继发性椎体、椎间关节、韧带、肌肉、筋膜等退行性改变而导致神经根、椎动脉、交感神经、脊髓受累而引起的一系列相应症状和体征。

2. 临床分型　根据临床表现不同，颈椎病通常分为以下类型。

（1）颈型　为颈椎病早期。表现为颈项强直、疼痛，可发展到整个颈肩背疼痛。

（2）神经根型　常有外伤、长时间伏案工作和睡姿不当的病史。主要表现为颈部活动受限，颈肩部疼痛，或伴上肢放射性疼痛或麻木。

（3）脊髓型　由于椎间盘突出，颈椎后缘骨质增生，黄韧带肥厚、钙化，致椎管狭窄，硬膜囊和脊髓受压；表现为颈肩痛伴有四肢麻木、肌力减弱，严重者可发展至瘫痪、二便障碍。

（4）椎动脉型　由于骨质增生导致颈椎横突孔狭窄，可刺激或压迫椎动脉；颈椎退行性变后稳定性降低，椎间关节过度移动时可牵拉椎动脉；刺激颈部交感神经，反射性地引起椎动脉痉挛。以上原因可导致椎基底动脉供血不足，症状表现为发作性眩晕、头痛，伴恶心、耳鸣等。

（5）交感神经型　由颈椎退变引起的结构变化刺激颈段交感神经，所出现的一系列症状。如头痛、视物模糊、眼窝胀痛、心慌、心前区疼痛、肢体发凉、多汗或少汗等。

⊕ **知识链接**

你有颈椎痛吗？

长期伏案工作，或低头看手机，长时间保持一个姿势，缺乏锻炼，容易导致颈椎不舒服，出现疼痛等症状。专家指出，颈椎病从轻到重分为十个等级，每一等级症状表现不同。

一级：脖子酸痛，僵硬（建议仰头望屋顶，颈椎是否有感觉）。

二级：脖子、肩膀、后背酸痛，僵硬。

三级：经常睡觉落枕（一种轻型颈椎病）。

四级：胳膊不得劲，疼痛，麻木（这级开始需要去医院治疗）。

五级：走路发飘，跑偏。

六级：写字开始有变化（此级开始可能需要进行手术了）。

七级：吃饭开始用勺，不敢使筷子。

八级：走路有落空感，像踩棉花，一脚深，一脚浅。

九级：小便、大便、性功能出现障碍（这级开始手术效果也不好了）。

十级：下不了床，生活不能自理（手术风险很大）。

---

3. 临床表现

（1）疼痛与麻木　可出现颈肩背和上肢的疼痛和麻木。颈型、神经根型颈椎病最常见。

（2）眩晕　是椎动脉型颈椎病的典型表现，特点是起病突然，常于头转动时发生，严重时可出现晕厥。

（3）运动障碍　主要见于脊髓型颈椎病。表现为上肢不能提取重物，手的精细动作欠灵活；下肢沉重、行走不便，甚至不能行走等肢体运动障碍。

（4）肌力改变　神经根型颈椎病可出现上肢肌肉萎缩，手握力减弱，肱二头肌、三头肌腱反射减弱。脊髓型颈椎病表现为下肢的肌力减弱，肌张力增高，腱反射亢进。

（二）康复护理评定

1. 疼痛的评定　采用视觉模拟评分法（visual analog scale，VAS）评定疼痛的程度。

2. 颈椎活动范围的评定　采用量角器对颈椎屈曲、伸展、侧屈和旋转的角度进行具体测量。

3. 颈椎功能的评定　可采用颈椎功能障碍指数（the neck disability index，NDI）评定颈椎的功能情况；或按不同临床类型，采用神经根型颈椎病症候测评量表、椎动脉型颈椎病功能评定量表、脊髓型颈椎病功能障碍评定（JOA）来评定。

（三）康复护理措施

颈椎病治疗目标：①根据患者症状采取相应的康复治疗护理措施以减轻或缓解相应症状；②颈椎病的发病根源是颈椎间盘退行性改变而导致。通过治疗减少疾病的复发或延缓疾病进展。

1. 纠正不良姿势　长期伏案工作者或电脑操作员等，要合理调整头与工作面或电脑屏幕的距离，不要过度和长时间扭曲颈部，并在每工作 1 小时后，活动颈部，放松紧张的肌肉（图 5-1）。

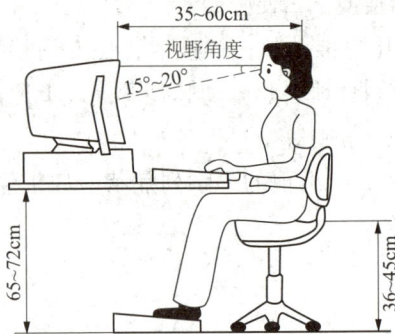

图 5-1　电脑操作时的正确姿势

2. 药物治疗　疼痛治疗常用的药物是非甾体类消炎止痛药，严重者可合理选用激素类药物；早期神经根水肿引起的剧烈疼痛，可用甘露醇脱水。颈型颈椎病可口服盐酸乙哌立松片等降低肌紧张。椎动脉型颈椎病可使用改善血液循环的药物。

3. 颈椎牵引疗法　是对颈椎病较为有效且应用广泛的一种治疗方法，但必须掌握牵引力的方向（角度）、重量和牵引时间三大要素，才能取得牵引的最佳治疗效果。

（1）方式　常用枕颌吊带牵引法，通常采用坐位，但病情较重或不能坐位牵引时可用卧式。可以采用连续牵引，也可用间歇牵引或两者相结合。

（2）角度　按病变部位而定，如病变主要在上颈段，牵引角度宜采用 0°~10°，如病变主要在下颈段，牵引角度应稍前倾，可在 15°~25°之间，同时注意结合患者是否舒适来调整角度。

（3）重量　间歇牵引的重量可以是其自身体重的 10%~20%（以超头颅重为原则），持续牵引则应适当减轻。一般初始重量较轻（4~6kg 开始），以后逐渐增加。

（4）时间　牵引时间以连续牵引 30 分钟，间歇牵引 20~30 分钟为宜，1 次/天，10~15 天为一个疗程。

4. 物理治疗　在颈椎病的治疗中，物理治疗的作用：①消除神经根及周围软组织的炎症、减轻水肿；②改善脊髓、神经根及颈部的血液供应和营养状态，促进神经和肌肉功能的恢复；③缓解颈部肌肉痉挛等。常用的方法：直流电离子导入疗法，低、中频电疗法，高频电疗法，磁疗法，超声波疗法，蜡疗法，激光治疗等。

5. 推拿疗法　推拿按摩可纠正颈椎解剖位置的异常，使颈椎错位得以复位，有利于颈椎恢复正常的生理曲度及序列，改善血液循环，增加局部的血液供应。

6. 配戴颈围　可使颈椎舒适地固定于适当位置，限制颈椎过度活动，减轻头部负荷，维持正常生理曲度，并有一定的牵张作用，达到减轻神经根和椎动脉的受压症状。使用的时间应在急性期过后、症状基本消失时解除，不应长时间使用颈围，以免使颈部周围肌肉萎缩，加重颈椎不稳。

7. 关节松动技术　常用的手法有拔伸牵拉、旋转颈椎、松动棘突、横突及椎间关节等手法。此法主要用于神经根型颈椎病。

8. 注射疗法　颈段硬膜外腔注射疗法（采用低浓度的局麻药加皮质激素阻断感觉神经及交感神经在椎管内的刺激点，也可抑制椎间关节的创伤应激）适用于神经根型、交感神经型颈椎病，包括颈椎间盘突出症。

（四）康复护理指导

1. 避免诱发因素　颈椎病是一种慢性病，平时应加强预防。诱发因素除外伤外，还有过度疲劳、不良姿势、受凉等。反复落枕造成颈椎不稳，并促使颈椎退变，也易发生颈椎病。一旦发生落枕，应及时治疗。

2. 防止外伤　避免各种生活意外和运动损伤，如乘车中打瞌睡，在急刹车时，极易造成颈椎损伤。

3. 矫正不良姿势　要注意纠正生活和工作中的不良姿势。避免长时间低头或固定一个方向工作，在工作 1 小时后应活动颈肩部，改变一下体位。

4. 选择合适的枕头　合适的枕头对预防和治疗颈椎病十分重要。枕头高度应结合个人体型而定，保证在睡眠时颈部的生理弧度。仰卧时，枕头的高度和自己拳头的高度一样；侧卧时，枕头高度应与一侧肩宽等高。枕芯填充物不要过软或过硬（图 5-2 至图 5-4）。

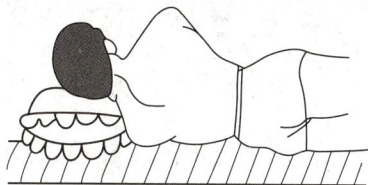

图 5-2　高枕致颈椎侧弯

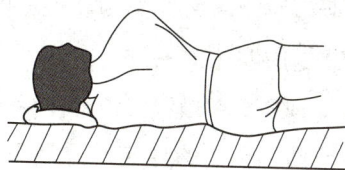

图 5-3　低枕致颈椎侧弯

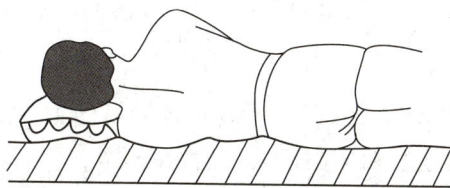

图 5-4　枕高合适

5. 重视青少年颈椎健康　由于青少年长时间的看书学习对颈椎的健康造成了极大危害，从而出现颈椎病发病低龄化的趋势。建议重视颈椎健康，树立科学学习、健康学习的理念。

6. 颈椎病保健操　加强颈肩部肌肉的锻炼，可缓解疲劳，利于颈段脊柱的稳定性，预防和改善颈椎病的症状。保健操的主要动作：①颈部前屈、后伸；②颈部向左、右侧侧屈；③向左、右侧转颈；④耸肩，1~2 次/天，每个动作重复 5~8 次。练习时，动作宜轻松平稳；练习后如疼痛加重或眩晕，提示动作过快或幅度过大，可适当减慢速度或减小幅度；有眩晕症状者，头部活动应缓慢。　📱微课1

⇨ 案例引导

> **案例**　患者，男，55 岁。受凉后左肩关节疼痛伴活动受限 1 个月。疼痛呈持续性，夜间加重，不敢左侧卧位，疼痛逐渐加重，并出现活动受限，以外展、后伸受限甚，手不能提重物。曾在药店购买膏药，贴过之后，疼痛有所缓解。近 3 日酸痛又加剧，活动不利，胳膊不能上抬。工作和日常生活受到很大影响。查体：左肩部肌肉轻度萎缩，关节周围压痛，外展、后伸活动受限。双上肢握力无减弱，腱反射正常。辅助检查：肩关节 X 线未见明确异常。
>
> **讨论**　该患者的康复评定内容及措施有哪些？

二、肩关节周围炎

（一）概述

1. 概念　肩关节周围炎，简称肩周炎（scapulohumeral periarthritis）。多发生于 50 岁左右的中老年人，俗称"五十肩"，亦称"冻结肩"。本病大多缓慢起病，病程较长。其确切病因至今尚不十分清楚。一般认为，肩关节周围组织退行性变，在受凉、慢性劳损、扭伤等外因的作用下，导致肩关节周围肌肉、肌腱、滑膜、韧带及关节囊等软组织发生慢性无菌性炎症，其结果导致关节内外广泛粘连，肩关节活动功能逐渐受限，直至盂肱关节活动范围完全丧失，形成冻结肩。本病的病程大致可分三个阶段，即早期（疼痛期）、冻结期（粘连期）和恢复期（解冻期）。

2. 临床表现 ①疼痛，是肩周炎早期最主要的临床表现，是患者就诊的主要原因，常在活动时、夜间疼痛加重，甚则夜不能寐；②活动受限，是肩周炎的典型体征，以外展上举和后伸受限明显，是由于肩关节周围肌肉、肌腱、滑囊和关节囊等软组织粘连所致；③肌力减弱，病程长者可出现肩关节周围、上臂的肌力减弱甚至肌肉萎缩，是由于肩关节活动受限所导致的失用性萎缩。

（二）康复护理评定

1. 疼痛的评定 采用视觉模拟评分法评定疼痛的程度。

2. 肩关节活动范围的评定 采用量角器对肩关节前屈、后伸、外展及内外旋转的角度进行具体测量。

3. 综合性评定 采用 Constant – Murley 法，此法是一个全面、科学而又简便的方法。总分为 100 分，共包括 4 个部分，即疼痛（15 分）；日常生活活动（20 分）；关节活动度（40 分）；肌力（25 分）。

（三）康复护理措施

肩关节周围炎大多数起病缓慢，病程较长。康复护理的目的主要是缓解疼痛，恢复肩关节活动范围，避免肩关节周围、上臂肌力减退，肌肉出现失用性萎缩。

1. 生活护理 工作要劳逸结合，注意局部保暖。

2. 药物治疗 早期疼痛明显者，需用三角巾悬吊，并可酌情服用非甾体类抗炎药，以消炎镇痛，缓解肌肉痉挛，还可配合外用药，如双氯芬酸（扶他林）软膏、麝香壮骨膏等。

3. 物理治疗 作用：改善局部血液和淋巴液循环，加强代谢，消除水肿，促进炎症吸收，缓解肌肉痉挛，从而减轻和消除疼痛。根据不同病期选用低中高频电疗、超声波、间动电、红外线、温热磁疗、蜡疗以及直流电药物离子导入疗法等。

4. 运动疗法

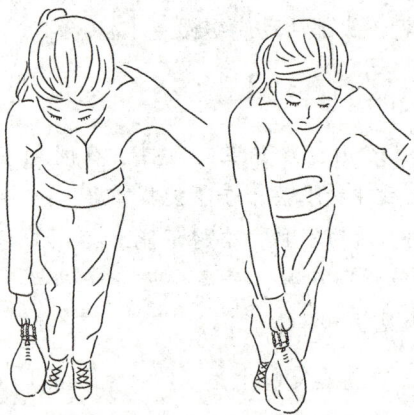

图 5 – 5　Condman 钟摆运动

（1）Condman 钟摆运动　适用于肩周炎早期的自我治疗。患者向前体屈 90°，健侧手支撑在椅背，患侧上肢下垂，手持重物，并向前后、内外摆动，或做"划圈"样摆动；活动幅度由小到大，逐步增加负重（1kg→3kg→5kg）；每日 1～2 次，每次 15～30 分钟。还有爬墙及侧爬墙练习（图 5 –5）。

（2）肩周炎保健操　主要动作：①前上举，双臂伸直，健侧手握住患侧手，经身体前方上举；②"摸背"，健侧手在身体后方握住患侧手，帮助患侧手一同向上移动；③"爬墙"动作，面向或侧向墙站立，患侧上肢伸直上举或外展，手指尽量向上爬至最高点处，保持数秒；④体操棒练习，双手持木棒，健侧手帮助患侧手，使患肩做前屈、后伸、外展等动作；⑤利用吊环、绕环、肩梯、拉力器等训练肩关节（图 5 –6）。

5. 关节松动术 通过对肩关节的摆动、滚动、滑动、旋转、分离和牵拉等，起到缓解疼痛、促进关节液流动、松解组织粘连的作用。根据病变程度，采用不同分级手法。关节松动术每次治疗 20 分钟，每日 1 次，5 天一个疗程；治疗后鼓励患者多进行肩部的主动活动。

6. 注射疗法 具有消炎止痛、消除组织水肿的作用，可用于肩周炎的急、慢性期疼痛较明显时。注射疗法之前，要仔细寻找压痛点。一般在肱二头肌长头腱（结节间沟）、短头腱（喙突）及冈上肌、肩胛骨内侧缘、肩胛下角、三角肌内外缘等，都是局部注射的主要位置。

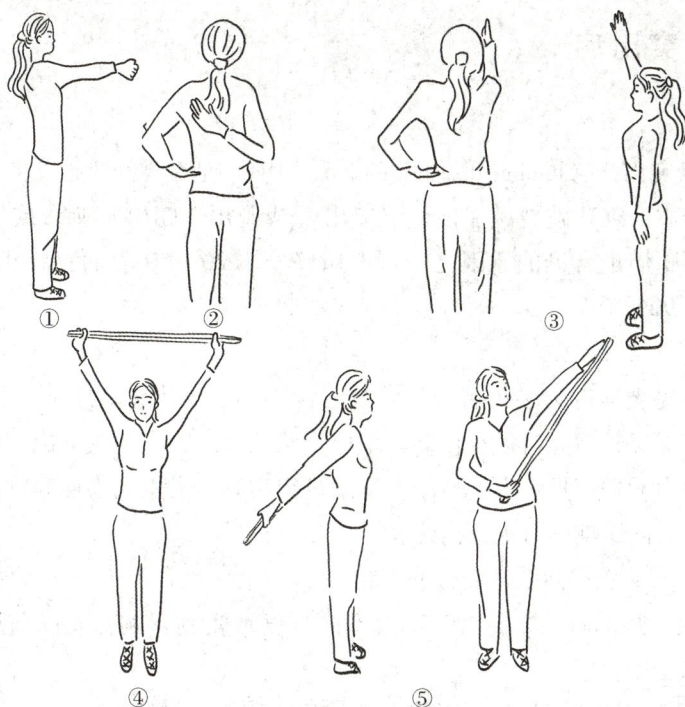

图 5-6 肩周炎保健操

7. 针灸治疗 选择肩部的穴位，每次选择 4~6 个穴位，每日 1 次，10 次为一个疗程。起到活血止痛的作用。

8. 推拿按摩 在肩部实施按揉、弹拨、点压、摇晃等手法进行治疗，具有松解粘连、缓解肌肉痉挛、镇痛的作用。

（四）康复护理指导

1. 良肢位 仰卧位时在患肩下放一薄枕，使肩关节呈水平位；该体位可使关节及周围肌肉、韧带获得最大的放松与休息。健侧卧位时，在患者胸前放置一普通枕头，患肢放在上面。一般不主张患侧卧位，以减少对患肩的挤压。

2. 改变生活及工作中的不良姿势 注意工作中间休息并放松颈肩部；尽量减少使用患侧的手提举重物；防止受寒、过劳和外伤。

3. 患颈椎病或肩关节劳损、损伤后应及时治疗 中老年人应经常做各种有利于维持和改善肩关节活动范围的训练。

4. 功能锻炼 指导患者有效地进行医疗体操、肌肉放松和局部自我按摩。

➡ 案例引导

案例 患者，男，30 岁，长途汽车司机。腰部疼痛伴左下肢放射痛 7 天。患者于 7 天前搬重物后突发腰痛，疼痛向左臀部、大腿、小腿、足背放射，弯腰、翻身、坐起时疼痛加重，卧床休息后疼痛减轻。查体：腰椎弯向右侧，前屈 20°，后伸 30°，左侧屈 30°，右侧屈 10°。腰椎左侧棘旁压痛，疼痛向左臀部、大腿、小腿、足背放射。直腿抬高试验：左侧 30°，右侧 70°，左侧加强试验阳性。双下肢肌力正常，腱反射正常，双下肢感觉正常。查腰椎 CT 示：L_4~L_5、L_5~S_1 椎间盘突入椎管，硬膜囊受压。

讨论 该患者的康复评定内容及措施有哪些？

三、腰椎间盘突出症

（一）概述

1. 概念 腰椎间盘突出症（lumbar disc herniation，LDH）是在椎间盘退变的基础上，受到相应的损伤和应力作用所致，造成纤维环破裂，髓核组织突出（或脱出、膨出）刺激或压迫神经根所表现出的一种综合征。是引起腰腿痛最常见的原因之一。本病好发于 20～50 岁的青壮年，男性明显多于女性，L_4～L_5、L_5～S_1 突出占 90% 以上。

2. 临床表现

（1）疼痛、麻木 主要表现为腰背痛、下肢放射性疼痛、麻木感。咳嗽、打喷嚏或腹部用力时症状加重，卧床休息症状减轻，站立时症状较轻，坐位症状较重。腰椎间盘突出较重者，常伴有患侧下肢的肌萎缩，以背伸肌肌力减弱多见。中央型巨大椎间盘突出时可发生大小便异常或失禁、鞍区麻木、足下垂。本病可反复发作，间歇期间可无任何症状。

（2）部分患者有下肢凉感或间歇性跛行的症状。

（3）腰部活动受限 腰部向各方向活动都会不同程度地受到影响，尤以前屈受限最明显，因为前屈位时易加重神经根的受压程度。

（4）神经功能障碍 可出现下肢肌力下降、感觉障碍和腱反射的改变。

（二）康复护理评定

1. 疼痛的评定 采用视觉模拟评分法评定疼痛的程度。

2. 腰椎活动范围的评定 采用量角器对腰椎前屈、后伸、侧屈及旋转的角度进行具体测量。

3. 腰椎功能的评定 国外有多种评定腰痛的功能量表，其中 Oswestry 功能障碍指数（Oswestry disability index，ODI）在国外广泛应用，具有良好的效度和信度。ODI 共 10 个项目，包括疼痛（疼痛程度、疼痛对睡眠的影响）、单项功能（提物、坐、站立、行走）和个人综合功能（日常活动能力、性生活、社会活动和郊游）三大方面的评定。每个项目最低得分为 0 分，最高得分为 5 分。将 10 个项目的相应得分累加后，计算其占 10 个项目最高分合计（50 分）的百分比，即 Oswestry 功能障碍指数，得分越高说明患者功能障碍越严重。

（三）康复护理措施

腰椎间盘突出症是引起腰腿痛的主要原因之一。主要治疗护理的目的是减轻髓核突出对神经根压力，消除神经炎症从而消除疼痛等症状。减少椎间盘病变的进展，恢复患者正常的生活、工作。提高生活质量。

1. 卧床休息 急性期患者疼痛较剧烈时，可指导患者短时间卧床休息，一般以 2～3 天为宜，不主张长期卧床。也可采用 McKenzie（麦肯基）姿势疗法（图 5－7）。

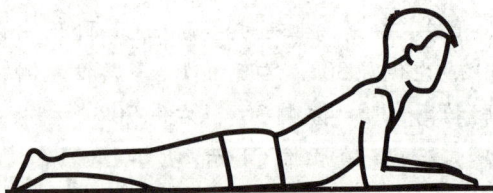

图 5－7 姿势疗法

2. 腰围制动 穿戴腰围可以限制腰椎的运动，以保证局部损伤组织得到充分休息。特别是急性期患者，因局部的急性炎性反应和刺激，可有不同程度的肌肉痉挛，穿戴腰围后，减少了腰的活动，可起到加强保护的作用。合理使用腰围，还可减轻腰背肌肉劳损。腰围不应该长期使用，以免造成腰背部肌力下降和 ROM 降低，从而引起肌肉失用性萎缩。腰围戴的时间一般不超过 1 个月，在戴腰围期间可根据患者的身体和疼痛情况，做一定强度的腰背、腹部肌力训练。

⊕ 知识链接

腰椎间盘突出症的神经定位诊断参考

病变节段	$L_3 \sim L_4$	$L_4 \sim L_5$	$L_5 \sim S_1$	$L_4 \sim L_5$ 或 $L_5 \sim S_1$
受累神经	L_4	L_5	S_1	马尾
疼痛部位	腰骶臀区，大腿前外侧，小腿前内侧	腰骶臀区，大腿后外侧，小腿外侧至足背	骶臀区，大腿后，小腿及足跟外侧	腰部，双侧大小腿后方，肛周
感觉异常或缺失部位	小腿前内侧	小腿外侧，足背至踇趾	小腿下段外侧及足外侧，4、5趾	鞍区，会阴部，肛周
肌力下降的肌肉	股四头肌，髋内收肌	胫前肌，踇长伸肌	腓肠肌，比目鱼肌，趾屈肌	膀胱或肛门括约肌
反射减弱或消失	膝反射		踝反射	肛门反射

3. 药物治疗和注射疗法　最常用的药物是非甾体类消炎止痛药和降低肌紧张和痉挛的药物。急性期神经根受刺激或压迫症状明显者，可用甘露醇、激素类药物消炎、消肿、止痛。根据患者情况可选用局部痛点注射、椎旁神经阻滞或骶管滴注等缓解疼痛。

4. 物理疗法　作用：促进局部血液循环，缓解局部无菌性炎症，减轻水肿和充血，缓解疼痛，解除粘连，减轻肌肉及软组织痉挛。根据患者的症状、体征、病程等情况选用低中高频电疗、直流电药物离子导入、磁疗、红外线、超声波、蜡疗等。

5. 牵引疗法　可拉宽椎间隙，减轻椎间盘压力、促进炎症、水肿消退、解除肌肉痉挛、减轻小关节负载并恢复正常对合关系。主要适用于神经根刺激症状明显时。腰椎牵引的方式主要有自身牵引和器械牵引，多采用仰卧位骨盆对抗牵引，牵引重量通常从20kg开始，逐渐加量，最大重量不超过患者体重的1/2，每次牵引20~30分钟，每日1次。亦可采用间歇性牵引，即牵引10~15分钟，休息3~5分钟，重复3~4次。

6. 推拿治疗　有解痉止痛、改善血液循环、消炎消肿、纠正腰椎错位和松解神经根粘连等作用。

7. 关节松动技术　治疗时根据病情选择适宜的松动手法。其作用主要是解除肌肉痉挛、缓解疼痛、松解粘连、调节突出物与神经根之间的关系，以减轻或解除对神经根的压迫。

8. 针灸治疗　可缓解疼痛，促进神经根水肿和炎症的吸收和消散。

9. 腰腿痛保健操　腰腿痛保健操宜在患者腰腿疼痛等症状缓解后开始练习，内容包括腹肌、腰背肌肉锻炼和腰椎活动度锻炼。一般每日练习一次，每一动作维持4~10秒，重复4~10次；练习时动作宜平稳缓慢，开始时重复次数宜少，以后酌情渐增，以不增加疼痛为度。主要动作：①"蹬腿"样动作，仰卧位，一侧腿屈曲，做"蹬腿"样动作（向不同方向）；双腿轮流练习；②背肌强化运动，俯卧位，双臂伸直支撑，抬起头和躯干上部；俯卧位，双腿伸直，轮流抬起；③腰部伸展运动，站立位，双手放在胯部，尽量向后伸体，保持膝关节伸直（图5-8）。

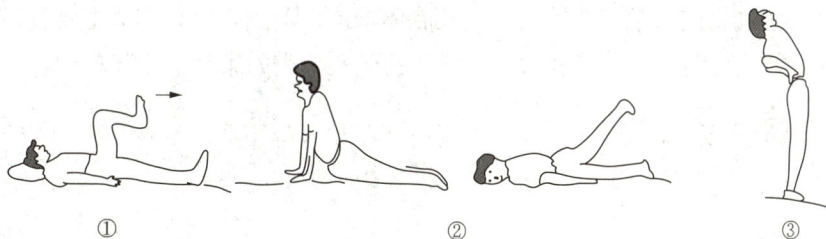

①　　　　　　②　　　　　　③

图 5-8　腰腿痛保健操

10. 手术治疗　单纯性腰椎间盘突出症的患者，经保守治疗无效，可首选用微创介入治疗。包括经皮穿刺胶原酶髓核溶解术、臭氧髓核注射技术、脉冲射频治疗等，具有操作简单、创伤小等优点。对于经规范保守治疗无效或治疗后症状明显加重、中央型突出、有马尾症状或有椎管狭窄征象等不适合微创手术者，可考虑手术治疗。

（四）康复护理指导

1. 健康教育　在急性发作期就应开始对患者进行健康教育，告知患者这种疾病多数预后良好，指导患者保持活动，逐渐增加运动量，尽早恢复工作。青壮年在做健康检查时，注意有无脊柱先天性异常，如患有隐性骶椎裂等，更要预防腰椎间盘突出症的发生。

2. 注意生活、工作姿势和选择合适的床垫　在生活和工作中要保持正确的坐、立姿势，即保持正常的腰椎生理前凸；如需长时间固定同一姿势或重复同一动作时，要定时调整体位，并增加简单的放松活动。站立时应维持适当的腰椎前凸角度，久站应该经常换脚，或者利用踏脚凳调整重心。避免长时间穿高跟鞋，以免影响腰椎的稳定性。腰痛患者应选用硬板床，并垫铺厚度适当、软硬适宜的床垫，可缓解腰部肌肉的痉挛。

3. 及时治疗腰痛　腰痛时，肌肉紧张性保护作用的同时也大大增加了腰椎间盘的压力，促进椎间盘退变和诱发椎间盘突出。因此，对于平时经常腰痛的患者，应查明腰痛的原因，及时治疗，减少腰椎间盘突出的发病率。

4. 注意保暖　腰部长期受寒凉刺激，导致局部组织血管收缩、缺血，肌肉痉挛，使腰部血液循环发生障碍，诱发腰椎间盘突出症。要特别注意腰部的保暖，防寒、防潮。

5. 腰背肌功能锻炼　坚持腰背部和腹部肌肉锻炼可改善腰腿痛症状和预防复发。同时，也可增加腰椎的稳定性，减轻腰椎负荷，对椎间盘有保护作用。

第二节　关节炎的康复护理

PPT

⇒ 案例引导

　　案例　患者，男，28岁。1年前两侧骶髂关节、腰臀和髋部出现疼痛及活动受限，腰骶部僵硬感明显，阴天、活动劳累后加重，休息或遇热后减轻。晨起时脊柱僵硬，下地活动后可略有缓解，一侧坐骨神经痛。近期出现腰、胸、颈椎活动受限，略有驼背。实验室检查：类风湿因子阴性，HLA－B27抗原阳性。X线示：脊柱竹节样变。CT示：骶髂关节轻微变化。

　　讨论　1. 请为该患者做出护理诊断并简述该患者的主要功能障碍。

　　　　　2. 请为该患者制订康复护理措施及康复护理指导。

　　关节炎的病因多种多样，分类也很复杂，受累关节的主要症状可概括为疼痛、肿胀、关节变形及运动障碍，进而导致心理和情绪异常，严重时可造成肢体畸形，形成残疾。本节主要叙述膝关节骨性关节炎、类风湿关节炎及强直性脊柱炎三种较常见、易致残的关节炎的康复治疗与护理。

一、膝关节骨性关节炎

（一）概述

1. 概念　膝关节骨性关节炎（osteoarthritis of knee joint）是指由于膝关节软骨变性、骨质增生而引起的一种慢性骨关节疾患，又称为骨性关节病、膝关节增生性关节炎、退行性关节炎等。本病无明确的全身或局部诱因，与遗传、肥胖、内分泌、代谢障碍及外伤、磨损等因素有一定关系，其特征是关节软骨发生原发性或继发性退行性变，并在关节边缘有骨赘形成和软骨下骨质囊性变，从而出现不同程度的关节僵硬与不稳定，导致功能减退甚至丧失。临床表现为不同程度的膝关节疼痛、触痛、肿胀、摩擦声、变形、膝关节屈曲或伸直障碍、关节僵硬与不稳定等。

流行病学调查表明，55 岁以上老年人膝关节骨性关节炎的发生率为 44% ~70%，其中 10% 有功能障碍，致残率可高达 53%。膝关节骨性关节炎若加以重视，提前预防，坚持康复锻炼，则可减缓甚至阻挡其发展，减少患者痛苦。

2. 主要功能障碍

（1）疼痛　本病最突出的症状是受累关节疼痛，多为钝痛或酸胀痛，过度活动后或负重时疼痛加剧，如上下楼时或下蹲起立时等，休息后疼痛减轻。但随病情发展，即使休息时疼痛也较明显甚至出现跛行，影响日常活动。可伴有关节肿胀及活动受限。

（2）僵硬　发病初期，晨起时或久坐起立时出现髋、膝部僵硬，活动不便与酸胀痛，持续约 15 分钟，活动后好转，晚期症状加重，间歇期变短，僵硬时间延长，最后可为持续性。

（3）功能障碍　随着患者病情的进展及活动量的减少，可出现受累关节周围肌肉的失用性萎缩、关节畸形，最终导致功能障碍。

膝关节骨性关节炎通常进展缓慢，大多数人不甚严重，只有极少数患者有关节破坏和关节致残、畸形。骨关节炎只影响受累关节本身，而不像类风湿关节炎可波及全身所有关节或影响其他组织及器官。骨关节炎不会导致类风湿关节炎，而类风湿关节炎却可导致骨关节炎。

（二）康复护理评定

1. 疼痛程度的评定　从疼痛发生的持续时间、严重程度、缓解方式、服用止痛药类别、药量来评定。

2. 肌力测定　可采用徒手肌力检查法，利用等速肌力测试仪可定量评定肌肉功能，对判断肌力减退的程度和康复治疗的疗效有作用。

3. ROM 评定　膝关节骨性关节炎可致关节活动障碍。发病初期，休息后或体位改变时出现髋、膝部僵硬及发紧感，活动后好转。晚期症状加重，间歇期变短，僵硬时间延长，随病情发展僵硬可为持续性，甚至导致关节畸形。因此可用量角器测量膝关节 ROM，以作为康复治疗前后的对比。

4. ADL 的评定　虽然肌力和关节 ROM 评定对推测关节功能有一定参考价值，但疼痛常影响患者功能的发挥，因此需要直接测试患者日常生活活动能力。

（三）康复护理措施

本病的特征为间歇性发作，对于有局部疼痛肿胀等症状及功能障碍者，在药物治疗和康复治疗的基础上给予适当的护理，可以减轻或消除疼痛，矫正畸形，改善症状，延缓进展，及时改善或恢复功能，提高生活质量。主要治疗目标：①消炎消肿，缓解疼痛；②减轻关节负荷，保持关节和肢体活动功能；③增强患肢肌肉力量，预防与治疗肌无力和肌萎缩；④增加关节稳定性，防止关节畸形和疼痛复发。

1. 发作期的康复护理

（1）休息与制动　一般无须卧床休息，当负重关节或多动的关节受累时，限制受累关节的活动，即可达到休息的目的。如关节出现肿胀、疼痛加重，则应卧床休息减少活动，注意保持关节正确姿势，必要时病变关节给予支具或支托短期固定，可减轻负荷，保护关节，有助于平衡。

（2）物理治疗　可选用热疗法、低中高频电疗法等，具有消炎、镇痛、缓解肌肉痉挛、改善血液循环的作用。水疗（热水浴、矿泉水浴、药物浴）、药物离子导入、直流电、磁疗等均可选用，也可用针灸、按摩等传统康复方法治疗。

（3）运动疗法 ①开始时以主动运动为主，在可能范围内进行，运动应达到患者能忍受的关节最大活动度；随着病情好转，由主动运动逐渐过渡到辅助运动，即主动运动达到最大限度的基础上给予辅助，使范围增大直至完成；最后进行抗阻运动。②肌力训练：采用肌肉等长收缩练习，待疼痛缓解或解除固定后，应进行等张肌力练习，直至抗阻练习。③活动量的指征：活动后无任何不适，可稍增加活动量；活动后有短暂的轻度疼痛，说明可耐受，但必须注意活动后次日晨起床疼痛仍未消失，说明活动量过大，活动项目必须调整。因本病常由关节劳损所致，故各种形式的运动疗法均应以不加重患者的损伤为前提。

2. 缓解期的康复护理 缓解期是指无明显症状或症状明显减轻但遗留功能障碍的时期，此期康复护理重点是功能训练，目标在于改善功能障碍。

（1）运动疗法 通过徒手锻炼或利用各种康复器械进行关节功能训练。利用器械的重力、阻力、牵拉力、杠杆作用或惯性作用以增强肌力，增大 ROM。①关节体操：可促进关节滑液循环，减轻滑膜炎症，改善软骨营养，维持关节的活动能力，防止关节僵硬。方法：关节不负重的主动运动，对于膝关节骨性关节炎的运动疗法应采取坐位或卧位进行，以减少关节的应力负荷；在器械上做关节持续被动运动；必要时可做恢复 ROM 的功能牵引治疗。②肌力练习：可预防和治疗肌肉无力和肌肉萎缩，增加关节稳定性。方法：采用关节不负重或少负重的等长练习方法为主；在等速肌力训练仪上做多角度等长肌力练习；采用渐进抗阻肌力练习。③有氧运动：可增加体内脂肪消耗，配合饮食调节可减轻体重，减少关节负荷。有氧运动包括游泳、散步等，还可选择太极拳、气功、园艺及轻松的舞蹈等，都能提高机体有氧代谢能力，改善日常生活，消除抑郁和焦虑，提高生活质量。

（2）康复工程 利用关节支持用具、各种夹板、拐杖、助行器、支架及轮椅等可防止关节进一步磨损，减轻负重关节的应力负荷，减慢关节畸形的发展。

（3）作业疗法 膝关节骨性关节炎在选用作业疗法项目时，应以不增加关节负担为原则，保持正确体位，避免同一姿势长时间负重。在急性疼痛时，关节不应有负荷或活动；缓解期时，训练的强度不应加重或产生疼痛。负重时可使用合理的辅助器具。

（四）康复护理指导

1. 功能训练 膝关节骨性关节炎患者无论是否有症状，其股四头肌的肌力都较正常人弱。导致肌肉萎缩的原因之一是关节活动受限，限制了肌肉的收缩。保留下来的肌肉容积可以反映这一作用的程度。强健的肌肉可以稳定关节、传递力量、减少外力的冲击，下肢远端的肌肉力量可以保护膝关节不发生骨性关节炎，对已患骨性关节炎的患者，则可阻止其进展。因此肌力训练非常重要。

2. 减轻体重 有资料统计，减轻体重可减少症状性膝关节骨性关节炎的发生，50 岁以上的妇女占所有膝关节骨性关节炎患者的 91.3%，因此在这个年龄段的减肥措施将是有效的预防策略之一。

3. 培养正确的生活工作姿势，减少运动损伤 减少关节的损伤可以降低膝关节骨性关节炎的发病率，这一点在男性尤为明显。运动中导致关节损伤的主要原因是错误的训练方法，对曾经受伤的人应用保护性物品也很重要。避免不正确弯腰搬运的工作及改变不合理的工作方法将有助于减少骨性关节炎的发生。

4. 做好宣教工作 加强肌肉锻炼、钙制剂的补充、雌激素替代、营养的合理搭配等方面都是预防和治疗膝关节骨性关节炎的有效方法。

二、类风湿关节炎

(一) 概述

1. 概念　类风湿关节炎（rheumatoid arthritis，RA）是一种非特异性炎症，以慢性、对称性、多发性关节炎为特征的一种全身性结缔组织疾病。本病好发于女性，男女比例为1：4，好发年龄为20～45岁。病因目前尚未清楚，可能与感染和免疫因素有关。全身关节均可受累，尤其以掌指关节、近端指间关节和足趾关节为多见，有的以侵犯脊柱关节为主，也可累及肩、肘、腕、膝、踝等关节以及关节外的组织。本病的特征性病理变化为滑膜炎症。类风湿关节炎在全世界是一种发病率高、致残率高的疾病，症状复杂，病程长，一旦罹患终生延续，晚期关节可出现不同程度的僵硬、功能障碍和畸形，并伴有骨破坏和骨骼肌的萎缩，极易致残。

2. 主要功能障碍

（1）疼痛　为游走性疼痛，多呈对称性发作，也可在多个关节同时发生，伴有局部发红、肿胀，持续时间较短，一般为12～72小时，最长不超过3周，且多以大关节为主，如膝、肘、肩等关节。疼痛通常是RA患者最主要的主诉。

（2）关节活动受限　疾病早期由于受累关节的不适、疼痛等可限制关节的活动，在疼痛缓解后可恢复。疾病后期，由于骨质破坏、关节周围肌肉萎缩、关节畸形等可使相应关节的活动明显受限。

（3）肌力降低　病变活动时，由于疼痛、制动等可致关节附近肌肉肌力降低。

（4）ADL降低　病变活动期的疼痛、活动受限及疾病造成的关节畸形等可影响患者的ADL。

(二) 康复护理评定

1. 炎症活动性的评定　主要是根据临床表现判断炎症是否处于炎症活动期，包括晨僵（持续时间）、疲劳感（出现时间）、疼痛程度（缓解疼痛所需药物种类、用量）、肌力（主要检查握力，可用血压计式握力计测定）、红细胞沉降率、关节炎（肿胀关节数及程度）等。

⊕ **知识链接**

风湿性关节炎

风湿性关节炎是一种常见的急性或慢性结缔组织炎症，广义上应包括类风湿关节炎，可反复发作并累及心脏。临床症状以关节疼痛、肌肉游走性酸楚和疼痛、不规律性发热、皮肤黏膜变化及雷诺病等为主要特征，属变态反应性疾病，是风湿热的主要表现之一，多以急性发热及关节疼痛起病。风湿性关节炎的临床诊断主要依据是发病前1～4周有溶血性链球菌感染史，急性游走性大关节炎，常伴有风湿热的其他表现如心肌炎、环形红斑、皮下结节等，血清中抗链球菌溶血素"O"凝集效价明显升高，咽拭子培养阳性和血白细胞计数增多等。主要治疗方法包括药物治疗、骨髓移植及外科疗法，综合治疗包括物理、运动、职业训练、心理等康复治疗方法。

2. ROM的测定　重点是掌指、指间关节活动度的测定，可用小型半圆规量角器和分规进行测定，常见畸形有肩内收内旋、肘屈、前臂旋前、腕尺侧偏、手指天鹅颈及纽扣花样畸形，以及足外翻、足扁平、拇外翻等。同时要分析影响关节活动的因素，如炎症、关节囊肥厚、关节脱位、强直等，以便给予针对性的治疗。

3. ADL评定　RA患者多有自理能力的缺损和身体移动障碍，这与炎症、疼痛、疲劳和晨僵等有关。及时评定患者的ADL，有助于制订康复护理计划。在ADL的评定中，应注明是在有无疼痛或是否困难的情况下独立完成的，以全面、准确地了解患者的障碍情况，明确患者在生活中所需要的帮助，有针对性地提供生活辅助工具。

4. 心理和社会因素的评定　病残后，主要引起焦虑、抑郁等心理反应，反应程度的轻重与诸多因素有关，同时由于是慢性进行性疾病，对患者工作、家庭等很多问题亦有影响。

5. 残疾评定　根据美国风湿协会提供的标准将其分为4级：Ⅰ级，功能完好，能无困难地进行各种活动；Ⅱ级，虽有单个或多个关节不适或功能受限，但仍能完成日常生活活动；Ⅲ级，功能受限，部分或不能完成正常工作或仅能完成部分生活活动；Ⅳ级，大部分或完全功能丧失，需卧床或限于依靠轮椅行动，生活自理能力丧失或仅保留极少部分。

（三）康复护理措施

RA 往往病程长、反复发作，需要长期耐心地进行康复治疗与护理。康复护理的目的是控制病情，减轻或消除疼痛，防止畸形，矫正不良姿势，维持或改善肌力、体力及关节活动范围，最大限度地恢复患者正常的生活、工作、学习和社交能力。

1. 急性期（活动期）的康复护理　急性期以关节疼痛、肿胀为主，局部炎症及全身症状均较明显，故以休息、药物、理疗为主。治疗的目的是尽快解除疼痛、消除炎症和预防功能障碍。

（1）休息与制动　活动期患者需完全卧床休息，关节处于急性炎症渗出期，除卧床休息外，必要时用各种类型夹板将腕、指等小关节做短期固定，保持良好的功能位，一般不超过 3 周。休息是否适宜，以休息后能消除疲劳、减轻或解除关节局部肿痛为标准。

（2）采取正确的体位　活动期的疼痛性屈肌挛缩和治疗性关节制动可导致关节畸形强直，采取最佳姿势和功能体位很重要，可预防畸形的发生。如卧硬板床，枕头宜低或不用枕头；仰卧时上肢取外旋位，大腿保持中立位，经常做上肢伸屈运动；每日尽可能取俯卧位 1~2 次，每次 5~20 分钟；髋关节、膝关节尽量伸直，膝下不宜垫置枕头等物，以免屈曲挛缩；坐位宜用平板靠背椅，挺直靠在椅背上，两脚平放地面，卧位时足蹬木板以防尖足的发生。强化关节伸肌肌力的训练及各种支具和夹板均有预防畸形的作用。

（3）抗风湿药的选用　首选药物为消炎镇痛药（非甾体类抗炎药）、激素、免疫抑制剂等，以减轻肿胀、疼痛和僵硬。应遵医嘱选择使用不同的药物，并观察病情减轻情况及有无毒副作用出现。

（4）物理治疗　①局部寒冷疗法：用20℃以下温度作用于人体，具有促进血液循环、减少组织液渗出、促进炎症消退、水肿吸收和镇痛的作用，同时还可改善 ROM，仅适用于急性炎症期。②水疗：包括矿泉水浴、盐水浴、硫化氢浴，全身浸浴温度以 38~40℃为宜，有发热者不宜做全身水疗法。此外还可选用紫外线、磁疗、低中频电疗、蜡疗、短波、超短波、微波及针灸治疗等。

（5）运动疗法　急性炎症期关节渗出、肿胀明显，并伴有全身症状的情况下，应卧床休息，在休息的同时每日应坚持在床上进行小运动量关节体操、肌收缩交叉训练和等长肌肉收缩练习，以预防关节畸形及肌肉萎缩。患处等长肌肉收缩练习，宜每日多次进行，而每次收缩宜在 10 次以下，以免引起症状加重。急性期患者的罹患关节应用矫形器、弹簧支架固定，应定时脱卸支具进行轻微活动，但要防止畸形的加重。

2. 慢性期（稳定期）的康复护理　此期患者全身症状及关节局部肿胀均基本消失，关节疼痛减轻，以关节挛缩、僵硬、活动受限为主，因此慢性期的康复护理的目的是尽可能增加关节活动范围、肌力、耐力和身体协调平衡能力，改善日常生活活动能力，恢复信心，提高生活质量。

（1）注意坐卧姿势　避免跪坐、盘腿坐，坐位时要紧靠椅背，高矮适宜，两腿能平置于地面；避免颈部前屈、驼背和弯腰，使脊柱保持生理弯曲，立位双腿平均持重，行走时上肢肌肉放松，双手适当摆动，步行支撑期尽量避免膝和髋关节屈曲，避免腰椎前屈。

（2）运动疗法和作业治疗　是慢性期重要的治疗方法，可防止和矫正畸形、预防肌萎缩、保持患者功能状态及 ADL。主要包括 ROM 及肌力的练习，可编制体操或用器械辅助运动。手部体操可预防和矫正手指变形，增强肌力，提高手的功能。方法是将前臂和手平放在桌面上，在尽量少抬起掌指关节的情况下用力屈曲指间关节，然后在指间关节伸直的情况下用力屈曲掌指关节，每日可练习数次。增强手部肌力的练习，可采用橡皮套和胶管式的手指训练器，用于手指的伸指、屈指、分指。腕关节的掌屈、背屈、尺偏和桡偏的各种肌力抗阻练习；手指实用性和灵巧性训练可通过刺绣、缝纫编织、黏土塑型、写字等作业治疗改善，要注意调整作业疗法的种类、运动量和时间。下肢的功能练习，重点是下肢的髋、膝、踝关节的功能练习。也可采用传统的体育疗法加强治疗效果，如气功、五禽戏、太极拳、八段锦等。

（3）推拿治疗　根据关节活动障碍程度的不同给予适当强度的被动按摩手法，在施行摇动关节手法时，应先用轻柔的点揉、推拿、滚动、点压等手法，使肌肉放松，然后根据关节活动受限的方向，用柔和的被动摇动关节手法，使其逐渐松动关节，减轻关节挛缩和僵硬，恢复软组织弹性。治疗时手法应先轻后重，先活动 1~2 个关节，逐渐增加力量及幅度，对于病程长、僵硬严重、身体虚弱的患者，更应采取循序渐进的方法进行治疗。

（4）物理治疗　可选用温热疗法，其作用可镇痛、消除肌痉挛、增加软组织伸展性及增加毛细血管通透性。①全身温热疗法：如湿热包裹法、温泉疗法、蒸汽浴、沙浴、泥疗等，抗风湿药物和温泉浴是最易被患者接受的疗法。②局部温热疗法：如热袋、温水浴、蜡疗、红外线、高频电疗法，对全身影响较小。③电热手套：对患者进行热疗时手套内温度可达 40℃，每次 30 分钟，每日 2 次，可减轻疼痛，但不能改善晨僵程度，亦不能阻止关节破坏。④水疗法：可用药浴、电水浴，所用水温应偏高，全身水浴时利用水的温热、压力和浮力等物理效应，可同时进行水中医疗体操、肢体的抗阻运动或施行按摩，对关节功能的恢复和改善畸形均有良好的作用。

（5）ADL 的训练　患者应尽早进行 ADL 训练和作业治疗，即使是关节活动无明显障碍时，上肢也应做大幅度的生活自理动作，如穿衣、铺床、洗衣服等。下肢训练应多做些行走、慢跑、骑自行车的活动。

（6）矫形器及辅助用具的应用　关节活动明显障碍时，上肢应尽量坚持洗脸、刷牙、吃饭等活动，下肢要保持行走功能。夹板、拐杖、轮椅等的应用可减轻关节畸形发展，缓解疼痛，消肿，防止由于关节不稳定而进一步受损。如行走困难，可使用步行辅助器具，如拐杖或助行器可减轻下肢负荷。手指关节严重活动障碍，也可用长柄梳、长柄勺等必要的辅助器具，补偿关节活动受限所带来的生活困难。这些辅助器具应在认真训练的前提下应用，反之会加重关节挛缩和肌力下降，同时患者也会产生依赖思想。

（7）心理护理　包括支持疗法、暗示疗法。心理疏导、合理的生活制度和适当的文体活动，使患者从忧虑、悲观、抑郁的状态中解脱出来，增强战胜疾病的自我生活信心。

（四）康复护理指导

1. 预防　①积极控制感染，目前认为类风湿关节炎与感染有关，超抗原来源于细菌和病毒等，可引起机体出现较一般抗原强烈的免疫应答反应，从而诱发出机体的自身免疫性疾病。②加强对危险因素的干预，减少发病率：类风湿关节炎患者血型以 AB 型和 A 型人较多。90% 的类风湿关节炎对气候变化敏感，阴雨天、寒冷、潮湿等气候和环境均可使关节肿胀、疼痛加重。关节扭伤、跌伤、骨折、心理创伤等也是类风湿关节炎发病的诱因。

2. 指导　①让类风湿关节炎患者及家属掌握相关知识，了解康复治疗与训练的重要性，鼓励患者建立与疾病做斗争的信心；②家庭关怀和社会支持不可忽视，根据类风湿关节炎病程长、易致残疾的特点，家庭成员应辅助和督导患者按时服药和进行各种功能训练，以保持基本的 ADL，满足其基本生活所需，同时，应多给予鼓励和体贴，以增加患者的治疗信心；③由于患者有关节炎或关节疼痛，常伴有 ADL 低下，户外活动减少，社交能力降低，因此，适当的运动锻炼是非常必要的，患者出院后在其家人协助下，应继续锻炼以维持和改善关节的功能和减少并发症的发生。

三、强直性脊柱炎

（一）概述

1. 概念　强直性脊柱炎（ankylosing spondylitis，AS）为脊柱各关节包括骶髂关节、关节突关节、椎间韧带、肋椎关节及关节周围组织、跟腱、筋膜和肋间肌的慢性、进行性、侵袭性炎症，至晚期，各关节发生骨性融合，韧带骨化，脊柱呈强直状态。本病的特异性病理改变为肌腱末端炎症。本病与遗传因素有关，有明显家族史，男性多于女性，男女比例为10:1，好发于 16～30 岁青壮年，病因不清。损伤、受凉、感染为诱发原因，类风湿因子阴性，HLA－B27 抗原阳性率高，为90%左右，故 HLA－B27 检查对诊断有参考价值。

（1）X 线表现　脊柱竹节样变为本病特征性表现之一。早期骶髂关节最易受累，呈现骶髂关节炎改变；中期胸、腰椎呈方形变；晚期由于椎体间的纤维环因前、后纵韧带发生骨化，形成典型的竹节样脊柱，导致骨性融合，椎体骨质疏松。

（2）CT 检查　可发现早期骶髂关节轻微的变化，适于本病的早期诊断。

2. 主要功能障碍

（1）疼痛　其特点是缓慢出现疼痛，开始时为两侧骶髂关节、腰臀和髋部疼痛及活动受限，腰骶部僵硬感，阴天、活动劳累后加重；休息或遇热后减轻。晨起时脊柱僵硬，起床活动后可略有缓解。逐渐变为持续性，并波及胸椎和颈椎，可出现一侧或双侧坐骨神经痛。

（2）脊柱活动受限　早期晨起时脊柱僵硬感，活动后逐渐缓解；病至后期出现腰、胸、颈椎活动受限，驼背与畸形，髋、膝、踝关节畸形强直。

（3）心肺功能下降　强直性脊柱炎可出现关节外表现，如复发性虹膜炎，心脏、肺部病变等，尤其是病至晚期心肺受累，再加之胸廓的变化，导致心肺功能下降。

（二）康复护理评定

1. 病期和炎症活动期的分析　炎症活动期表现为疼痛加重，并可出现发热、疲劳、食欲下降等全身症状；关节外表现：出现虹膜炎、红细胞沉降率加快。病变程度主要靠 X 线检查，早期为双侧骶髂关节侵蚀，晚期椎突关节消失，椎旁韧带钙化呈竹节样改变。

2. 脊柱关节活动度的评定　脊柱活动的评定有 Schober 法，手指和地面的距离、枕墙距、下颌胸骨缘的距离等分别评测脊柱前屈和后伸的程度。测定下蹲的程度可反映髋、膝、踝关节的活动功能。

3. 心肺功能的评测　本病的心脏病变有主动脉炎、主动脉瓣关闭不全，对病程长者应做多普勒及二维超声心电图检查，以确定是否存在病变。肺功能障碍有限制性通气障碍、阻塞性通气障碍和弥散功能障碍，应做呼吸和肺活量的检查。

4. ADL 评定　日常生活活动能力的评定可采用巴氏强直性脊柱炎功能指数（Bath ankylosing spondylitis functional index，BASFI）量表。该评定法共包括 10 个问题，前 8 个问题评定患者日常生活的功能性活动，后 2 个问题则评价患者处理日常生活活动的能力。

（三）康复护理措施

康复护理目标：①控制炎症，缓解症状；②防止脊柱、髋关节僵直畸形，保持关节处于最佳功能位置；③避免治疗所致副作用的发生。由于晚期病例病情难以逆转，故治疗的关键在于早期诊断。

1. 早期康复护理　早期或疾病活动期，病变关节炎症明显，患者疼痛剧烈，此期康复方法如下。

（1）休息与制动　急性发作期应卧床休息，睡硬板床，枕头不能过高，保持脊柱的生理弯曲，给患者易消化食物，戒烟；如关节炎症明显，也要用夹板做短期固定，固定的同时每日要做关节活动范围的运动，固定的关节每日也要拆除进行活动。

（2）药物的应用　可选用水杨酸制剂及非甾体类抗炎药，也可选用甲氨蝶呤、柳氮磺胺吡啶、雷公藤总苷等。应用时要注意药物的毒副作用。肾上腺皮质激素不影响本病的病程，长期使用弊大于利，故不作为常规使用。

（3）物理疗法　急性期局部有渗出、炎症明显者，应采用冷敷；缓解期可选用紫外线、红外线、磁疗、超短波、微波、干扰电等。

（4）运动疗法　急性炎症明显时，各种活动均应在床上进行，以免导致关节创伤和疼痛加重。为了减轻或防止肌肉萎缩，最大限度地保持肌力，关节炎症明显时由等长肌肉收缩活动开始，随着炎症减轻改为等张收缩，甚至采取抗阻运动，鼓励患者做深呼吸锻炼。

2. 晚期康复护理　此时患者症状不明显，关节炎症亦不甚明显，主要以关节僵硬、畸形为主，其康复方法如下。

（1）注意坐卧姿势　为了预防或减轻脊柱驼背畸形，避免坐有弹性的沙发，应坐有靠背硬板的座椅。应嘱患者于休息时尽量少半坐或侧卧，严格坚持仰卧或俯卧在板床上，头、背、臀部及下肢垫薄枕，使患者舒适卧床。垫物系由多个薄枕集成，每20分钟左右撤出一个以纠正驼背，每次平卧1小时，每日上、下午及晚间各一次。为了提高效果，仰卧时可加用骨盆牵引，抬床脚离地面25～30cm，每次垂锤量4～6kg，通过牵引矫正脊柱畸形。

（2）运动疗法　锻炼的目的在于保持关节的活动度和建立对抗畸形方向的肌肉力量，促进膈肌运动，增加肺活量，改善心肺功能；同时维持骨密度和强度，减轻和防止骨质疏松症的发生。具体方法：①深呼吸体操；②上背部伸展体操（可强化背部伸肌的张力，对抗脊柱的屈曲变形，可选用Popp制订的五节体操，即俯卧位，两臂侧举再后伸；俯卧位，两腿伸直交替后伸；仰卧位，两臂上举、后伸，放回原处；仰卧位，被动向后上方牵拉两臂；仰卧在治疗台上，两腿自台边下垂，两手握哑铃上举的同时两腿上抬，每节操重复10次，1次/天）；③颈椎活动体操，按3个活动轴、6个方向的运动，以柔和、量轻、多次为原则；④髋关节体操，目的是保持髋关节活动功能，病变过程中经常做踢腿和压腿练习很有必要，还可以利用肋木练习下蹲，矫正脊柱畸形，为了矫正脊柱后突、髋关节屈曲畸形，每天仰卧2～3次，每次5～20分钟。如病情稳定，无明显疼痛者，可打羽毛球、网球等锻炼；⑤游泳，为最理想的锻炼方法，可使脊柱、四肢和心肺功能均得到全面而均衡的锻炼；⑥传统的气功、太极拳亦可酌情选用。

（3）ADL训练　病至晚期，病变关节出现伸展性强直、驼背畸形等，影响患者的日常生活活动。应指导患者做穿衣、洗漱、进食、行走、如厕等方面的锻炼，如髋膝关节强直采用带钩小棒协助穿脱衣裤、袜以及鞋；双手无法触及颜面者，洗漱时将牙刷、头梳把加长等，以尽可能保留患者生活自理，必要时可借助辅助用具。

（4）心理护理　用于脊柱关节强直、畸形和活动功能障碍者，患者易产生自卑、悲观的心理，应给予解释、鼓励，使其树立信心。坚持功能训练，为疾病缓解创造条件。

（5）手术治疗　如已形成驼背，并且关节骨融合或脊柱畸形使内脏受压影响功能者，非手术疗法不能奏效，可考虑滑膜切除术、脊柱骨切除术、关节固定术等手术治疗。

强直性脊柱炎的预防

（1）应避免强力负重，使病变加重。避免长时间维持一个姿势不动。如需长时间坐位，至少每小时要起来活动10分钟。腰背束缚器会减少脊柱活动，使脊椎炎恶化，不建议使用。

（2）睡眠应平躺以保持背部直立，避免睡软床或在腰部垫枕。

（3）晨起有背脊僵硬时，可通过热水浴等热敷手段缓解局部疼痛。

（4）慎防外伤，尽量避免骑乘机动车，驾车或乘坐时要系好安全带。

（5）注意饮食卫生，多喝开水，多吃青菜、水果，避免憋尿及便秘，因胃肠道及泌尿道的感染常诱发脊椎炎；戒烟，以免造成肺部伤害。

（6）注意其他家族成员有无强直性脊柱炎的症状，如下背酸痛、晨间僵硬等。若有，应尽早就医。

（7）遇寒冷、潮湿天气，更应留意防范症状复发。

（四）康复护理指导

（1）人们对强直性脊柱炎的了解有助于该病的早期诊断，可减少治疗的难度和复杂性，降低致残率。

（2）使患者了解病程和预后，认识治疗的意义以及长期性。

（3）帮助患者了解药物的作用和副作用及其处理办法，以免发生不必要的用药中断或不良后果。

（4）使患者认识正确的行为和医疗体育的重要性，如戒烟，注意卧、坐、行、立姿势等，以保证即使脊柱发生僵直，也能保持最佳功能位置。

第三节　骨折后的康复护理　📱微课2

PPT

→ **案例引导**

案例　患者，男，30岁，建筑工人。车祸致左大腿疼痛、肿胀，无皮肤破溃，无昏迷，无其他脏器损伤，2小时后被送至当地骨科医院就诊，左下肢经X线检查后诊断为"股骨干骨折"收入院。行左股骨骨折切开复位内固定术，术后卧床休息，患肢制动，未行康复训练，术后7天伤口愈合好，左下肢仍有肿胀、活动时疼痛，左膝关节屈曲受限。转入康复科继续治疗。

讨论　简述该患者的康复护理要点及护理指导。

一、概述

1. 概念　骨折（fracture）是骨的完整性或连续性被中断或破坏所引起的疾病。造成骨折的因素有许多，外力造成的骨折较为多见，往往伴有肌肉、肌腱、神经、韧带的损伤，少数是因骨骼病变而致骨结构破坏。骨折在治疗中常需固定伤肢，而长时间的制动可引起肌力低下、肌肉萎缩、关节内粘连或韧带退行性改变失去弹性，导致有的骨折虽然已愈合，但肢体仍不能恢复正常功能，甚至造成残疾。因此在骨折治疗过程中，应加强医护人员康复的理念，综合协调地应用各种措施，最大限度地恢复患者身体、心理、社会各方面的功能。

2. 主要功能障碍

（1）关节功能障碍　骨折后患肢长时间制动固定，可造成关节活动功能障碍。关节功能障碍是骨折后最为常见的并发症。

（2）肌肉萎缩、变性　肢体制动后肌肉的失用性萎缩很快发生，早期的肌萎缩通过积极的肌力训练完全可以改善。但若长期、严重的肌萎缩不予纠正，肌肉即发生变性、坏死，最后出现肌肉的纤维样变，丧失肌肉的收缩能力。

（3）肢体血液循环障碍、下肢深静脉血栓形成　肢体制动，关节活动和肌肉的收缩减少，肌肉对血管、淋巴管的挤压作用消失；卧床引起血流减慢、血液黏滞性增加、重力影响及固定物压迫；骨折所致的血管内皮损伤等均易导致肢体血液回流障碍，出现肢体的肿胀、疼痛，严重者可致下肢深静脉血栓形成，导致肺栓塞等的发生。

（4）肢体负重能力下降，骨质疏松发生　下肢的制动影响了下肢正常的负重功能，骨骼应力负荷减小，使骨代谢过程中骨吸收过程活跃而骨形成缓慢，引起骨质的流失而造成骨质疏松的发生。

⊕ **知识链接**

骨折愈合分期

1. 肉芽组织修复期　伤后 2 ~ 3 周。此期主要以消肿、止痛，进行等长或等张训练及适当的关节活动度训练，并配合物理因子治疗。

2. 原始骨痂形成期　伤后 6 ~ 10 周。此期肿胀、疼痛逐渐消退，逐渐增加肌肉力量，提高肢体活动能力。音频电疗、超声波疗法能软化瘢痕松解粘连。

3. 成熟骨板期　伤后 8 ~ 12 周。此期应进一步消除残存的肿胀，进一步减轻瘢痕挛缩、粘连，最大限度地恢复关节活动范围，增加肌力，如抗阻训练、等速训练，使患者的日常生活能力、工作能力接近正常。

4. 塑形期　伤后 2 ~ 4 年。

二、康复护理评定

1. 全身及局部状况　了解患者的生命体征、精神心理状况、临床治疗状况，以及局部疼痛的部位、性质等。观察局部皮肤的颜色、有无水肿及程度和固定的方法；注意血液循环的情况。

2. ROM 评定　了解非固定关节有无活动受限。

3. 徒手肌力检查　了解非固定关节的肌力和健侧肌力。

4. 肢体长度及周径测定　可帮助判断肢体长度及周径有无改变及程度，并判定受伤肢体水肿、肌肉萎缩的程度。

5. ADL 评定　对上肢骨折患者重点评定生活能力，对下肢骨折患者重点评定步行、负重等功能。

6. 感觉评定　通过深感觉及浅感觉的评定，了解有无神经损伤及损伤程度。

以上康复护理评定当在治疗前、治疗过程中以及治疗计划完成时均应进行。

三、康复护理措施

骨折愈合不同阶段，其康复训练有不同的侧重点，因此本节重点介绍与临床护理相区别的康复护理中的功能康复。

（一）康复护理目标

（1）减少肢体制动所致的各种并发症和继发的神经、肌肉、血管损伤。

（2）协助治疗师在病房内接受基本康复训练，改善 ROM，提高肌力和肌肉耐力，缓解肢体肿胀、疼痛等症状。

（3）保持骨折部位良好的血液、淋巴循环。

（4）提高 ADL，让患者尽早达到生活自理，重返工作岗位。

（5）创造良好的治疗环境，减轻患者的精神负担和心理压力，最大限度地调动患者的主观能动性，保证康复治疗计划的顺利完成。

（二）骨折愈合第一阶段康复护理（早期）

此期应在有效固定，保持骨折对位良好的基础上，尽早鼓励患者对患肢近端与远端未被固定的关节进行各个方向全范围的运动，一天数次，根据患者的能力逐渐从被动运动、助力运动、主动运动到抗阻运动。

1. 等长收缩练习　石膏固定部位的肌群在复位稳定 1～2 天，局部疼痛减轻后开始进行等长收缩练习。开始时，先让患者在健侧肢体上体验肌肉的等长收缩。训练时肌肉收缩强度由轻到重，无痛时可逐渐增加用力程度。要求每天至少进行 5～10 组，每组重复 10 次，每次收缩维持 10 秒，亦可每日训练 3 次，每次 5～10 分钟，以不引起疲劳为宜。

2. 支具保护下的功能练习　对于一些下肢骨折后髓内钉固定的患者，尽早在支具保护下进行下肢部分负重训练。患者卧位下，在其下肢和床边（足侧）放置坚固物体，让其双足支撑于坚固物体上，起到下肢部分负重的作用。应鼓励患者早期下床活动，术后 2～3 天在有效的止痛和固定保护措施下让患者扶拐部分负重步行。

3. 加强健肢活动训练　包括主动运动及抗阻肌力训练、健侧肢体各关节活动和 ADL 训练、早期健侧下肢负重。

4. 物理治疗　中、低频电刺激治疗，以防止肌肉萎缩，改善肌力；红外线或各种透热疗法有助于消肿，改善局部血液循环；超声波疗法、按摩等有助于减少粘连；脉冲超短波有利于固定局部消炎止痛，有金属内固定的患者也可以治疗；冲击波或磁疗促进骨折断端愈合；局部处理可用冰冻冷疗法减轻局部炎症反应，缓解疼痛。

（三）骨折愈合第二阶段康复护理（后期）

此期主要是消除残存的肿胀，软化瘢痕和牵伸挛缩的纤维组织，增加关节活动范围和肌力，改善日常生活活动能力，尽可能恢复部分工作能力。

1. 关节活动度训练　运动疗法是恢复关节活动范围的基本治疗方法，本期可以主动运动为主，辅以助力运动和被动运动。主动运动时应循序渐进，以不引起疼痛为原则，对刚去除外固定，关节自主活动困难的患者，可先采用助力运动，以后随着关节活动范围的增大，可逐渐减少助力，对有组织挛缩或粘连严重，不能进行主动运动和助力运动者，可采用被动运动牵拉挛缩关节，动作宜平缓，不要引起明显疼痛，避免因暴力引起新的损伤。

2. 肌力练习　骨折患者在恢复期迅速恢复肌力是改善其功能活动的关键因素。应根据肌肉现有肌力水平，分别采用助力运动、主动运动或抗阻运动的方式，按照超量恢复原则，对患者进行训练，使患者通过一定努力才能完成训练目标，并且至少要持续 6 周时间。常用肌力练习方式：①通过外力进行肌肉的被动牵拉、叩击、多关节被动运动和挤压，通过皮肤感觉刺激、本体感觉促进技术等募集更多的神经元，促进肌肉收缩功能恢复，适用于肢体瘫痪、肌力 0～1 级而无法运动者；②助力运动，常是电刺激向主动运动过渡的中间形式，适用于肌力 1～2 级的患者的功能训练或 ADL 的代偿性活动，强调患者最大限度用力，仅给予最低限度助力；③主动运动，适用于肌力3级的患者；④抗阻运动，适用于肌力4~5级的患者。

3. 日常生活能力及工作能力训练 随着关节活动度和肌力的恢复，可采用作业治疗和职业前训练，改善动作技能与技巧，增强体能，从而恢复患者伤前的 ADL 及工作能力。上肢着重于完成各种精细动作训练，下肢着重于正常负重和行走训练。

（四）常见部位骨折的康复护理

1. 肱骨干骨折 骨折复位固定后，患肢悬吊于胸前，肘屈曲90°，前臂中立位，尽早进行上臂、前臂肌群的等长收缩练习，禁止做上臂旋转运动，2~3周后，在上臂扶持下行肩、肘关节的主动和被动运动，不增加阻力，以患者感觉疲劳为度。6~8周后，可借助高吊滑轮、墙拉力器、肋木等器械进行功能训练。可配合物理治疗，因有内固定物慎用高频等物理治疗。

2. 肱骨髁上骨折 常发生于儿童，预后良好，但常容易合并血管、神经损伤及肘内翻畸形。术后早期石膏或钢针外固定可有效预防肘内、外翻畸形，骨折固定3~4天即可进行肩部摆动练习和指、掌、腕的主动运动。3~4周可加大肩关节活动，以主动运动为主，给予部分抗阻训练。外固定解除后，主动做肘关节屈伸练习，伸直型骨折主要练习屈肘位的肌肉等张收缩，屈曲型骨折主要练习深走位的等张收缩。

训练及护理过程中严密观察有无血运障碍及感觉异常，及时给予处理。

3. 尺桡骨干双骨折 治疗较为复杂，预后差。复位固定后早期，手、腕可做主动屈伸活动训练，上臂和前臂肌肉群做等长收缩训练，2周后开始进行肘关节屈伸运动，禁止前臂旋转运动。骨折临床愈合后开始全面进行肩、肘、腕关节的屈伸训练，着重训练前臂的内外旋功能，可辅以器械进行抗阻训练。也可行手推墙动作，对骨折断端间产生纵向挤压的应力刺激，促进骨折愈合。

4. 股骨干骨折 多见于青壮年和儿童，多由强大的直接或间接暴力造成。治疗中易出现各种并发症，可影响下肢负重及关节活动。骨折固定术后第1天可以开始肌肉的等长练习及踝、足部运动，术后3天可以练习屈伸髋、膝关节，术后5~6天可以借助双拐或助行器不负重行走，术后2个月可根据患者情况，完全负重行走。

5. 胫腓股骨干骨折 以青壮年和儿童居多，多由直接暴力引起，常合并神经、血管损伤，临床上应注意观察足背动脉波动及足趾的感觉和运动情况。

术后当天，开始足、踝、髋的主动活动度练习，股四头肌、胫前肌、腓肠肌的等长练习。膝关节保持伸直中立位，防止旋转。骨折2周至骨折愈合期间，可开始做抬腿练习，在固定稳妥的情况下，扶拐下床适当负重训练。6周后解除外固定，充分进行各关节活动练习，并练习行走。

6. 脊柱骨折 可以是直接暴力，但更多见的是间接暴力引起。临床上常根据脊柱稳定性将脊柱骨折分为稳定性骨折和不稳定性骨折两大类。单纯稳定性骨折无须固定，患者仰卧硬板床，骨折处垫软枕头，使脊柱过伸。3~5天后开始仰卧位躯干肌肌力训练，练习中应避免脊柱前屈与旋转，2周后患者可做仰卧位腰部过伸和翻身练习。6周后可起床活动，进行脊柱后伸，侧弯和旋转练习，避免背部前屈的动作与姿势。待骨折愈合后加强脊柱活动度和腰背肌肌力的练习强度。行手术内固定的患者，早期帮助患者开始做床上保健体操，进行躯干肌等长收缩练习。脊柱不稳定性骨折，伤后及时手术消除脊柱致压物，给予牢固的内固定。伴有脊髓损伤的脊柱骨折，应以有利于脊髓功能恢复与重建为原则。

四、康复护理指导

1. 活动量 功能训练应在医护人员的指导下循序渐进地进行，运动范围由小到大，次数从少到多，时间由短到长，强度由弱到强，活动度以不感到疲劳、骨折部位未出现疼痛为度。

2. 恢复肢体生理功能 上肢应围绕增强手的握力进行活动，下肢应围绕恢复负重行走能力进行训练。但功能训练不能干扰骨折的固定，影响骨折的愈合，如外展型肱骨外科颈骨折不能进行上肢的外展运动，内收型肱骨外科颈骨折不能做内收运动，尺桡骨干骨折不能做前臂的旋转，胫腓骨骨折不能做下肢的内外旋运动等。

3. 准确活动有障碍的关节 根据骨折的愈合情况及稳定程度，指导患者循序渐进的原则，首先恢复关节活动的范围、幅度及关节活动的顺利度，达到关节活动时没有阻碍，再开始恢复关节运动的质量，如与理疗配合，在理疗后进行功能训练。

4. 饮食指导 多数患者骨折后食欲下降，易出现便秘，应给予易消化食物，鼓励患者多吃蔬菜和水果。加强营养，多食含钙较高的食物。适当的高蛋白、高热量饮食，有助于骨折愈合和软组织修复。

5. 心理调适 由于骨折愈合时间长、常需制动，易使患者出现孤独、担心、失落等情绪，久之易出现精神障碍。康复护理人员应多鼓励患者，以积极的心态参与康复训练，早日重返社会。

6. 定期随访 定期查看外固定及骨折愈合情况。进行功能训练患者每 1~2 周到康复科随访，由专业人员给予功能训练指导，了解功能恢复情况，及时调整训练方案。

第四节 截肢后的康复护理

⇒ 案例引导

> **案例** 患者，男，21 岁。2022 年 2 月被高压电（35kV）击伤，总面积 32%、深 Ⅲ 度 31%，伤后 4 小时入院。检查：患者神志清，表情淡漠，心率 112 次/分，脉细速，双下肢肿胀严重，右下肢为电击伤入口，可见右踝部呈黑色炭化，基本断离。左腿腘窝处为电击伤出口，也为焦痂创面，会阴部也可见焦痂创面。双膝关节以下皮肤发绀、厥冷。入院时留置导尿，引出血红蛋白尿。因电击伤严重，为保全生命，当晚急诊行双大腿内外侧减张切开，同时清除坏死肌肉组织，切口敞开。时隔 10 天再次扩创手术并行大腿内侧切口间断缝合，残端敞开引流。后经行双大腿远端残骨外露截除、植皮等 6 次手术后，病情稳定，现转入康复科继续治疗。
>
> **讨论** 简述该患者的康复护理要点及护理指导。

一、概述

1. 概念 截肢（amputation）是指将没有生命和功能或因局部疾病严重威胁生命的肢体截除的手术，其中包括截骨和关节离断两种。截肢是一种破坏性手术，常造成终身残疾，但截肢也是一种建设性手术，是患者回归家庭和重返社会的第一步。截肢手术时应尽可能考虑到保留残肢的功能和假肢的安装等。截肢也是一种较常见的残疾，截肢后，往往要通过残肢训练和安装假肢，以代偿失去的功能，让患者能生活自理，参加适当的工作。截肢后的康复护理是指从截肢手术后处理到假肢的安装和使用直至重返社会全过程的康复训练与护理。

截肢常见原因如严重外伤、肿瘤、周围血管疾患和严重感染等。在很多国家，最常见的原因是动脉粥样硬化闭塞性疾病和糖尿病的并发症，其次是创伤、肿瘤和其他疾病。

2. 常见类型（按截肢部位分类）

（1）上肢截肢 肩胛带截肢、肩关节离断、上臂截肢、肘关节离断、前臂截肢、腕掌关节离断、掌骨截肢、指骨截肢。

（2）下肢截肢 半骨盆截肢、髋关节离断、大腿截肢、膝关节离断、小腿截肢、踝关节离断、足部截肢。

⊕ **知识链接**

幻肢痛

幻肢痛又称肢幻觉痛（phantom limb pain），系指患者感到被切断的肢体仍在，且在该处发生疼痛。疼痛多在断肢的远端出现，疼痛性质有多种，如电击样、切割样、撕裂样或烧灼样等。表现为持续性疼痛，且呈发作性加重，尤其以夜间为甚，各种药物治疗往往无效。对幻肢痛的发生原理，目前尚无统一意见，也无缓解幻肢痛的有效手段。据临床报告，50%以上的截肢患者术后伴有幻肢痛。近几年基础医学和临床医学研究初步显示，幻肢痛与"大脑皮质功能重组"之间有着密切关系，为临床缓解幻肢痛提供了新的思路。作为医务工作者，应引导患者注视残肢，接受截肢现实。应用放松疗法等心理治疗手段逐渐消除幻肢感。对于持续时间长的患者，可轻叩残端，或用理疗、封闭、神经阻断的方法消除幻肢痛。

3. 主要功能障碍　截肢后和（或）使用假肢后可产生以下功能障碍及并发症：①残肢皮肤破溃、窦道、瘢痕、角化；②残端骨突出、外形不良；③残肢关节挛缩；④残肢痛，常由残端神经瘤、循环障碍、残肢骨刺及中枢神经痛等造成；⑤幻肢痛，截肢术后仍存有已截除的肢体的幻觉称为幻肢，发生在该幻肢的疼痛称为幻肢痛；⑥残端肿胀。

二、康复护理评定

1. 截肢患者全身情况评定　①一般情况，如姓名、年龄、性别、身高、职业、截肢日期、截肢原因、截肢部位及水平、安装假肢时间等；②并发症；③全身肌力评定，尤其是对维持站立和行走的主要肌群更要注意评定；④平衡功能；⑤心理素质及精神状态；⑥假肢舒适程度及其穿戴假肢后的步行能力。

2. 残肢的评定　①残肢外形：圆柱形、圆锥形或其他。为适合现代假肢技术要求，残端外形尽量保持圆柱形，而不是圆锥形。②ROM：测量残端邻近关节的活动度。关节挛缩畸形及关节活动度受限等直接影响假肢安装和穿戴。③皮肤情况：评定残端及邻近皮肤颜色、亮度和感觉等，观察有无感染、溃疡、窦道、瘢痕、粘连等。皮肤条件好坏直接影响假肢的穿戴。④残肢长度：膝下截肢是从胫骨平台内侧至残端，膝上截肢是从坐骨结节至残端；上臂截肢从肩峰至残端，前臂截肢从尺骨鹰嘴至残端。残肢长度对假肢种类的选择、残肢对假肢的控制和悬吊能力、步态以及代偿功能等有直接的影响。⑤残肢肌力评定：按徒手肌力检查法评定残肢主要肌群的肌力。只有肌力达3级以上才能安装假肢。⑥残肢痛及幻肢痛：评定疼痛程度、发生时间、影响因素等。

3. 佩戴临时假肢后的评估　评估临时假肢接受腔适合程度，假肢悬吊情况、假肢对线、穿戴假肢后的残肢情况、佩戴假之后的步态等。

4. 佩戴正式假肢后的评估　与临时假肢大部分相同。上肢假肢重点评估ADL，下肢假肢重点评估步态及行走能力。

三、康复护理措施

（一）康复训练目标

1. 穿戴假肢前　改善残肢ROM，增强残肢肌力，增强残端皮肤的强度，消除残端肿胀，增强健侧上下肢和躯干的肌力，提高平衡协调能力，增强全身体能。

2. 穿戴临时假肢后　掌握穿戴的正确方法，若为下肢，应立位平衡，假肢侧单腿站立时间在3~5

秒以上，不用拐杖行走、上下台阶、迈门槛、左右旋转等。

3. 穿戴正式假肢后 减少异常步态，跌倒后能站起，对突然的意外能做出反应，提高步行能力，假手能达到 ADL 自理。

（二）具体护理措施

1. 截肢前的康复护理 截肢者的康复应从截肢手术前开始，包括关节活动范围训练、肌力训练、ADL 训练。

2. 截肢后的康复护理

（1）心理护理 截肢以后，躯体外形的破坏、功能的丧失等给工作、学习、生活带来诸多不便，影响到经济来源和社会活动，患者在心理上和精神上都受到极大创伤，常合并严重的失落、抑郁、悲伤及焦虑等心理问题。医护人员应以高度的责任感，认真分析每位患者的心理状态，对患者给予积极的支持和心理疏导，帮助患者消除悲观抑郁、自我孤立的态度，正确认识自己的社会价值，以最佳的心理状态面对现实，配合康复治疗与训练，尽早适应新的工作，重返社会。

（2）残肢端包扎 ①目的是减少渗出和肿胀，减轻伤口疼痛，使残肢端尽早成熟定形。②方法包括硬绷带包扎技术及软绷带包扎技术。术后残肢用石膏绷带包扎，一般在术后 2 周待切口愈合拆线后改为弹性绷带包扎。包扎时需行对角线缠绕，而不是水平缠绕，应注意远端包扎较紧而近端略松。软绷带包扎白天应为 4 小时改缠一次，夜间持续包扎。

（3）残肢穿戴前的训练 截肢者在假肢装配前除应保持合理的残肢姿势，进行残端训练，维持与改善 ROM，恢复体力，增强肌力训练外，还应进行上肢 ADL 训练、下肢站立平衡训练及拐杖的使用训练等。

1）保持合理的残肢姿势 下肢截肢后，应从第一天起每日坚持俯卧数次，预防产生不良姿势。为防止残肢屈曲畸形，应尽量保持肢体残端于伸直位。如大腿中上段截肢，应常常俯卧位，练习髋关节后伸但不要外展活动。小腿截肢后应经常练习膝关节伸直活动，术后应尽早离床，早期在康复人员指导下进行 ROM 和肌力训练。

2）残端训练 ①促进残端角质化的训练：取治疗用泥于残端的末端进行挤压，10 ~ 20 次/天，或将残端在泥上做按压或支撑等动作，训练残端皮肤。也可取细沙土在残端处按揉，5 次/天，每次 2 分钟；再令患者将残端置于沙土内挤压、旋转 1 分钟，如无皮肤破损可反复进行 4 ~ 5 次。②残端负重训练：截肢后的患者要尽早进行残端负重训练，可以用保护垫将残端包扎后进行。如双侧下肢截肢的患者，可以借助自制支撑架练习残端负重的步行。单腿截肢的患者在平行杠内将木凳调到相应的高度，凳上垫软垫，身体重心向残肢转移，使残端适应负重。

3）维持与改善 ROM 训练 应尽早进行，其方式有主动运动、主动助力运动、被动运动。运动量应由小到大，1 ~ 2 次/天，做全范围的关节活动。对已出现关节挛缩的部位，可采取手法牵伸，应注意勿用暴力，在患者耐受的范围内进行。主要包括以下 ROM 训练。①肩胛、胸廓 ROM 训练：患者取坐位，康复人员一手固定截肢侧肩胛骨下角，另一手固定上臂残端（如肩关节离断者，可固定肩胛骨上缘）让患者主动完成肩胛骨向上移动、向下移动，肩胛骨外展、内收，如有活动受限，康复人员给予协助，使其达到正常活动范围。②肩 ROM 训练：患者取坐位，双侧上肢外展上举，尽量靠近头部，然后回原位置，再从前方屈曲上举，尽量上臂触及头部，返回原位置后，双侧同时完成后伸动作。最后上肢自然下垂，做内外旋转运动。如有活动受限，康复人员给予协助，使其达到正常活动范围。③髋 ROM 训练：患者取仰卧位，康复人员一手置于患者臀部，另一手固定大腿残端，利用双手向上和向下反方向用力扩大髋关节的活动范围。对髋关节出现挛缩的患者，除进行手法治疗外还需配合持续被动牵伸训练。④膝 ROM 训练：患者取仰卧位，康复人员双手拇指抵于膝关节近端，利用其余四指合力使膝关节被动伸展；

患者取俯卧位，膝关节下垫一软枕，康复人员一手固定臀部，另一手置于残肢远端向前下方施加外力，使膝关节尽量伸展，并在活动受限的角度维持外力，扩大活动角度。患者取坐位，用宽尼龙带固定患者大腿于治疗台上，康复人员固定残端，令患者用力屈曲膝关节与康复人员相对抗完成等长运动，当患者感到疲劳时令其放松，康复人员迅速做膝关节被动伸展。

4）恢复体力、增强肌力训练　截肢后的主要肌力练习：①主动助力运动，适合于患者的肌力在1~2级时；②主动运动，适用于肌力在3级或3级以上者；③抗阻运动，适用于肌力在3级以上者。对下肢截肢者，主要应增强股四头肌和伸髋肌肌力，加强双上肢及躯干肌肌力，另外，还应强化健侧下肢肌力等。

5）下肢站立平衡训练及拐杖的使用训练　首先要选择适合的拐杖，拐杖的长度为身长减41cm，站立位时，大转子的高度即为拐杖把手的高度。在使用拐杖前，应协助患者靠墙或床站立，练习正确的站立姿势及站立时重心转移及迈步平衡训练。使用拐杖行走常用三点步态。

6）上肢ADL训练　上肢截肢者，尤其是利侧截肢者，应做单手ADL训练。一般于术后24小时即可在床上或离床训练。

3. 假肢穿戴后的训练　对于下肢截肢者，术后1~2周，可用临时假肢进行下列训练：穿戴假肢；在平行杠内练习站立平衡；健足向前迈步，借助身体冲力使假肢向前；练习横向迈步，以利于接近或离开轮椅、扶手椅等；练习后退；练习在平行杠外用拐杖行走；上下斜坡；上下阶梯；越过障碍物；倒地后再站起等。对于上肢亦先进行穿戴训练，然后对上臂截肢者进行屈伸肘和开启肘锁的训练；对前臂截肢者应进行机械手的控制训练。为训练机械手的操作，常用海绵块、纸杯作为最初的训练对象，稍后改为橡皮块、木块，然后再将块形换为圆形。抓握和释放熟练后，可行穿脱衣服、洗漱修饰和ADL训练。

4. 常见残肢并发症的康复护理　常见残肢并发症可通过训练、药物、理疗、清洁保护、选择合适接受腔来解决，有时需手术治疗。

（1）幻肢痛　可采用经皮电刺激、超声波、热敷、蜡疗等物理因子治疗。必要时可联合使用三环类抗抑郁药阿米替林片和抗癫痫药。多不主张使用镇痛药物治疗。

（2）残端痛　可局部封闭、穴位注射、经皮神经电刺激、超声波等；若为神经瘤所致，对症状不能缓解者可手术切除神经瘤。

（3）肿胀　轻度肿胀，抬高患肢休息后可自行缓解，穿戴假肢会对肿胀有所改善。若肿胀严重，用绷带缠绕或给予压力循环仪治疗，可改善静脉回流，减轻肿胀。也可配合向心性按摩或肌肉等长收缩训练，对减轻肿胀有一定作用。

（4）残端挛缩　可做持续牵伸、关节活动训练等，必要时可考虑手术松解。

四、康复护理指导

1. 保持适当的体重　现代假肢接受腔的形状、容量十分精确，一般体重增减超过3kg就会引起接受腔的过松或过紧，影响穿戴后的功能，因此保持适当的体重很重要。

2. 保持残端卫生和假肢接受腔的清洁　残端皮肤应保持清洁、干燥。残肢每晚应用水和肥皂清洗后擦干。注意防止擦伤、水疱、汗疹、感染等。此外，还应对套筒、衬垫及弹性绷带等进行清洁处理。

3. 防止残肢肿胀或脂肪沉积　残肢应该用弹性绷带包扎，只要脱掉假肢就要包扎。

4. 心理上的鼓励　对残肢患者给予心理上的鼓励和有益的引导，帮助患者正确对待自己的疾病，树立战胜疾病的信心。

5. 其他　在训练及站立行走时，应注意安全，避免跌倒等意外。密切观察残肢病情变化，防止残肢并发症，定期随访。早日协助和训练患者利用健肢完成力所能及的事，促进生活基本自理。休养期间应合理安排作息时间，采用多种方式充实生活内容，使患者能够早日回归社会，同正常人一样学习、工作、生活。

第五节　关节置换术后的康复护理

关节置换术是指用人工关节替代和置换病损或损伤的关节。在国外应用于临床已有几十年历史，目前已被世界各国广泛应用。我国在 20 世纪 60 年代开始应用 Judet 式人工股骨头或采用牙托粉制成的人工股骨头进行关节置换，70 年代开始施行人工全髋关节置换术。人工关节种类繁多，有髋、膝、肘、肩、桡、掌指关节等，其中人工全髋、膝关节置换术已在世界范围内取得较快发展，是骨科最常见的人工关节置换术，其术后康复治疗技术也获得了肯定。

⇒ 案例引导

> **案例**　患者，男，66 岁。有酗酒史，自诉 2 年前左胯部出现疼痛，疼痛逐渐放射至髋部、大腿前侧和膝部。初起为隐痛、钝痛，行走时疼痛，后发展至静息痛，夜间尤甚，左侧卧位时疼痛剧烈。1 年前出现患侧髋关节外展、旋转受限，下蹲不到位等，后发展为下蹲困难、膝关节部分功能受限、间歇性跛行，直至无法行走，于是到医院治疗。经查 X 线发现该患者股骨头形态、结构明显改变，出现大面积不规则塌陷或变平，骨小梁结构变异，髋臼与股骨头间隙消失等。经诊断为股骨头坏死，行全髋关节人工置换术。术后病情稳定，转入康复科继续治疗。
>
> **讨论**　简述该患者的康复护理要点及护理指导。

一、髋关节置换术后的康复护理

（一）概述

1. 概念　髋关节置换术是指用生物相容性和机械性能良好的金属材料制成的一种类似人体骨关节的假体，利用手术方法将人工关节置换被疾病或损伤所破坏的关节面，其目的是切除病灶，清除疼痛，恢复关节的活动与原有的功能。

全髋置换术（total hip replacement，THR）通常需要较长时间卧床和恢复，术后早期康复训练对患者肢体功能的恢复十分重要，直接影响手术的治疗效果和以后的生活质量。

2. 主要功能障碍

（1）疼痛　人工髋关节置换术后的疼痛分为急性疼痛和慢性疼痛两大类。急性疼痛通常是指术后伤口的局部反应；慢性疼痛指疼痛持续时间超过 1 个月，应详细检查，找出原因。

（2）运动障碍　主要表现为髋关节活动受限、关节源性肌萎缩和肌力减退、站立平衡障碍和步行障碍。

（二）康复护理评定

1. 患者全身评估　一般情况，日常生活能力，焦虑和抑郁，生活质量状况。

2. 疼痛的评定　采用 VAS 评定。

3. 运动功能的评定　包括术侧髋关节的 ROM 和肌力，站立位平衡和步态等。

Harris 标准

4. 髋关节的功能评定　可采用 Harris 标准、Charnley 标准及 HSS 髋关节评分。Harris 髋关节评分（Harris hip score，HHS）是髋关节功能评定中最常用的临床评定，用来评定髋关节炎的程度和全髋置换术的效果。

5. X 线评定　是诊断和评定骨水泥固定假体松动的主要依据。

（三）康复护理措施

1. 术前训练

（1）肌肉收缩运动和抬腿运动

1）等长收缩训练　踝关节背屈，绷紧腿部肌肉 10 秒后放松，反复练习。

2）等张收缩训练　做直腿抬高、小范围的屈膝屈髋活动，直腿抬高时要求足跟离床 20cm、空中停顿 5～10 秒后放松。小腿下垂床边的踢腿练习。

（2）体位指导　对患者说明术后为防止假体脱位，应采取正确的体位。髋关节置换术后患侧小角度翻身，两腿间放垫枕，保持患肢外展中立位。

（3）心理康复　鼓励患者增强康复的信心，介绍康复训练的目的、方法及注意事项，使其主动参与功能康复训练。避免术后出现以下两种情况：急于求成，锻炼进度盲目超前并随意活动；过于谨慎，担心活动后致手术失败。应使患者保持良好的心理状态完成康复训练。

（4）指导拐杖使用　准备适合患者的腋杖，拐杖底端配橡胶装置以防止滑倒，对术前能行走者训练其掌握使用方法，练习利用双拐和健腿的支撑站立，在患肢部分或不负重状态下行走。

（5）改善患者一般状况　对于体质较差的患者给予合理饮食，并指导患者进行股四头肌锻炼以增强肌肉力量。

2. 术后第 1 周　康复目标：控制疼痛和出血，减轻水肿，保护创伤部位，防止下肢深静脉血栓和关节粘连，维持 ROM。

（1）减轻疼痛　根据患者具体情况，可选用药物或止痛泵来止痛。

（2）体位摆放　①仰卧位：患侧肢体常规置于髋关节外展中立位，外展 30°位。②健侧卧位：将特制的梯形软枕放于患者双腿之间，注意保持患侧肢体上述体位；患侧髋膝关节伸屈角度为 0°～90°。避免髋内收、屈曲，防止髋脱位。正确的翻身方法：向健侧翻身时，应伸直术侧髋关节，两腿之间夹软枕，防止髋关节内收引起假体脱位，同时伸直同侧上肢以便用手掌托住髋关节后方，防止髋关节后伸外旋引起假体脱位。

（3）呼吸训练　指导患者做深吸气、深呼气和有效的咳嗽、咳痰训练。

（4）踝泵运动和患侧下肢的等长收缩练习　做患侧踝关节主动跖屈与背伸，及股四头肌、腘绳肌、臀大肌、臀中肌的等长收缩练习，使下肢肌肉收缩，挤压深部血管，促进血液循环，预防下肢深静脉血栓形成。

（5）被动运动　协助治疗师予以术侧髋关节的被动运动，维持下肢的 ROM。后外侧入路的患者屈髋度数 15°～30°，后侧入路的患者屈髋度数应小于 10°。

Charnley 标准　HSS 评分标准

⊕ **知识链接**

股骨头坏死

该病是一个病理演变过程，病因主要包括两种：①发生在股骨颈骨折复位不良的愈合，股骨头内的负重骨小梁转向负重区承载应力减低，出现应力损伤，所以坏死总是发生在患者骨折愈合、负重行走之后；②骨组织自身病变，如最常见的慢性乙醇中毒或使用糖皮质激素引起的骨坏死，同时骨组织的再生修复能力障碍。造成骨坏死的原因不消除，修复不完善，损伤-修复的过程继续，导致股骨头结构改变、股骨头塌陷、变形，以及关节炎症和功能障碍等。股骨头坏死固然会引起病痛、关节活动和负重行走功能障碍，但人们不要受"坏"和"死"文字含义恐怖的影响。股骨头坏死病变，毕竟局限，累及个别关节，可以减轻、消退和自愈，即便严重，最后还可以通过人工髋关节置换补救，仍能恢复步行能力。

3. 术后第 2 周　康复目标：改善 ROM，加强患肢在不负重情况下的主动运动，增强肌力。

（1）被动运动　应用 CPM 可改善术侧髋关节的活动度。屈髋度数 45°～60°（后外侧入路）或小于 30°（后侧入路）。

（2）患侧髋、膝屈伸的主动练习　可指导患者在病床上练习，患侧足跟置于一空心圆垫上做患侧下肢的屈伸练习。

（3）床上半坐位　注意屈髋度数。有条件者，可做斜床站立训练。

（4）卧—坐位、坐—站位训练　由治疗师协助，教会和指导患者正确的转移方法。①卧—坐位训练：先将健腿屈曲，臀部向上抬起移动，将健侧下肢移动至床沿，用双肘支撑坐起，屈健腿伸患腿，将患侧下肢移至小腿能自然垂于床边。坐起时膝关节要低于髋关节，上身不要前倾。②坐—站位训练：患者健腿点地，患侧上肢挂拐，下肢触地，利用健腿和双手的支撑力挺髋站立。

（5）负重训练术后的负重问题应与手术医生讨论　一般在拔除引流管后开始负重训练，患者可借助步行器或双拐离床负重，练习床边站立、部分负重和负重行走。

（6）其他　继续第 1 周治疗项目。

4. 术后第 3 周　康复目标：增强肌力，保持 ROM，本体感觉训练，步态训练，提高 ADL。

（1）ROM 练习　指导患者在仰卧位做双下肢空踩自行车动作，1～2 次/天，每次 15～30 分钟。屈髋度数小于 90°（后外侧入路）。

（2）步行训练　配合治疗师指导患者持助行器下地行走。患者站稳后健腿先向前迈进，助行器或拐杖随后前移，患腿随后或同时前迈，挺胸，双目平视前方。有条件者进行减重步行训练。

（3）肌力训练　加强患侧髋、膝关节屈伸活动练习，患侧股四头肌等长收缩、等张收缩，小腿肌肉的抗阻力练习。

（4）改善和提高 ADL　教会患者借助辅助设备独立完成日常的活动，如取物、穿鞋袜、洗澡等。

5. 术后第 4 周～3 个月　康复目标：以增强肌力为主，提高患侧负重能力，加强本体感觉训练和髋关节控制训练，改善步态，防止摔倒。

（1）肌力训练　包括髂腰肌、股四头肌、臀中肌、臀小肌的肌力收缩训练。

（2）髋关节的抗阻力运动训练　术后 2 个月后的患者，可进行髋关节后伸和外展的抗阻训练。在患侧大部分负重站立下主动屈髋，角度要小于 90°。

（3）改善步态，防止摔倒。

（四）康复护理指导

指导患者术前、术后康复注意事项，正确转移训练要点，正确使用助行器、拐杖的方法，术后生活活动注意事项。

1. 术前指导　①术前心理准备，减少对手术的恐惧和精神压力；②重点加强患侧髋外展肌群、股四头肌等长收缩练习，及踝关节和足趾的主动活动；③教会患者如何使用拐杖和助行器进行不负重触地式步行，为术后持拐步行做准备。

2. 饮食指导　多进食富含蛋白（瘦肉、蛋、鱼类）及纤维素的食物和新鲜的蔬菜、水果等。

3. 术后生活活动注意事项　①术后 3 个月内防止髋关节屈曲大于 90°。坐位时不要坐太低的椅子或沙发，正确的坐位方式是保持身体直立，不要前倾或弯腰。加高坐便器座位。②卧位时不要忘记在两腿间放枕头，保持双下肢外展位。6 个月内禁止髋关节内收、内旋。③无论是坐位、站位还是卧位，不要将膝关节靠近对侧膝关节，更不要交叉双腿，让患腿穿过身体的中线，将患腿放在健腿上。④避免下蹲取物。当需要时，可让患者外展下肢下蹲，保持患侧髋关节屈曲不超过 90°。⑤不要使身体前倾穿鞋袜，可以借助特别工具，如长工具手或请他人帮忙。⑥不要在短时间超强度训练，不可以进行慢跑、打球或其他需要髋关节承受反复冲击性负荷或达到极限位置的运动。⑦体型肥胖者应减轻体重或控制体重增加。

二、膝关节置换术后的康复护理

（一）概述

1. 概念 人工全膝关节置换术（total knee replacement，TKR）是指应用人工材料制作的全膝关节结构植入人体以替代病损的自体关节，从而获得膝关节功能。随着手术技术、假体材料和康复技术等的发展，人们逐渐认识到 TKR 的成功主要取决于外科技术、器械、患者的依从性，以及术前与术后的康复护理和治疗。

2. 主要功能障碍

（1）疼痛 人工膝关节置换术后数天会存在伤口的疼痛；如疼痛剧烈和持续，康复护士应及时报告医生，分析原因。

（2）运动障碍 主要表现为膝关节活动受限、肌力减退，站立平衡障碍和步行障碍。

（二）康复护理评定

1. 疼痛的评定 采用 VAS 评定。

2. 运动功能的评定 包括术侧膝关节的 ROM 和肌力，站立位平衡和步态。

3. 膝关节的功能评定 采用 HSS 评分法。

4. X 线评定 了解局部骨质情况及假体位置，包括平台假体的倾斜、髌股关节及胫股关节对合情况。

（三）康复护理措施

1. 术后第 1 周 康复目标：控制疼痛、肿胀，预防感染和血栓形成，促进伤口正常愈合。

（1）减轻疼痛 根据患者具体情况，选用合适的药物止痛；配合理疗，控制疼痛和肿胀。

（2）体位摆放和制动 术后膝关节立即固定在完全伸直位；下肢穿弹力袜，抬高肢体，冰敷患膝，防止水肿。膝后加夹板，敷料加压包扎固定 1～2 天。

（3）ROM 训练 训练时必须注意每种假体屈曲限值。术后第 2 天开始缓慢屈曲术膝训练：①术后几小时即可开始使用 CPM 治疗，以屈曲训练为主；②指导患者仰卧位，患侧足向臀部缓慢滑行屈曲或利用滑板做膝部屈曲训练；③拔除引流管后，开始加大主动活动髌股关节、膝关节主动屈伸和 ROM 训练。患者主动伸膝关节，在控制范围内被动屈曲膝关节。

（4）预防下肢深静脉血栓 踝泵运动和患侧下肢的等长收缩练习，也可使用下肢肢体循环治疗仪促进下肢循环。

（5）肌力训练 被动或者鼓励患者做主动直腿抬高，10～15 次，2～3 次/天。

（6）负重训练 根据手术医生的指导，配合治疗师，给予控制性负重，即部分负重。

2. 术后第 2 周 康复目标：重点加强患侧 ROM 训练，达到 0°～90°；鼓励不负重状态下的主动运动，促进全身体能恢复。

（1）基础治疗 膝 ROM 和肌力练习后，可给予局部冷敷和物理因子治疗。

（2）膝 ROM 训练 膝关节主、被动屈伸，ROM 训练。

（3）肌力训练 继续股四头肌、腘绳肌等长收缩训练，直腿抬高训练。

（4）负重训练 在治疗人员的指导下，扶助行器站立，逐渐增加行走负荷，用双拐或助行器行走。

3. 术后第 3～6 周 康复目标：恢复正常 ROM，使屈膝接近 110°，主动伸膝到 0°；恢复患肢负重能力，加强行走步态训练。

（1）ROM 训练　膝 ROM 训练仍是重点。俯卧位，膝关节主动屈曲训练。

（2）肌力训练　渐进抗阻训练进行终末伸膝训练，15°、60°、90°的直腿抬高训练，主动助力和主动的膝关节屈伸运动训练。

（3）负重训练　术后第 3 周在静态自行车上通过调整座位高度、增加脚踏阻力达到训练目的。最初的步态训练及平衡训练，先在平行杠内进行，将重心逐渐完全转移到术膝，逐渐过渡到扶拐练习。术后 3 周在步行器上进行步态训练，纠正异常步态。3 周后去助行器，使用拐杖行走。增加步行活动及上下楼梯的训练。

4. 术后第 6 周~3 个月　康复目标：继续增强膝 ROM 和肌力练习，加强肌肉功能，改善膝部稳定性、功能性控制和生活自理能力。

（1）ROM 训练　膝关节小弧度屈曲微蹲训练。患者双足并立，然后术侧足向前小弓箭步。使膝关节微屈，再伸直膝关节，接着术侧足收回置于原开始位。

（2）肌力训练　仰卧位、俯卧位、侧卧位下的直腿抬高练习，以增强髋关节肌力，尤其是髋后伸肌和外展肌肌力。

（3）负重训练　逐渐增加步行活动及上下楼梯的训练。当允许完全负重时进行背靠墙滑行练习。

（4）维持性康复训练　患者出院后继续督促进行康复训练，定期复查，直至获得较满意的效果，患者的肌力及 ROM 均达到正常水平。

（四）康复护理指导

1. 引流管的护理　膝关节置换术后，如果放置了引流管，通常在 3 天内拔出。注意引流液性质、颜色、亮度和引流量，如液体浑浊，应做细菌培养。

2. 伤口愈合情况　伤口不愈合的常见原因是局部激发感染。术后早期伤口的无菌消毒、保持干燥都十分重要，若有感染征兆，应及时处理。

3. ROM　每种假体都有屈曲限值，康复护士应详细告知患者，在 ROM 训练和日常生活中注意不要超过该限值。

4. 负重训练　负重的时间和负重的量应与外科医生讨论后确定。术后允许立即负重，也可以选择保护性负重，以保护骨折处的愈合或非骨水泥固定假体的骨质等组织的长入。

5. 饮食指导　多进食富含蛋白（瘦肉、蛋、鱼类）及纤维素的食物和新鲜的蔬菜、水果等。

目标检测

答案解析

【A1 型题】

1. 超短波治疗臂丛神经损伤电极的正确放置是 （　　）

    A. 对置法   B. 并置法   C. 单极法

    D. 交叉法   E. 体腔法

2. 颈椎病的临床分型不包括 （　　）

    A. 颈型   B. 神经根型   C. 关节功能紊乱型

    D. 椎动脉型   E. 交感神经型

3. 膝关节置换术后（　　）内可进行恢复正常 ROM 的训练

    A. 1~2 周   B. 2~4 周   C. 3~6 周

D. 7 ~ 8 周　　　　　　　　E. 8 ~ 10 周

4. 关于骨折早期的康复护理措施，正确的是（　　）

　　A. 固定部位可进行等长收缩训练　　　　B. 非固定部位无须行康复训练

　　C. 由于石膏固定无法进行康复训练　　　　D. 固定部位可早期行抗阻肌力训练

　　E. 患肢严格制动

5. 关于患者全髋关节置换术后早期康复的叙述，错误的是（　　）

　　A. 进行运动治疗可以改善关节软骨的营养供应

　　B. 早期应该避免患肢"跷二郎腿"的动作

　　C. 早期应该进行股四头肌等长训练

　　D. 早期应该进行关节活动度训练

　　E. 早期应该避免患肢屈曲内收的体位

6. 石膏固定部位的肌群在骨折复位稳定后，可开始等长收缩练习的时间是（　　）

　　A. 1 ~ 2 天　　　　　　　B. 2 ~ 3 天　　　　　　　C. 3 ~ 4 天

　　D. 4 ~ 6 天　　　　　　　E. 5 ~ 7 天

7. 截肢后采取抗阻运动的肌力练习时，适用于肌力评定应在（　　）

　　A. 1 ~ 2 级　　　　　　　B. 2 ~ 3 级　　　　　　　C. 1 级以上

　　D. 2 级以上　　　　　　　E. 3 级以上

8. 髋关节置换术后（　　）内应防止髋关节屈曲大于 90°

　　A. 1 个月　　　　　　　　B. 2 个月　　　　　　　　C. 3 个月

　　D. 2 ~ 3 周　　　　　　　E. 5 ~ 7 周

9. 膝关节置换术后（　　）内可进行恢复正常 ROM 的训练

　　A. 1 ~ 2 周　　　　　　　B. 2 ~ 4 周　　　　　　　C. 3 ~ 6 周

　　D. 7 ~ 8 周　　　　　　　E. 8 ~ 10 周

10. 骨折后肉芽组织修复期一般是指（　　）

　　A. 伤后 2 ~ 3 周　　　　　B. 伤后 4 ~ 5 周　　　　　C. 伤后 5 ~ 6 周

　　D. 伤后 8 ~ 12 周　　　　　E. 伤后 12 ~ 16 周

【A2 型题】

1. 患者，男，48 岁，因"右上肢放射痛伴手指麻木，动作不灵活 3 年"就诊，检查发现颈肩部压痛。神经牵拉试验及压头试验阳性，右上肢桡侧皮肤感觉减退，握力减弱，肌张力减低，最可能的诊断是（　　）

　　A. 交感神经型颈椎病　　　　B. 脊髓型颈椎病　　　　　C. 椎动脉型颈椎病

　　D. 神经根型颈椎病　　　　　E. 混合型颈椎病

2. 患者，女，55 岁，1 个月颈肩痛，并向右手放射，右手拇指痛觉减弱，肱二头肌肌力弱。初步诊断是（　　）

　　A. 颈椎病　　　　　　　　B. 肩周炎　　　　　　　　C. 肩袖综合征

　　D. 臂丛神经炎　　　　　　E. 颈部劳损

3. 某患者近来发现髋膝关节出现疼痛，疼痛性质为"游走性疼痛"，经医院系统检查后，最可能的诊断是（　　）

　　A. 膝关节骨性关节炎　　　　B. 类风湿关节炎　　　　　C. 强直性脊柱炎

D. 肩关节周围炎　　　　　E. 退行性脊柱炎

4. 患者患关节炎，近来病情发展迅速，预后较差，经会诊后建议行外科手术治疗，该患者的关节炎类型最可能是（　　）

A. 膝关节骨性关节炎　　　B. 类风湿关节炎　　　　C. 强直性脊柱炎

D. 肩关节周围炎　　　　　E. 退行性脊柱炎

5. 患儿，男，8岁，从高处摔下致肱骨髁上骨折，伴尺神经损伤，手术治疗后6周。预防肘内、外翻畸形最有效的方法是（　　）

A. 超短波治疗　　　　　　B. 被动运动患指　　　　C. 患手抓握练习

D. 早期石膏或钢针外固定　E. 针灸治疗

6. 患者，女，65岁，反复左髋痛10年，加重伴活动受限3个月，于骨科门诊就诊，医师建议其行手术治疗，换掉髋臼及整个股骨头，则其拟行的手术名称为

A. 人工股骨头置换术　　　B. 人工全髋关节置换术　C. 髋关节表面置换术

D. 人工髋臼置换术　　　　E. 髋关节融合术

7. 患者，60岁，近年来发现膝关节出现疼痛、僵硬。X线结果显示：膝关节骨刺形成，最可能的诊断是（　　）

A. 膝关节骨性关节炎　　　B. 类风湿关节炎　　　　C. 强直性脊柱炎

D. 肩关节周围炎　　　　　E. 退行性脊柱炎

8. 患者因车祸导致股骨干骨折，于今日上午行固定术，术后（　　）内可开始床上屈伸髋、膝关节练习

A. 12～24小时　　　　　　B. 24～48小时　　　　　C. 3天

D. 2～3周　　　　　　　　E. 5～7天

9. 患者，男，45岁，截肢术后3个月，安装假肢后出现残端肿胀，皮肤破溃，最可能的原因是（　　）

A. 残端过短　　　　　　　B. 伤口未愈合　　　　　C. 没有及时安装临时假肢

D. 截肢术后残端没有塑形　E. 残端过长

10. 患者截肢者术后数天，自觉疼痛等症状有减轻，并尝试下床训练，经主管医师查房会诊讨论后，建议其用临时假肢进行训练，此期一般应当是术后（　　）

A. 1～2周　　　　　　　　B. 2～3周　　　　　　　C. 3～4周

D. 4～5周　　　　　　　　E. 5～6周

（王　芳　李长安）

书网融合……

本章小结　　　微课1　　　微课2　　　题库

第六章 内脏疾病的康复护理

第一节　原发性高血压的康复护理 ⓔ微课

PPT

➡ **案例引导**

案例 患者，男，65 岁。因"晨起自觉肢体活动不利"来院就诊。查体：神志清楚，回答切题，体温 36.8℃，脉搏 86 次/分，呼吸 22 次/分，血压 160/100mmHg，空腹血糖 4.2mmol/L，头颅 CT 显示"右侧基底节区脑出血"，双侧瞳孔等大等圆直径 3mm，右侧肢体肌力、肌张力正常，左侧上下肢肌力 3 +，肌张力正常，患者有既往高血压史 20 余年，长期口服苯磺氨氯地平片控制血压。入院诊断：高血压 3 级，极高危组；脑出血。

讨论： 1. 该患者存在哪些功能障碍？

2. 需要采取的康复护理措施及护理指导有哪些？

一、概述

原发性高血压（primary hypertension）是以血压升高为主要临床表现，伴或不伴有多种心血管危险因素的综合征，简称为高血压。在未使用降压药物的情况下，非同日 3 次测量诊室血压，收缩压 ≥140mmHg 和（或）舒张压 ≥90mmHg 称为高血压。收缩压 ≥140mmHg 和舒张压 <90mmHg 为单纯收缩期高血压。患者既往有高血压病史，目前正在使用降压药物，血压虽然低于 140/90mmHg，仍应诊断为高血压。根据血压升高的水平，又进一步将高血压分为 1 级、2 级和 3 级（表 6 – 1）。

表 6 – 1　血压水平分类和定义（2018 年中国高血压防治指南）

分类	收缩压（mmHg）	舒张压（mmHg）
正常血压	<120 和	<80
正常高值	120～139 和（或）	80～89
高血压	≥140 和（或）	≥90
1 级高血压（轻度）	140～159 和（或）	90～99
2 级高血压（中度）	160～179 和（或）	100～109
3 级高血压（重度）	≥180 和（或）	≥110
单纯收缩期高血压	≥140 和	<90

注：当收缩压和舒张压分属于不同级别时，以较高的分级为准。

在我国，高血压是最常见的慢性病之一，患病率逐年上升。脑卒中、冠心病、心力衰竭、左心室肥厚、心房颤动和终末期肾病是高血压主要的并发症，其中脑卒中尤其是出血性脑卒中是我国高血压人群最主要的并发症。高血压是可预防、可控制的疾病，通过控制患者的血压水平，可以显著降低心、脑、肾和血管并发症的发生率，改善患者的生活质量。

二、康复护理评定

（一）危险因素的评估

1. 饮食因素　高钠、低钾膳食是我国大部分高血压患者最主要的危险因素。高血压的患病率、血压的水平与钠盐摄入呈正相关，与钾盐的摄入呈负相关。

超重和肥胖也是高血压的重要危险因素，与高血压患病率呈正相关，腹型肥胖者高血压的患病风险显著增加。一般采用体质指数（BMI）来衡量肥胖程度，即体重（kg）/[身高（m）]^2，正常范围为 20～24kg/m^2。

过量饮酒也是引起高血压的危险因素之一。有研究显示，平均每天摄入乙醇大于 36g，收缩压与舒张压分别平均升高 3.5mmHg 和 2.1mmHg，而且血压上升幅度随着饮酒量的增加而增大。

2. 精神因素　长期精神紧张也是高血压的危险因素之一。精神紧张可激活交感神经从而使血压升高。精神紧张者发生高血压的风险是正常人群的 1.18 倍。

3. 遗传因素　大量的临床研究显示，高血压与遗传因素有关。如果父母均患有高血压，子女今后患高血压的比例增高。女性在更年期前，患高血压的比例略低于男性；更年期后患病率与男性无明显差异，甚至高于男性。

4. 其他因素　高血压的其他危险因素还包括年龄、缺乏体力活动、糖尿病、血脂异常等。

（二）测量血压

1. 血压测量的方法　血压测量是评估血压水平，诊断高血压及观察降压效果的根本手段和方法。在临床和人群防治工作中，主要采用诊室血压测量、家庭血压监测和动态血压监测的方法。

（1）诊室血压测量　由医护人员在标准条件下按统一规范进行测量，是目前诊断高血压、进行血压水平分级以及观察降压疗效的常用方法。

（2）家庭血压监测 [home（self）blood pressure monitoring, HBPM]　由被测量者自我完成，也可由家庭成员协助完成，又称自测血压或家庭血压测量。HBPM 可用于评估数日、数周、数月甚至数年的降压治疗效果和长时血压变异，辅助调整治疗方案。

（3）动态血压监测（ambulatory blood pressure monitoring, ABPM）　使用自动血压测量仪器，24 小时内进行多次测量，避免"白大衣"效应。ABPM 可以测量睡眠期间血压，观察血压异常的节律与变异，评估降压疗效，有助于鉴别"白大衣"高血压和发现隐蔽性高血压。

2. 血压测量的步骤

（1）患者应至少安静休息 5 分钟后再测量血压，测量时上臂应与心脏保持同一水平。

（2）使用通过国际标准方案认证（ESH、BHS 和 AAMI）的上臂式医用电子血压计或定期校准的水银柱血压计。使用标准规格的袖带（气囊长 22～26cm、宽 12cm），肥胖者或臂围 >32cm 应使用大规格气囊袖带。

（3）首诊时应测量两上臂血压，以血压读数较高的一侧作为测量的上臂。

（4）使用水银柱血压计测量血压，需快速充气，使气囊内压力在桡动脉搏动消失后再升高 30mmHg，然后以 2mmHg/s 的速度缓慢放气，获得收缩压读数后，再加快放气的速度。心率缓慢者，放气速率应更慢些。

（5）以科罗特科夫音第 I 时相（第一音）和第 V 时相（消失音）水银柱凸面的垂直高度确定收缩压和舒张压的值。间隔 1～2 分钟再测量一次，取 2 次读数的平均值记录。如果 2 次读数相差 5mmHg 以上，应再次测量，取 3 次读数的平均值记录。12 岁以下儿童、妊娠妇女、严重贫血、甲状腺功能亢进、主动脉瓣关闭不全及科罗特科夫音不消失者，取科罗特科夫音第 IV 时相（变音）为舒张压读数。读取血压数值时，末位数值只能是 0、2、4、6、8，不能出现 1、3、5、7、9，并注意避免末位数偏好。

（6）老年人、糖尿病患者及出现体位性低血压情况者，应加测站立位血压。心房颤动患者测量血压时，往往有较长时间的柯氏音听诊间隙，需要多次测量取均值。

（7）在测量血压的同时，应测定脉率。

（三）实验室检查

1. 基本项目　血生化（血钾、血钠、空腹血糖、血脂、尿酸和肌酐）、血常规、尿液分析（尿蛋白、尿糖和尿沉渣镜检）、心电图等。

2. 推荐项目　超声心动图、颈动脉超声、口服葡萄糖耐量试验、糖化血红蛋白、血高敏 C 反应蛋白、尿白蛋白/肌酐比值、尿蛋白定量、眼底、胸部 X 线摄片、脉搏波传导速度（PWV）以及踝臂血压指数（ABI）等。

3. 选择项目　血同型半胱氨酸。对怀疑继发性高血压患者，根据需要可以选择以下检查项目：血浆肾素活性或肾素浓度、血和尿醛固酮、血和尿皮质醇、血游离甲氧基肾上腺素及甲氧基去甲肾上腺素、血或尿儿茶酚胺、肾动脉超声和造影、肾和肾上腺超声、CT 或 MRI、肾上腺静脉采血以及睡眠呼吸监测等。对有并发症的高血压患者，进行相应的眼底、心功能、肾功能和认知功能等检查。

三、康复护理措施

高血压患者的康复护理目标是通过改变患者不良的生活方式，有效地协助控制血压，减少药物对靶器官的损害；干预引发高血压的危险因素，最大限度地降低并发症和死亡的发生率；改善和提高机体的活动能力和生活质量。

（一）运动疗法

1. 有氧训练　可以降低外周血管阻力，减少药物用量，改善心血管的并发症或延缓并发症的出现。在方法上，强调中小强度、较长时间、大肌群的训练，不宜进行高强度的运动。常用的方式有步行、骑车、游泳等，强度一般为 60%～70% HR_{max} 或 40%～60% VO_{2max}。

2. 循环抗阻运动　在一定范围内，中小强度的抗阻运动可以产生良好的降压作用。一般采用循环抗阻训练，即相当于以 40% 的最大一次收缩力作为运动强度，做大肌群的抗阻收缩。每 10～30 秒收缩 8～15 次为一节，各节运动间休息 15～30 秒，每 10～15 节为一个循环。每次训练 1～2 个循环，每周

3 ~ 5 次，8 ~ 12 周为一个周期。

3. 太极拳　动作柔和，姿势放松，意念集中，可以放松身心，达到降压的效果。

（二）改变生活方式

1. 合理膳食　高血压患者应限制钠的摄入，每天钠盐的摄入小于 5g，包括酱油等调味品；增加含钾食物的摄入；适量补充奶制品、水产品、蛋类、禽类等优质蛋白。

2. 戒烟限酒　男性乙醇摄入量 < 25g/ 天，女性 < 15g/ 天。戒烟。

3. 控制体重　控制高热量食物摄入，控制碳水化合物的摄入；增加身体的活动量，减少久坐时间。

4. 减轻精神压力　保持心理平衡。

（三）坚持合理用药

治疗高血压的主要目的是降低心脑血管并发症的发生和死亡风险。长期坚持生活方式的干预和药物治疗，对保持血压长期稳定至关重要。在服药过程中，注意观察血压变化，不得擅自加药、减药或停药。

四、康复护理指导

生活方式干预在任何时候对任何高血压患者都是合理、有效的治疗方式，改变不良的生活方式对降低血压和预防心血管并发症有肯定作用。对于疑似或诊断为高血压的患者，医务人员应为其提供健康教育，指导患者改善生活方式并定期随访，促进患者做好自我管理。

1. 饮食指导

（1）限制钠盐的摄入　钠盐可显著升高血压，适度减少钠盐摄入可有效降低血压。高血压患者应减少烹调用盐及含钠高的调味品，少吃或不吃酱菜和腌制食品，每天控制钠盐的摄入在 5g 以下。

（2）增加钾盐的摄入　可降低血压。高血压患者应增加新鲜蔬菜、水果和豆类等含钾食物的摄入。

（3）合理膳食　高血压患者的饮食应以水果、蔬菜、低脂奶制品、富含食用纤维的全谷物、植物来源的蛋白质为主，控制热量摄入，减少饱和脂肪和胆固醇摄入。

2. 戒烟限酒　过量饮酒显著增加高血压的发病风险，酗酒的高血压患者脑卒中的发生率是不饮酒者的 3 倍，经常饮酒还可以影响高血压患者服用降压药物的效果。戒酒后，不仅血压可以下降，药物治疗的效果也会大大提高。

吸烟可损害血管内皮，显著增加高血压患者发生动脉粥样硬化的风险。戒烟可降低高血压患者发生心血管疾病的风险。

3. 运动指导　积极参与康复治疗，采用合适的运动方式和强度，可以稳定控制血压、制止和逆转高血压对靶器官的损害、预防并发症的发生。

4. 控制体重　是降低血压的重要措施。高血压患者在保证膳食平衡的基础上，应减少每日总热量的摄入，进行规律的中等强度的有氧运动，减少久坐时间。此外，还可以通过建立节食意识、制订用餐计划等行为疗法，达到减重的目的。

5. 药物指导　高血压患者需在医生的指导下长期、规律地服用降压药物，切忌擅自改药、停药或调整药物用量。

6. 自我管理　通过康复教育，使患者正确认识疾病，了解高血压的危险因素以及改变不良的生活方式的重要性，指导患者学会家庭血压监测的方法，提高自我管理的能力。

⊕ **知识链接**

原发性高血压治疗的生活方式干预

2019 年，英国国家卫生与临床优化研究所（NICE）发布的《成人原发性高血压管理指南》中指出，生活方式干预在高血压治疗中具有重要的地位。对于疑似或诊断为高血压的患者，首先需要为其提供健康教育，采用各种形式指导患者改善生活方式并定期随访。生活方式的改变包括要保持健康的饮食和定期规律的运动、减少乙醇摄入并积极戒烟；不建议过度饮用咖啡和其他富含咖啡因的食品，不建议将钙、镁和钾补充剂作为降压的措施；鼓励患者通过减少钠盐或使用无钠盐来降低食物中钠的摄入量，从而控制血压的升高。对于 2 级及以上的高血压患者，除了提供生活方式干预外，也应该在改善生活方式的同时给予降压药物治疗。

第二节 冠心病的康复护理

PPT

⇒ **案例引导**

案例 患者，男，60 岁，农民。主诉：间断胸痛胸闷 2 年，加重 5 小时入院。既往有高血压病 8 年，血压 150/90mmHg，糖尿病 5 年，未规律服药治疗。2 年前出现胸痛胸闷，持续约 10 分钟，经休息后缓解。后间断发作，服用硝酸异山梨酯片可缓解。5 小时前再次出现胸痛，较前剧烈，急查心电图示：窦性心律，心率 92 次/分，Ⅱ、Ⅲ、aVF 导联可见 ST 段弓背向上抬高，$V_1 \sim V_3$ 导联呈 rS，心肌酶：CK 497U/L，CKMB 48.8U/L，肌钙蛋白Ⅰ 1.25ng/ml。入院诊断：冠心病急性下壁后壁心肌梗死 KillipⅠ级；2 型糖尿病；高血压 2 级，极高危。

讨论 1. 评估该患者可能出现的主要功能障碍。
2. 对该患者制订各期康复目标及具体康复护理措施。

一、概述

冠心病是冠状动脉粥样硬化性心脏病（coronary atherosclerotic heart disease）的简称。是一种由冠状动脉器质性（动脉粥样硬化或动力性血管痉挛）狭窄或阻塞引起的心肌缺血缺氧（心绞痛）或心肌坏死（心肌梗死）的心脏病，亦称缺血性心脏病。本病发生的危险因素有：年龄和性别（45 岁以上的男性，55 岁以上或者绝经后的女性），家族史（父兄在 55 岁以前，母亲/姐妹在 65 岁前死于心脏病），血脂异常（低密度脂蛋白胆固醇 LDL－C 过高，高密度脂蛋白胆固醇 HDL－C 过低），高血压，糖尿病，吸烟，超重，肥胖，痛风，不运动等。

冠心病患者的康复内容包括康复功能评定，判断疗效与预后，采取综合性的康复训练措施，并进行康复护理指导。冠心病的康复对象为心肌梗死、稳定型心绞痛、隐匿型冠心病、冠状动脉旁路移植术后和经皮冠状动脉腔内成形术后的患者。

冠心病康复的目的是控制心脏症状，减少心肌梗死再发和猝死的危险，稳定或逆转动脉硬化的过程。改善心脏的功能，使患者恢复到最佳生理、心理和职业状态。增强体力，提高生活质量，延长患者的寿命，恢复患者的日常生活活动能力和工作能力。指导职业恢复，促进回归社会。

二、康复护理评定

冠心病的功能评定包括询问病史、体格检查、动态心电图、超声心动图、血压监测、血清酶学检查、冠状动脉造影、心电运动试验、心功能评定、心理评定、日常生活能力及生活质量评定。

1. 健康状况评定

（1）询问病史　年龄、性别、职业、工作环境、家庭状况，家族史、既往史，是否患有高血压、糖尿病、高血脂、吸烟史，吸烟量及持续时间。

（2）体格检查　记录血压、脉搏、尿量、体重、心肌酶变化。

（3）发生心绞痛、心肌梗死的情况　发作的诱因、部位、疼痛性质、强度、持续时间、缓解方式、服药及疗效情况、有无药物不良反应。

2. 心电运动试验　是最常用的评定方法。评定的目的是了解患者的功能状况，制订康复训练方案，调整运动处方，判断预后。在急性心肌梗死患者住院期间和出院前一般采用低水平的运动试验。

（1）平板运动试验　常用 Bruce 方案，将运动分为 7 级，通过增加速度和坡度来增加运动强度。

（2）踏车运动试验　应用功率自行车，通过增加蹬车的阻力加大患者的运动负荷。心电运动试验的禁忌证和应停止试验的指征见第二章第七节。

3. 冠状动脉造影评定冠脉狭窄程度　根据 TIMI 指标分为 0 级：无血流灌注，闭塞血管远端无血流。Ⅰ级：造影剂部分通过，冠状动脉狭窄远端不能完全充盈。Ⅱ级：冠状动脉狭窄远端可完全充盈，但显影慢，造影剂消除也慢。Ⅲ级：冠状动脉远端造影剂完全而且迅速充盈和消除，同正常冠状动脉。

4. 心功能评定、心理评定、日常生活能力及生活质量评定　心功能评定：见第二章第七节心肺功能评定。心理评定：常使用焦虑量表和抑郁量表，了解患者心理状态进行相关的干预及治疗。日常生活能力及生活质量评定详见第二章第三节。

三、康复护理措施

国内外的研究表明康复训练不仅可以改善心血管功能，同时也可以改善体能，提高生活质量，有助于控制冠心病的危险因素，降低冠心病的发病率和死亡率。急性心肌梗死康复分为Ⅲ期，Ⅰ期是发病后住院期间的康复，为急性心肌梗死或急性冠脉综合征，经皮冠状动脉腔内成形术后或冠状动脉分流术后的早期康复阶段，通常为发病 3 天～2 周开始行康复治疗。Ⅱ期是从出院开始至病情稳定期间的康复，时间为发病后 2 周～6 个月。Ⅲ期为院外病情长期稳定状态的康复。

（一）急性心肌梗死 I 期康复护理

康复护理目标是低水平运动试验阴性，可以按正常节奏连续行走 100～200m 或上下 1～2 层楼而无症状，运动能力达到 2～3MET，能够适应家庭生活。通常采用 2 周康复程序。

（1）在心电监护下，绝对卧床休息，协助翻身，口腔护理，床上大小便护理，向家属宣教冠心病知识。

（2）关节被动活动 5 分钟/次，2 次/天，适应重症监护环境，确定康复计划。

（3）抬高床，坐位洗漱进餐，床边便盆，帮助活动大肌群，2 次/天，答复患者和家属的有关康复的问题。

（4）床上坐位 5 分钟/次，2 次/天，活动大肌群，2 次/天，每日听音乐，介绍冠心病康复知识。

（5）床边坐位洗漱进餐，10 分钟/次，2 次/天，自己做大关节主动活动 2 次/天，5 回/次，介绍冠心病的发病机制和康复。

（6）坐椅子 30 分钟，自己做各个关节的主动活动，躯干侧屈活动，2 次/天，5 回/次，回答患者和家属的问题，讲解康复的意义。

（7）站立活动 10 分钟/次，2 次/天，向患者和家属介绍康复宣传资料。

（8）站立活动，床边走动指导患者数脉搏。

（9）监测下室内自由走动，10～15m，准备转出重症监护室，熟悉康复环境。

（10）室外走廊步行 50m，2 次/天，转出重症监护室，观看电视宣教冠心病的康复。

（11）走廊步行 100m，上楼梯 4～8 阶梯，进行冠心病的预防教育。

（12）步行 200m，2 次/天，上楼 10～12 阶梯或无负荷踏车 5～10 分钟，指导戒烟等生活教育。

（13）步行 150m，2 次/天，上楼梯 12～14 阶梯或无负荷踏车 5～10 分钟，介绍运动疗法及运动处方的应用。

（14）肢体负重 1kg 上楼 14～15 阶梯或踏车 15～20 分钟，步行 200m，2 次/天，指导低水平运动试验。

此期康复治疗的禁忌证：不稳定型心绞痛，严重心律失常，心力衰竭，合并肺栓塞等。

注意事项：本期康复活动是要密切监护运动前、中、后的症状，心率，血压等。活动后如出现心前区不适、心悸、气短、活动后心率 >130 次/分、血压 >200/110mmHg 应暂停康复活动。

⊕ **知识链接**

冠心病与有氧运动

有氧运动是冠心病患者康复计划的基石，可提高心肌利用氧的能力，降低心肌耗氧。坚持有规律的运动可提高冠心病患者的生活质量、降低发病率和死亡率。指导患者根据自身需要、兴趣和功能状态，选择适宜的运动种类，如散步、打太极拳、练八段锦、慢跑等。注意运动强度、频率及时间，遵循有序、有度、有恒的原则。运动时间应避开心肌梗死高峰期，最好在下午或傍晚，运动频率通常每周 3～5 次，每次 10～60 分钟或行间歇运动，运动强度一般为 50%～70% 最大心率（HR_{max}）或 40%～60% 最大吸氧量或以不感到疲劳为度。不进行过于剧烈的运动，饭前及饭后不要立即运动，雾霾天、闷热或寒冷天气应减少活动或暂停运动。若运动中出现胸闷、胸痛、极度疲乏应立即停止并求助于医生。

（二）急性心肌梗死 Ⅱ 期康复护理

此期是恢复期，康复目标是使患者适应出院后的生活，恢复一般日常生活活动能力，恢复心脏功能和体力，保持信心，安定情绪，提高生活质量和适应社会的能力。开始阶段在医生监护、指导下步行和踏车活动，以后逐渐在自我监测下进行室外散步、医疗体操、太极拳、八段锦等运动，在门诊或家庭完成康复活动，可以做一些力所能及的家务活动，如厨房工作、园艺工作等。注意要循序渐进，避免因过分用力而出现气喘和疲劳症状。活动强度为 40%～50% 最大心率（HR_{max}），活动时主观用力计分不超过 13～15 分钟。注意如出现身体不适，应停止运动并及时就诊。患者应学会自我监测心率，每次运动后数脉搏 10 秒乘以 6。在病后 6～8 周可以做症状限制性运动试验，心脏功能达到 6 个 MET 水平，患者可以恢复中等体力劳动的工作。低于 2 个 MET 的患者不能恢复工作。

⊕ **知识链接** ----------------------------------

冠心病的自我监护指南

监护指标	解释
合适的穿着	鞋子舒适，衣服宽松，根据环境温度决定厚薄
遵从活动阶段指南	遵从康复医师制订的活动程度指南，遵从自我感觉程度指南
遵从运动指南	5～10 分钟低强度的热身训练，20～30 分钟合适强度的训练，5～10 分钟低强度整理活动的训练
不良反应停止训练	心脏症状：胸痛、呼吸困难、头晕。一般症状：关节疼痛、运动所致的晕厥
生病时不训练	疾病痊愈 2 天后才训练
恶劣环境不训练	避免特别寒冷的环境，穿暖和衣服，戴面罩，冬天在室内运动 避免特别炎热的和潮湿的环境
吃饭后不训练	饭后 2 小时训练

（三）急性心肌梗死Ⅲ期康复护理

此期康复目标是增加心血管功能，巩固Ⅱ期的康复效果，保持健康的生活方式，恢复病前的工作。

1. 运动方式 以有氧训练为基本方法，可以在康复中心或社区内完成，有氧耐力训练的目的是提高机体心肺功能，调节代谢，改善运动时有氧供能能力。其特点是身体的大肌群参与、训练强度较低、持续时间较长、运动的形式有规律性。这类运动通常包括散步、慢跑、踏车、上下楼梯、登山、游泳、滑雪、划船、球类运动等。运动训练要按照运动处方进行。

2. 运动类型 应该根据患者的病情、体力、康复目标、运动习惯、监护条件及训练场地的环境和条件等因素来选择运动类型。根据自身需要、兴趣和功能状态，选择适宜的运动种类，如打拳、练气功、慢跑等。

3. 运动强度、频率及时间 应该遵循有序、有度、有恒的原则，运动时间应避开心肌梗死高峰期，最好在下午或傍晚，运动频率通常每周 3～5 次，每次 10～60 分钟或行间歇运动，运动强度一般为 50%～70% 最大心率或 40%～60% 最大吸氧量或以不感到疲劳为度。不进行暴发性或过于剧烈的运动；饭前饭后不要立即运动，阴天、闷热或寒冷天气应减少活动或暂停运动。若运动中出现胸闷、胸痛、极度疲乏应立即停止并求助于医生。改善肌力和耐力，可以进行散步、骑自行车、游泳、登山、医疗体操等。运动前做 5～10 分钟的热身运动，运动结束做放松运动。

注意事项：进行运动时要考虑患者的年龄、体力状况、个人爱好和社会环境，运动量以运动后不引起持续的疲劳感和不适感为宜。要循序渐进，既要注重康复效果，又要注意安全。

冠状动脉旁路移植术后和经皮冠状动脉腔内成形术后康复可参照急性心肌梗死的康复程序。需要根据病情恢复情况及时调整康复方案。

四、康复护理指导

1. 规律服药指导 指导患者遵医嘱按时服药，出院后不要随意减药和停药，要继续坚持服药维持药效。如果自行减药和停药，有可能使病情加重或出现反复。药不离身，外出时身上应带急救药物，制作安全卡随身携带，卡上写明姓名、住址、电话、疾病诊断、显效药物名称及随身放置部位等内容，以备心脏病突发时尽快得到救治。宣传冠心病的知识如危险因素、发病机制、发展过程，急性发病的预防措施。

2. 并发症控制指导 冠心病患者调脂治疗的目标值：LDL－C < 1.8mmol/L。血压管理：指导患者在家庭自我监测血压并极力使血压长期稳定在目标值 < 130/80mmHg。伴有糖尿病的血糖管理，控制目

标 HbA1C <6.5%。

3. 有氧运动指导　提倡冠心病患者适量运动，运动时间在上午和下午可户外散步、慢跑、骑自行车、打太极拳、八段锦等有氧运动。避免在餐后立即活动，应在餐后半小时活动。不主张在清晨做大运动量的活动，因为有可能诱发冠心病不良事件发作。保持乐观积极的心态对于冠心病恢复有益。

4. 良好的生活方式指导　饮食要低盐，每天食盐量不超过 6g，低脂肪饮食，脂肪占总热量的 25%~30%，保持正常体重，避免超重防止肥胖，体重过重易产生高血脂，冠心病患者肥胖型的发病率较瘦小型高 5 倍。指导患者饮食要清淡而富有营养，低脂、低胆固醇、低糖、高维生素、高植物蛋白、高纤维素食物，尽量食用植物油；多吃蛋白质丰富且胆固醇低的食品，如牛奶、瘦肉、鱼类、豆制品等；粗粮高纤维素粮食，保持大便通畅。多吃富含粗纤维的杂粮，如燕麦、荞麦、玉米等。增加蔬菜摄入，多食新鲜水果和蔬菜，常吃香菇、洋葱、木耳、海带等。量的控制：冠心病患者应该养成饮食的规律性，一般主张不可过饱、少量多餐、八成饱为宜。据报道，6% 以上的冠心病患者因饱餐而诱发急性心肌梗死，甚至猝死。因为进食过饱，加剧心肌的缺血、缺氧。居住环境保持通风温暖，规律起居休息，保证睡眠质量。戒烟限酒，吸烟能引起微血管收缩，诱发心绞痛、心肌梗死和猝死。

5. 心理指导　心理护理本身就是一种治疗措施。冠心病病程长，且发作具有突然性和紧迫性，多数患者有不同程度的恐惧、焦虑和抑郁等心理障碍，直接影响疾病的控制和康复。所以护士应主动与患者沟通耐心倾听其主诉，了解患者的心理需求，恰当地运用支持、鼓励、抚慰等手段，给予患者心理疏导，告诉患者躯体和心理的放松可以减少焦虑、愤怒。引导患者以积极的态度和良好的情绪对待疾病，树立战胜疾病的信心和勇气。

知识链接

冠心病心脏康复运动危险分层

危险分层	分层标准	
	平板运动实验依据	其他临床依据
低危（每一项均存在者）	运动中和恢复期无复杂室性心律失常 运动中和恢复期无心绞痛或其他明显症状，如明显气短、头晕、虚弱等 运动中和恢复期的血流动力学反应正常（如随运动负荷的增减，有适当的血压与心率的变化） 功能贮量≥7MET	无心力衰竭 静息 LVEF≥50% 无心肌梗死并发症或进行血管重建后 静息时无复杂的室性心律失常 无心肌梗死后/血管重建后的缺血症状与体征 无临床抑郁
中危（存在任何一项者）	高水平运动时（≥7MET），出现心绞痛或其他明显症状，如明显气短、头晕、虚弱等 运动中和恢复期有轻中度无症状的心肌缺血表现（ST 段下移<2mm） 功能贮量<5MET	静息 LVEF 40%~49%
高危（存在任何一项者）	运动中和恢复期有复杂室性心律失常 低水平运动时（<5MET）或恢复期出现心绞痛或其他明显症状，如明显气短、头晕、虚弱等 运动中和恢复期有严重的无症状的心肌缺血表现（ST 段下移>2mm） 运动中和恢复期的血流动力学反应异常（如随运动负荷增加，收缩压不升高或下降，心率变时性不适当，严重的运动后低血压）	静息 LVEF<40% 有心搏骤停或猝死的病史 静息时有复杂的心律失常 有复杂的心肌梗死病史或血管重建的过程 存在心力衰竭 存在心肌梗死后/血管重建后的缺血症状与体征 存在临床抑郁

注：MET：代谢当量，可用于表示运动强度、作业强度；LVEF：左心室射血分数。

第三节 PTCA 或支架术后的康复护理

一、概述

经皮腔内冠状动脉成形术（percutaneous transluminal coronary angioplasty，PTCA）和冠状动脉内支架植入术是治疗冠心病的主要手段，它可以改善心肌再灌注的表现。

冠心病主要病因是冠状动脉粥样硬化，危险因素有高血压、高血糖、高血脂、肥胖、高盐摄入、缺少运动、吸烟、精神因素和遗传等。

PTCA 已成为治疗冠心病的重要方法，但手术后发生再狭窄和心肌缺血影响其远期疗效。

国内外研究表明，康复可延缓动脉粥样硬化进程，预防再狭窄，改善心功能，提高生活质量。

规律康复运动者发生冠状动脉再狭窄的程度低于不运动者。国内实验研究和临床观察均表明了康复医学对冠状动脉再通有重要意义。

二、康复护理评定

（1）冠状动脉造影 评估术前、术后冠状动脉病变程度。

（2）心功能分级 整体一般状况评定。

（3）心肺运动试验评定 根据评定结果，制订康复计划。

三、康复护理措施

通过科学规律的运动，改善心血管疾病的症状，提高心肌灌注，降低病死率；康复运动可以降低血脂，抑制炎症反应，进而延缓冠状动脉粥样硬化进展；可参与抑制血管内膜增生，预防冠脉再狭窄的发生；增强心肌收缩力，降低后负荷，改善心功能；提高患者的心肌最大耗氧量，提高运动耐力，改善生活质量，有利于心脏的康复。

（一）早期康复护理

1. 术后当天 卧床休息，协助转身，被动活动非术侧肢体，教患者深呼吸，用沙袋压迫穿刺部位 4～6 小时，术侧肢体制动 12 小时；逐渐过渡到床上坐位或半卧位，协助完成梳洗、饮食。晚些时候可以协助患者下床稍坐，再慢慢过渡到床边站立 5～10 分钟，主动活动肢体和关节。

2. 术后 1～6 天 术后第 1 天下床在床边活动，第 2 天可以在室内步行 20～50m，第 3 天在室内走廊步行 70～100m，第 4 天步行 200～300m 或者上下一层楼梯，第 5～6 天步行 400～500m 或者上下两层楼梯。协助或自行下床大小便、擦身、穿衣；可适当进行室外活动。

早期康复护理前要评估患者的危险因素，遵循个体化、循序渐进的原则。在进行术后康复活动时，需实施医学监测，包括患者的血压、脉搏、血氧饱和度、心理情况及心电图的变化，以保证安全。

（二）心电遥测监测

PTCA 术、冠状动脉内支架植入术后进行床上、床边康复训练应在监护下完成，及时观察心电图变化，有无心律失常。在步行训练时，需用心电遥测系统监测，在遥测范围内运动。

（三）训练观察护理

在运动训练前、中、后测心率，血压，血氧饱和度，做好记录。在运动前先教会患者做热身运动，在运动快结束时完成整理运动。在康复治疗室准备抢救车、氧气、除颤仪等。术后按时监测患者的血流动力学参数。

（四）心理康复护理

PTCA 术后部分患者由于各种原因，会出现焦虑、抑郁情绪。护理人员应该具备共情能力，学会倾听，关心、体贴患者。运用焦虑量表或抑郁量表对患者进行心理状况的评估，提供心理咨询，必要时请心理科医生进行心理治疗。患者术后会应用肝素抗凝治疗，穿刺点有出血并发生血肿的可能，所以患者常因此而恐惧，害怕出血而不愿意进行康复运动。大多数患者在术后几天内卧床休息。部分患者由于患肢制动时间过长，精神紧张，思想压力大，从而导致躯体不适，出现腰部酸痛、尿潴留及周身不适等症状。长时间卧床还易引起静脉血栓栓塞和焦虑情绪。做好患者心理康复护理，鼓励患者尽早进行康复训练。有助于改善患者心功能，提高冠状动脉血流，预防冠状动脉再狭窄的发生，减少复发，提高患者的生活质量。

（五）术后并发症的预防及康复护理

并发症根据其性质分为冠状动脉并发症和非冠状动脉并发症。冠状动脉并发症包括冠状动脉痉挛、急性闭塞、夹层、穿孔、破裂、血栓形成等。

1. 心律失常的预防及护理 术后严密监测心电图，严重心律不齐会导致 PTCA 术后死亡，持续心电监护对于预防和早期及时发现并发症有重要作用。严密观察有无频发期前收缩、房室传导阻滞、室性心动过速、心室颤动等；有无心肌缺血性改变及心肌再梗死的表现。

2. 急性血管闭塞的预防护理 急性血管闭塞是最常见、最严重的并发症，临床表现为血压下降，心绞痛或心电图 ST 段改变等，一旦患者出现上述症状，应立即报告医生处理。PTCA 术后易发生低血压，观察血压动态变化。严密观察心绞痛症状和心电图表现，血栓脱落造成的周围血管栓塞常会出现神志及瞳孔改变或不明原因的相关部位剧烈疼痛。

3. 出血的预防护理 为防止血栓形成，术后规范进行抗凝治疗，术后常规应用肝素抗凝。肝素过量会引起出血。加强抗凝治疗的护理：①严密监测凝血酶原时间，如有异常应及时处理；②观察有无穿刺部位出血或活动性血肿形成，如牙龈出血、皮肤瘀点、输液穿刺部位瘀斑等低凝状态的表现；③观察血压、大便颜色、尿液颜色，意识状态、瞳孔等的改变，及时发现出血并发症，采取有效的治疗措施。

四、康复护理指导

1. 运动康复指导 患肢平伸制动 12 小时，鼓励早期康复运动。根据个人的性别、年龄、运动生活习惯制订运动处方，运动处方分为热身期、锻炼期、整理运动期三个阶段，包括运动类型、运动强度、持续时间、频率等的制订。出院前协助制订家庭康复计划，按时复诊。出院后继续坚持康复运动。指导患者掌握运动中的注意事项，运动中一旦出现头晕、心悸等不适症状应暂停运动。

2. 心理康复护理指导 在不同阶段进行心理评估及干预，教会患者学会放松疗法，开展有效的心理咨询，消除其顾虑。进行回归工作的指导，增加患者重返社会的信心。

3. 指导掌握冠心病的诱发因素 指导患者戒烟戒酒，了解控制高血压、肥胖、高血脂、糖尿病的重要性；减少并发症的发生，提高生存质量。

4. 饮食指导 告知患者术后多饮水以利于造影剂的排泄。指导患者饮食清淡，食用低盐、低糖、低脂、高植物蛋白、高维生素、高纤维素的食物，控制体重。

5. 用药指导 告知患者遵医嘱按时服药，知晓所用药物的使用方法、作用、副作用及注意事项；教会患者自测脉搏的方法。

第四节　慢性阻塞性肺疾病的康复护理

PPT

⇒ 案例引导

　　案例　患者，男，78岁。咳嗽、咳痰伴喘憋20年，加重7天入院。查体：体温37.6℃，脉搏96次/分，呼吸22次/分，血压165/90mmHg，神志清楚，口唇发绀，颈静脉怒张，桶状胸，双肺叩诊呈过清音，两肺可闻及中小水泡音。心率96次/分，律齐。血常规报告：白细胞11×10^9/L，中性粒细胞76%。血气分析示：PaO_2 45mmHg，$PaCO_2$ 60mmHg；肺功能检查示：FEV_1/FVC为50%；FEV_1占预计值40%。X线胸片示：双肺纹理增粗紊乱。入院诊断：慢性阻塞性肺气肿；肺部感染；高血压2级。

　　讨论：1. 评估该患者的呼吸功能障碍程度。

　　　　　　2. 简述该患者需要采取的康复措施及护理指导内容。

一、概述

　　慢性阻塞性肺疾病（chronic obstructive pulmonary disease，COPD）是一种以持续性气流受限为特征的，可预防可治疗的慢性呼吸系统常见病。COPD确切的病因尚未清楚，目前认为本病的发生与吸烟、空气污染、吸入职业粉尘和化学物质、感染、遗传因素、年龄等有关。其气流受限多呈进行性发展，与气道和肺组织对烟草和烟雾等有害气体或有害颗粒的慢性炎症反应增强有关。

　　COPD主要的临床表现为慢性咳嗽、咳痰、胸闷、气短，严重者可出现呼吸困难、喘息、体重下降、精神焦虑、抑郁等。流行病学调查表明，COPD是全球第三大死因，其发病率和死亡率有逐年升高的趋势，COPD患者应进行长期和规范化的防治。

二、康复护理评定

（一）肺功能检查

　　肺功能检查是COPD诊断的"金标准"，也是评价COPD的严重程度、监测疾病进展情况、预后及治疗反应评估中最常用的指标。COPD的肺功能检查除了常规的肺通气功能检测如FEV_1、FEV_1/FVC%以外，还包括肺容量和肺弥散功能测定等。

　　（1）第一秒用力呼气量占用力肺活量百分比（FEV_1/FVC%）是评价气流受限的一项敏感指标。第一秒用力呼气量占预计值的百分比（FEV_1/预计值%），是用来评价COPD气流受限的严重程度的指标，其变异性小，易于操作。吸入支气管扩张药后FEV_1/FVC%<70%及FEV_1<80%预计值者，可确定为不完全可逆的气流受限，这是诊断COPD的必备条件。

　　（2）肺总量（TLC）、功能残气量（FRC）和残气量（RV）增高，肺活量（VC）减低，表明肺过度充气。由于TLC增加不及RV增高程度大，故RV/TLC增高。

　　（3）一氧化碳弥散量（DLCO）及DLCO与肺泡通气量比值（DLCO/VA）下降，该项指标供诊断参考。

（二）呼吸功能障碍评定

1. 功能性呼吸困难分度（表6-2）

表6-2　改良版英国医学研究委员会呼吸问卷

呼吸困难评价等级	呼吸困难严重程度
0级	只有在剧烈活动时感到呼吸困难
1级	在平地快步行走或步行爬小坡时出现气短
2级	由于气短，平地行走时比同龄人慢或需要停下来休息
3级	在平地行走约100m或数分钟后需要停下来喘气
4级	因为严重呼吸困难而不能离开家，或在穿脱衣服时出现呼吸困难

2. 日常生活能力评定　见第二章第三节。

3. 肺功能分级（表6-3）

表6-3　COPD患者气流受限严重程度的肺功能分级

分级	严重程度	肺功能（基于使用支气管舒张剂后FEV_1）
GOLD 1级	轻度	FEV_1占预计值%≥80%
GOLD 2级	中度	50%≤FEV_1占预计值%<80%
GOLD 3级	重度	30%≤FEV_1占预计值%<50%
GOLD 4级	极重度	FEV_1占预计值%<30%

注：基本条件为使用支气管舒张剂后$FEV_1/FVC<70\%$。

（1）GOLD 1级　轻度气流受限（FEV_1占预计值%≥80%），通常可伴有或不伴有咳嗽、咳痰。此时患者本人可能还没认识到自己的肺功能是异常的。

（2）GOLD 2级　气流受限进一步恶化（50%≤FEV_1占预计值%<80%）并有症状进展和气短，运动后气短更为明显。此时，由于呼吸困难或疾病的加重，患者常去医院就诊。

（3）GOLD 3级　气流受限进一步恶化（30%≤FEV_1占预计值%<50%），气短加剧，并且反复出现急性加重，影响患者的生活质量。

（4）GOLD 4级　严重的气流受限（FEV_1占预计值<30%）。此时，患者的生活质量明显下降，如果出现急性加重则可能有生命危险。

4. 肺功能的典型改变（表6-4）

表6-4　COPD时肺功能的典型改变

损害	慢性阻塞性肺疾病				
	无	轻度	中度	严重	非常严重
VC（推断%）	>80	>80	>80	↓	↓↓
$FEV_1/FVC\%$	>75	60~75	40~60	<40	<40
MVV（推断%）	>80	65~80	45~65	30~45	<30
RV（推断%）	80~120	120~150	150~175	>200	>200
DLCO	N	N	N	↓	↓↓
PaO_2	N	↓E	↓	↓	↓↓
$PaCO_2$	N	N	↓	↑E	↑R
呼吸困难严重性	0	+	2+	3+	4+

注：N：正常；R：静息时；E：活动时；PaO_2：动脉氧分压；$PaCO_2$：动脉二氧化碳分压。

（三）运动功能评定

1. 运动负荷试验　通过活动平板或功率自行车进行运动试验获得最大吸氧量（VO_{2max}）、最大心率、最大代谢当量（METs）值、运动时间等相关量化指标来评估患者的运动能力。

2. 计时步行距离　对于不能进行活动平板运动试验的患者，可行 6 分钟或 12 分钟行走距离测定，判断患者的运动能力及运动中发生低氧血症的可能性。

三、康复护理措施

COPD 的康复护理目标是改善临床症状，保持呼吸道通畅，预防和治疗并发症，缩短住院时间；改善胸廓活动，建立生理性呼吸模式，尽可能恢复有效的腹式呼吸，支持和改善呼吸功能；改善呼吸肌的肌力、耐力及协调性，消除心理障碍，提升活动能力，提高生活质量。COPD 患者的康复护理应遵循个体化、整体化、循序渐进、持之以恒的原则。

（一）保持呼吸道通畅

1. 采取正确的体位　指导患者取坐位或半卧位，有利于肺扩张。

2. 控制肺部感染 COPD 症状加重　特别是咳嗽痰量增多并呈脓性时，应积极给予抗生素治疗。应依据患者肺功能、痰培养和药敏的结果结合所在地区致病菌及耐药流行情况，选择敏感的抗生素，并给予足量、全程治疗。同时应用祛痰药物和雾化吸入法，稀释痰液使痰易咳出。

3. 有效咳嗽　能够清除呼吸道分泌物，使呼吸道通畅；无效的咳嗽会消耗患者的体力，加重呼吸困难和支气管痉挛。咳嗽时，患者取坐位或坐位时身体前倾，颈部稍微屈曲，先深吸一口气，屏气片刻使气体在肺内得到最大分布；关闭声门进一步增强气道中的压力；用力收腹，通过增加腹压来进一步增加胸膜腔内压力；打开声门，形成由肺内冲出的高速气流，促使分泌物随咳嗽排出体外。

4. 体位引流　是利用重力作用使各肺叶或肺段气道的分泌物引流至大气管，再配合正确的呼吸和有效咳嗽，将痰液排出体外的方法。体位引流的原则是将病变部位置于高处，使引流支气管的开口向下。体位引流时应注意：①每次引流一个部位，一般 5～10 分钟；如需引流多个部位，总时间不能超过 3～45 分钟，以免造成患者的疲劳；②体位引流时，联合叩击排痰并指导患者进行深呼吸和有效咳嗽可以促进痰液的排出；③体位引流宜在清晨进行，不宜在饭后立即进行；④引流过程中，需密切观察患者的生命体征。

5. 叩击排痰　叩击患者的胸壁，有助于支气管壁上的黏痰脱落。体位引流同时施加叩击疗法，可以增加疗效。治疗者五指并拢、手掌微屈呈杯状，依靠腕部力量，在引流部位胸部从肺底到肺尖由外向内，双手轮流叩击，叩击力量以不引起患者疼痛或不适为宜。高龄或皮肤易破损者可用薄毛巾或其他保护物盖在扣拍部位以保护皮肤。肋骨骨折部位、肿瘤部位、肺栓塞、心绞痛、胸腔手术后等是叩击禁忌证。

⊕ 知识链接

秋冬季节应加强对 COPD 的防治

在秋冬季，由于天气寒冷，气温气压降低，导致支气管动脉的血循环障碍，纤毛运动减弱，呼吸道分泌物增多，排出困难，气道平滑肌痉挛和机体抵抗力降低，这些均为病毒、细菌侵入呼吸道提供和创造了有利的条件，引起呼吸道感染而致 COPD 急性加重。特别是在北方，秋冬季远较南方寒冷，空气也极为干燥，雾霾等空气污染严重，室内有取暖设备，从而使室内外温差增大，室内空气更加干燥，因此慢性支气管炎患者的呼吸道防御机制受损更为严重，因而更易发生呼吸道感染而致 COPD 急性发作。

（二）呼吸功能训练及重建生理性腹式呼吸模式

1. 放松训练　取卧位、坐位或站立位，放松全身肌肉。对于呼吸困难或端坐位的患者，可采取躯干前倾位，头靠在前面桌子折好枕头上，两手放在枕头下。这一体位有助于放松颈背部肌肉，并可以固定肩带部以减少呼吸时的过度活动。前倾体位时因为腹肌张力下降，使腹部在吸气时容易隆起，有助于腹式呼吸。

2. 腹式呼吸训练　患者取坐位或平卧位，护士将手放于患者前肋骨下方的腹直肌上，嘱患者用鼻缓慢的深吸气，肩部和胸廓保持平静，腹部鼓起；然后让患者缩唇，缓慢地将气体呼出体外。在呼气时，护士也可以两手用力挤压患者的上腹部或双侧下胸部增加腹部压力，使膈肌进一步上抬，有利于废气的排出。也可将 5～10kg 的沙袋置于患者脐与耻骨中间。通过练习腹式呼吸，可以改善和提高患者的呼吸效率。

3. 缩唇呼吸训练　患者取舒适体位，指导患者用鼻深吸气同时闭紧嘴，然后将嘴唇缩成口哨状将气体缓慢呼出。要领是深吸慢呼，增加呼气时的阻力，使呼吸道较长时间地打开，增加气体从肺泡内的排出，减少肺内残气量。注意呼吸比是 1：2～3，呼吸频率不应超过 20 次/分。每天训练 2 次，每次训练 10～20 分钟。

4. 运动疗法　增加呼吸肌的肌力和耐力，改善整体功能，提高日常生活能力。

（1）上肢功能练习　可以带动辅助呼吸肌群，具有辅助呼吸的作用。应用体操棒，做高度超过肩关节水平做各个方向的活动，或做高过头部的上肢套圈练习。也可手持重物高举过肩做各个方向的运动，开始重量为 0.5kg，逐渐增加重量至 2～3kg，每次 1～2 分钟，休息 2～3 分钟，2 次/天。

（2）吸气阻力训练　增加吸气肌的力量和耐力，采用口径可以调节的吸气管，每天训练 2～3 次，练习时间 20～30 分钟。通过调整吸气管的管径逐渐增加吸气阻力，气道管径越细吸气阻力越大。

（3）腹肌训练　COPD 患者通常腹肌无力，可以进行增强腹肌肌力的练习。患者取仰卧位，双下肢屈髋屈膝，双膝尽量靠近胸部，然后慢慢向上抬起双下肢，再复原，反复练习；也可采用人工阻力练习，如吹气球或吹蜡烛等；还可以在下腹部放置 5～10kg 的沙袋，做对抗沙袋的挺腹练习，宜在呼气时用力挺腹。逐渐增加训练次数和时间。

（4）其他训练　轻症患者可以进行慢跑、游泳、划船、功率自行车、太极拳、八段锦等，增强心功能和恢复活动能力。重症患者先在床边站立，逐渐到床边步行、室内步行、室外步行和上下楼梯，并逐渐增加步行的距离、时间和速度。

运动疗法的禁忌证是急性呼吸衰竭和急性心力衰竭，安静时也有明显呼吸困难者。

四、康复护理指导

COPD 是慢性病，给患者和家庭、社会带来沉重的经济负担，已经成为一个重大的公共卫生问题，因此，对 COPD 患者应进行长期和规范化的防治。这个过程需要得到患者及其家属的理解、支持和配合。

1. 帮助患者了解病情　让患者了解呼吸系统的正常解剖和生理功能、COPD 的病因、主要临床表现、COPD 的诊断手段以及如何评价相关检查结果，包括 X 线胸片和肺功能测定结果。知道 COPD 的主要治疗原则，了解 COPD 急性加重的原因及预防措施。发生急性加重时能进行紧急自我处理。使患者相信通过长期规范的治疗能够有效控制其症状，不同程度地减缓病情进展速度。

2. 指导用药　指导 COPD 患者对医生提供的各项防控措施有良好的依从性，了解常用药物的作用、用法和不良反应，包括掌握吸入用药技术。

3. 学会自我照护　教会患者自我照护的方法，避免感染等使病情加重的诱因，尽可能控制和减少咳嗽、咳痰及呼吸困难等影响工作和生活的症状；尽可能避免 COPD 急性加重的次数，使患者到医院就诊和住院的次数降低到最低限度，减轻家庭负担和社会负担。

4. 保护呼吸道　做好患者和家属的健康宣教，使患者了解大气污染、反复发生上呼吸道感染和吸烟对 COPD 的危害。预防感冒和减少呼吸道感染，避免空气污染，保持居住环境中空气流通。嘱患者戒烟。

5. 适当运动　鼓励患者参加一些力所能及的家务劳动和社会活动，提高活动的耐力，改善患者的生存质量和生活自理能力。

6. 指导康复锻炼及治疗　让患者学会最基本的、切实可行的判断病情轻重的方法，如 6 分钟步行，知道在什么情况下应去医院就诊或急诊。教会患者康复锻炼的方法，如腹式呼吸、深呼吸、缩唇呼吸等。对于符合指征且具备条件者，指导其开展长期家庭氧疗及家庭无创机械通气治疗。COPD 稳定期进行长期家庭氧疗，可提高患者的生存率。

7. 提高免疫力　加强营养，接种肺炎疫苗和每年接种一次流感疫苗，增强机体的免疫力，减少COPD 的急性加重。

8. 心理护理　鼓励 COPD 患者保持良好的心态，避免不良情绪，树立战胜疾病的信心和乐观精神。

第五节　糖尿病的康复护理

PPT

⇒ 案例引导

> **案例**　患者，男，80 岁。主诉：多饮，多尿25 年，左眼视物模糊1 年，腿疼1 个月。25 年前出现口渴乏力，夜尿增多，饮水量增加，检查空腹血糖9.9mmol/L，餐后2 小时血糖13.0 mmol/L，诊断为2 型糖尿病，给予门冬胰岛素治疗，并嘱患者控制饮食，适当运动。1 年前出现左眼视力下降，做眼底荧光造影检查示黄斑变性。1 个月前自觉下腰部酸痛向右下肢放散，间歇性跛行，双足底烧灼感。入院诊断：2 型糖尿病；左眼黄斑变性；周围神经损伤。
>
> **讨论**　1. 该患者存在哪些功能障碍？
> 　　　　2. 简述该患者需要采取的康复措施及护理指导内容。

一、概述

糖尿病（diabetes mellitus）是由各种原因造成的胰岛素分泌绝对或相对不足，以及机体靶组织或靶器官对胰岛素敏感性降低引起的以血糖水平升高为特征的，可伴有蛋白质、脂肪和水、电解质代谢紊乱的内分泌及代谢疾病。2021 年全世界已经确诊的糖尿病患者约5.37 亿，预计到2030 年将达到6.43 亿，糖尿病成为世界上患病率最高、患病人数增长速度最快的常见病和多发病。糖尿病可引起心、脑、肾、血管、眼、周围神经、皮肤等组织器官的损害，是致残致死的重要原因之一，严重威胁人类健康。因此，糖尿病的治疗和康复意义重大。

⊕ **知识链接**

糖尿病的自我管理理念

糖尿病管理新理念，传统糖尿病自我管理主要是指"五驾马车"（饮食控制、药物治疗、运动疗法、自我监测、科学宣教），随着自我管理模式的改变，目前新增加了心理健康管理和预防并发症的管理，是防治糖尿病的健康新7点理念。只要坚持长期健康饮食，积极接受治疗，坚持运动，远离并发症，健康长寿不是梦想。糖尿病患者完全可以和正常人一样工作和生活。

二、康复护理评定

2020 年版《中国 2 型糖尿病防治指南》中提出中国 2 型糖尿病的综合控制目标见表 6 – 5。

表 6 – 5　中国 2 型糖尿病的综合控制目标

测量指标	目标值	测量指标	目标值
毛细血管血糖（mmol/L）		高密度脂蛋白胆固醇（mmol/L）	
空腹	4.4 ~ 7.0	男性	>1.0
非空腹	<10.0	女性	>1.3
糖化血红蛋白（%）	<7.0	甘油三酯（mmol/L）	<1.7
血压（mmHg）	<130/80	低密度脂蛋白胆固醇（mmol/L）	
总胆固醇（mmol/L）	<4.5	未合并动脉粥样硬化性心血管疾病	<2.6
		合并动脉粥样硬化性心血管疾病	<1.8
		体重指数（kg/m²）	<24.0

注：1mmHg = 0.133kPa。

1. 健康状况评定　包括询问病史、体格检查、实验室检查等。

2. 运动功能评定　可采用分级心电运动试验、12 分钟步行或者 12 分钟跑。试验可以发现潜在的心血管疾病、确定心肺功能、协助制订靶运动强度、确定运动的危险性等。运动中血糖监测有利于确定患者运动方案，并提高锻炼的安全性。

3. 肌力评定　采用机械肌力评定的方式，例如握力评定、背拉力评定、等速肌力评定等。糖尿病合并外周血管病变、截肢和糖尿病足时出现步行障碍的患者。进行步行能力评定，足背的血管搏动触诊单尼龙丝触觉检查等。

4. 日常生活活动能力评定　见第二章第三节。糖尿病由于病程长，患者后期运动、视力、感觉等功能会出现不同程度的损害。日常生活自理能力和工作能力普遍下降。

5. 与并发症相关的评定　例如有微血管并发症的患者应进行视力评定、眼底荧光造影等视网膜病变的检查。合并神经病变出现感觉异常时，应行自主神经、感觉神经（痛温觉、触觉、振动觉）评定。

三、康复护理措施

糖尿病是一种长期的慢性疾病，患者的日常行为和自我管理能力是影响糖尿病控制的关键因素之一。因此，糖尿病患者的康复护理目标是控制血糖，纠正各种代谢紊乱，消除临床症状；控制病情，预防并发症，降低患者的致残率和致死率；通过健康教育，使患者掌握自我管理的方式，提高生活和工作能力，改善生存质量。康复护理应遵循早期诊治、综合康复、个体化方案以及持之以恒的原则。

（一）医学营养治疗

糖尿病的医学营养治疗是对糖尿病或糖尿病前期患者的营养问题采取特殊干预措施，参与患者的全程管理，是防治糖尿病及其并发症的重要手段。包括进行个体化营养评估、营养诊断、制订相应的营养干预计划，并在一定时期内实施及监测等。通过医学营养治疗，促使糖尿病患者维持健康饮食习惯，选择合适的食物，改善整体健康；达到并维持合理体重，控制好血糖、血压、血脂的指标，延缓糖尿病并发症的发生；提供营养均衡的膳食。

1. 制订每日总热量　首先计算标准体重：标准体重（kg）= 身高（cm）- 105。其次根据劳动强度和标准体重计算每日所需总热量：成人休息状态需热量 83.68 ~ 104.6kJ/kg；轻体力劳动 104.6 ~ 125.52kJ/kg；中体力劳动 125.52 ~ 146.44kJ/kg；重体力劳动 >146.44kJ/kg。

2. 合理分配三餐　为了减轻胰岛负担，糖尿病患者必须保证一日三餐（热量分布为 1/3、1/3、1/3 或 1/5、2/5、2/5）或四餐（热量分布为 1/7、2/7、2/7、2/7）。在活动量稳定的情况下，应定时、定量进餐。营养素的摄入量及比例如下。

（1）碳水化合物　应占糖尿病患者膳食总热量的 50% ~ 60%。餐后血糖控制不佳的患者，可以适当降低碳水化合物的供能比。提倡食用粗制米、面和一定量的杂粮。

（2）蛋白质　肾功能正常的糖尿病患者，推荐蛋白质的供能比为 15% ~ 20%，其中 50% 以上为优质蛋白。有显性蛋白尿或肾小球滤过率下降的糖尿病患者，蛋白质摄入应控制在每日 0.8g/kg。

（3）脂肪　摄入量应占总热能 20% ~ 30%，限制饱和脂肪酸、反式脂肪酸和胆固醇的摄入。

（4）其他　高维素的食物能延缓食物的吸收，降低餐后血糖的峰值，有利于改善糖、脂代谢紊乱。糖尿病患者每日膳食纤维的摄入量应 >14g/1000kcal。糖尿病患者容易缺乏 B 族维生素、维生素 C、维生素 D 以及铬、锌、硒、镁、铁、锰等多种微量营养素，可根据营养评估的结果适量补充。

3. 限盐和忌酒　糖尿病患者每天的食盐摄入量应 <5g，若合并高血压的患者应进一步限制盐的摄入。糖尿病患者应忌酒，饮酒可以干扰血糖控制和饮食计划的执行，引起低血糖或诱发酮症酸中毒。

（二）运动疗法

由于糖代谢障碍，糖尿病患者普遍存在肌力减退和肌肉萎缩，造成运动能力减退；合并高血压、冠心病的患者会出现心血管功能的减退。运动治疗可以提高机体对胰岛素的敏感性，降低患者的血糖、血压水平，纠正血脂紊乱，锻炼心肺功能，预防和控制糖尿病并发症的发生和发展，增强体力及运动能力，改善精神状态。

1. 适应证与禁忌证

（1）适应证　病情控制稳定的 2 型糖尿病（尤其是体重超重的 2 型糖尿病）患者、稳定期的 1 型糖尿病血糖控制良好者、稳定期的妊娠糖尿病患者。

（2）禁忌证　糖尿病合并各种疾病感染；或伴有心功能不全、心律失常，并且活动后加重；有严重慢性并发症（心、肾、视网膜、足的病变）；有明显酮症酸中毒；急性脑血管意外（脑出血、脑梗死）；肝、肾功能衰竭等。

2. 运动处方

（1）运动方式　低强度和中等强度的有氧运动，如散步、慢跑、骑自行车、上下楼梯、游泳、跳舞、太极拳、八段锦、滑冰、划船以及一些球类活动（乒乓球、保龄球、门球、台球）等。

（2）运动强度　强度决定了效果，糖尿病患者运动强度应控制在中等量。在制订和实施运动计划的过程中，要因人而异，根据患者的肥胖程度、糖尿病类型和并发症情况，制订出将风险降至最低的个体化运动处方。适宜的运动强度为运动中保持心率或脉率 = 170 - 年龄，感觉周身发热适度出汗。达到运动强度后，应坚持 30 分钟左右。

（3）运动频率　运动持续时间可根据个人耐受能力，每次运动时间在 20 ~ 30 分钟，中间可休息 10 ~ 20 分钟后再继续，每天一次或一周 3 ~ 4 次。

3. 注意事项

（1）运动前评估血糖的控制情况，根据患者具体情况决定运动方式、时间以及运动量。

（2）运动中需注意补充水分。

（3）在运动中若出现胸闷、胸痛、视物模糊等应立即停止运动，及时处理。

（4）运动后应做好运动日记，以便观察疗效和不良反应。

（5）运动前后要加强血糖监测。当空腹血糖 > 16.7mmol/L，应减少活动，增加休息。运动不宜空腹进行，防止低血糖发生。

（三）药物疗法

1. 口服降糖药　口服降糖药主要用于 2 型糖尿病患者，经饮食控制及运动治疗后，血糖控制仍不达标者。

（1）磺脲类　适用于非肥胖 2 型糖尿病及肥胖 2 型糖尿病使用其他口服降糖药仍不能控制或不能耐受者。餐前半小时服用，常用的药物有格列苯脲、格列吡嗪、格列齐特、格列喹酮等。

（2）双胍类　适用于肥胖和超重的 2 型糖尿病患者，主要有盐酸二甲双胍等。

（3）噻唑烷二酮类　胰岛素增敏剂，可用于糖尿病各个阶段，尤其是合并有胰岛素抵抗者。常用的药物有罗格列酮、吡格列酮等。

（4）糖苷酶抑制剂　降低餐后的血糖水平，也可以延迟糖耐量异常的患者发生 2 型糖尿病的时间，应与第一口淀粉类食物同时嚼服。常用的药物有阿卡波糖、伏格列波糖等。

2. 胰岛素治疗　人工合成胰岛素有速效、中效、长效和预混胰岛素，根据病情和血糖情况，选择胰岛素制剂，调整胰岛素用量。

（四）心理康复

由于糖尿病是一种慢性疾病，需要终身治疗，且糖尿病的并发症会造成机体功能的丧失甚至威胁生命，因此患者常会产生焦虑、抑郁等负面情绪，心理健康管理是糖尿病管理的重要内容。护理人员应主动与患者交流，讲解糖尿病基本知识，减少各种不良的心理刺激，保持良好的心态、树立战胜疾病的信心。

四、康复护理指导

1. 饮食指导　通过疾病知识的介绍，使患者和家属认识到控制饮食是糖尿病治疗中最基本的措施，需长期坚持。家属也可以根据患者的口味，调整食谱，帮助患者建立正确的饮食习惯。

2. 用药指导　1 型糖尿病确诊后就需要接受胰岛素治疗，2 型糖尿病在饮食和运动不能使血糖控制达标时，应及时采用包括口服药在内的药物治疗。降血糖的药物应长期、规律、按时使用，不能擅自停药、调整用药剂量和用药时间。胰岛素注射时应选择腹部、大腿外侧、上臂外侧和臀部等部位，注射部位需定期轮换（包括不同注射部位之间的轮换和同一注射部位内的轮换），避免局部产生硬结影响胰岛素的吸收。使用降血糖药物的过程中，要注意做好血糖的监测。

3. 运动指导　运动在糖尿病治疗中占有重要的地位。规律运动可增加胰岛素敏感性，有助于控制血糖，减少并发症的发生和发展。护理人员应鼓励患者按照运动处方循序渐进长期地坚持锻炼，做好运动后的自我监测，必要时调整治疗方案。

4. 血糖监测　是糖尿病管理中的重要组成部分，血糖监测结果有助于评估糖尿病患者糖代谢紊乱的程度，反映降糖治疗的效果并指导治疗方案的调整。教会患者自我血糖监测的方法，记录监测的时间和结果。

5. 心理指导　向患者传授糖尿病的相关知识，使患者和家属认识到糖尿病是一种可防可控的疾病；鼓励其诉说内心感受及对疾病的看法，纠正患者错误的认识或态度，克服不良情绪，恢复自信。

6. 预防并发症指导

（1）保护皮肤　挑选棉质宽松、透气性好的内衣。

（2）保护双足　注意下肢保暖，避免潮湿和寒冷；每天检查双足，不穿过紧的或毛边的袜子或鞋子；穿鞋前先检查鞋内有无异物；宜用37℃以下的温水洗脚，避免使用热水袋、暖宝宝等物品直接保暖足部；适时修剪趾甲，保持足部皮肤的干爽、滋润，避免皲裂和外伤；足部一旦出现感染及时就医。

（3）保护双眼　避免长时间看电视和手机，定时做眼部检查。

目标检测

答案解析

【A1 型题】

1. 高血压患者每天的钠盐摄入应低于（　）

　　A. 6g　　　　　　　　B. 5g　　　　　　　　C. 4g　　　　　　　　D. 4.5g

2. 单纯收缩期高血压是指（　）

　　A. 收缩压≥140mmHg 和（或）舒张压 < 90mmHg

　　B. 收缩压≥150mmHg 和（或）舒张压 < 90mmHg

　　C. 收缩压≥140mmHg 和（或）舒张压 < 95mmHg

　　D. 收缩压≥145mmHg 和（或）舒张压 < 90mmHg

3. 目前诊断高血压、进行血压水平分级以及观察降压疗效的常用方法是（　）

　　A. 家庭血压监测　　　　B. 动态血压监测　　　　C."白大衣"血压　　　　D. 诊室血压

4. 高血压患者不适宜进行（　）

　　A. 游泳　　　　　　　　B. 骑车　　　　　　　　C. 篮球　　　　　　　　D. 步行

5. 高血压患者的饮食应为（　）

　　A. 低盐、低钾、高胆固醇　　　　B. 低盐、高钾、高胆固醇

　　C. 低盐、高钾、低胆固醇　　　　D. 低盐、低钾、低胆固醇

6. 冠心病有氧运动训练一般采用（　）

　　A. 间歇性运动形式　　　　B. 连续性运动形式　　　　C. 以大运动量开始

　　D. 以大运动量结束　　　　E. 每次运动在 1 小时以上

7. 冠心病恢复期最简便易行的方法是（　）

　　A. 跳绳　　　　　　　　B. 行走　　　　　　　　C. 游泳

　　D. 骑自行车　　　　　　E. 跑步

8. 冠心病的 I 期康复可开始于（　）

　　A. 发病即刻　　　　　　B. 发病 2 周以后　　　　C. 病情稳定即刻

　　D. 病情稳定 2 周以后　　E. 病情稳定 1 月以后

9. 以下冠心病的康复教育，不正确的是（　）

　　A. 控制体重　　　　　　　　　　B. 保持大便通畅

　　C. 保持心情舒畅，乐观对待　　　D. 运动后可即时热水浴或洗热水澡

　　E. 培养良好的饮食习惯，合理营养

10. 冠心病康复治疗的目的不包括（　）

　　A. 控制心脏症状　　　　　　　　B. 减少心肌梗死再发和猝死的危险

　　C. 改善心脏的功能　　　　　　　D. 增强体力，提高生活质量

　　E. 增加医疗费用

11. 运动处方的内容包括（　　）

    A. 运动方式　　　　　　　B. 运动强度、时间、频率　　　　C. 运动类型

    D. A、B、C 都对　　　　　E. A、B、C 有一项不对

12. 心脏康复五大处方不包括（　　）

    A. 运动处方　　　　　　　B. 药物处方　　　　　　　C. 营养处方

    D. 戒烟处方　　　　　　　E. 限酒处方

13. 冠心病的危险因素不包括（　　）

    A. 高血压　　　　　　　　B. 运动　　　　　　　　C. 高血脂

    D. 高血糖　　　　　　　　E. 肥胖

14. 慢性阻塞性肺疾病患者根据气流受限严重程度可将肺功能分为（　　）

    A. 3 级　　　　　　B. 4 级　　　　　　C. 5 级　　　　　　D. 6 级

15. 缩唇呼吸要求呼气时将嘴唇缩成口哨状，缓慢将气体呼出，吸呼比是（　　）

    A. 1∶2～3　　　B. 1∶1.5～2　　　C. 1∶2～4　　　D. 1∶3～4

16. 慢性阻塞性肺疾病诊断的"金标准"是（　　）

    A. 呼吸功能障碍评定　　　　　B. 肺功能分级

    C. 功能性呼吸困难分度　　　　D. 肺功能检查

17. 糖尿病患者的碳水化合物占膳食总热量的（　　）

    A. 30%～40%　　　　　　　B. 50%～60%

    C. 45%～55%　　　　　　　D. 55%～65%

18. 糖尿病患者适宜的运动强度为（　　）

    A. 心率或脉率 =170 – 年龄　　　　B. 心率或脉率 =180 – 年龄

    C. 心率或脉率 =160 – 年龄　　　　D. 心率或脉率 =175 – 年龄

19. 磺脲类药物服用时间为（　　）

    A. 餐后　　　　　B. 餐时　　　　　C. 餐前 15 分钟　　　　D. 餐前 30 分钟

【A2 题型】

患者，男，55 岁，应自觉头痛来院就诊，测量血压为 155/95mmHg，空腹血糖 4.2mmol/L，诊断为高血压。患者为外资公司高管，平时喝酒应酬较多，吸烟 30 根/天。其父亲高血压脑中风于前年过世，母亲患有高血压多年。以下与李先生高血压不相关的危险因素是（　　）

A. 遗传因素　　　　B. 糖尿病　　　　C. 吸烟　　　　D. 精神因素

（许剑蕾　胡敦蓉）

书网融合……

本章小结　　　　微课　　　　题库

第七章 临床其他常见问题的康复护理

📖 学习目标

知识要求：

1. 掌握 恶性肿瘤、老年人、重症及产科患者的相关康复护理评定和康复护理措施。

2. 熟悉 恶性肿瘤、老年人、重症及产科患者的主要功能障碍、康复护理原则和目标、各个时期的康复护理指导。

3. 了解 恶性肿瘤患者和老年人的康复概念、病因、危险因素分类及健康教育。

技能要求：

1. 识别恶性肿瘤患者、老年人、重症及产科患者的主要功能障碍。

2. 熟练掌握恶性肿瘤患者、老年人、重症及产科患者的常见康复评定；恶性肿瘤患者、老年人重症及产科患者在各个时期的具体康复护理措施。

素质要求：

具有同情和尊重患者的素养，能够有针对性地体贴和帮助患者，耐心尽责地照顾，使其增强康复的信心。

第一节 恶性肿瘤的康复护理

PPT

⇒ 案例引导

案例 患者，女，37岁。1个月前发现右侧乳房有无痛性肿块。查体：右侧乳房可扪及直径3~4cm肿块，表面不平，质硬，边界较为模糊，与皮肤胸肌无粘连，右侧腋下可扪及数个黄豆大小的淋巴结，尚可活动。远处无转移。

讨论 1. 该患者常见的护理诊断及可能存在的功能障碍有哪些？

2. 该患者手术后应采取什么康复护理措施？

一、概述

恶性肿瘤是中国人最主要的致死原因之一，由此造成的各种功能障碍也是残疾的重要原因。根据对人体的影响，可分为良性与恶性，一般所说的癌症即指恶性肿瘤。癌症的临床治疗主要是外科手术、放射治疗和化学治疗。治疗的目的包括癌症的根治或姑息治疗。由于医学水平的限制，目前世界上大多数癌症并没有特效的临床根治方法。恶性肿瘤的康复主要针对癌症所导致的原发性或继发性残疾，通过医学、教育、心理、职业等综合性手段，使癌症致残者尽可能改善或恢复功能，提高生活和生存质量。

恶性肿瘤的康复措施和其他残疾相似，要特别注意与临床措施相结合，强调个体化和循序渐进的基本原则，并且把保证临床治疗顺利进行的措施也作为康复治疗的一部分，如营养支持治疗。康复不应该等待临床治疗结束之后再进行，而是要在判明存在或预示会有功能障碍时就应积极地进行相关康复治疗。在病情稳定的前提下，康复治疗的介入越早，所取得的效果也就越好。

（一）病因、病理

恶性肿瘤的病因不明，目前认为有多种可能致癌的因素。外源性的病因包括化学性、物理性、生物性因素刺激，内源性的病因包括机体内部结构改变和功能失调，以及遗传因素、社会因素、精神心理因素等，在某种条件下和一定强度下与恶性肿瘤的发生、发展有一定关系。WHO 的一项报告显示，恶性肿瘤患者中"生活方式癌"所占比例高达 80%。

恶性肿瘤的病理：原癌基因广泛存在于生物界各物种 DNA 内。原癌基因被激活，转化为癌细胞，使细胞过度增生，形成肿瘤。

（二）主要功能障碍

1. 疼痛　是肿瘤患者最常见的症状，也是严重影响患者生存质量的主要因素。引起肿瘤疼痛的原因很多，其中癌症细胞直接浸润、压迫或转移至骨、神经、内脏器官、皮肤和软组织时所致的疼痛多见；其次是肿瘤治疗所致的疼痛，手术、放疗及化疗等抗癌治疗，可损伤神经等组织导致患者出现疼痛手术后切口瘢痕的疼痛；患者长期卧床造成的压疮、便秘、肌肉痉挛或因并发症而引起的疼痛，如患者合并骨关节炎、痛风、周围神经病变等都可能引起疼痛。

2. 躯体功能障碍　包括肿瘤本身引起的和肿瘤治疗所致的功能障碍。

（1）肿瘤本身引起的功能障碍　如由于严重疼痛、恐惧和脏器功能障碍，导致躯体功能活动明显减少，引起骨关节功能障碍（挛缩及关节活动限制）、肌萎缩和心肺功能减退。多数癌症还会造成食欲减退，引起全身营养障碍及体力衰退，以及皮肤损害，如发生溃疡、压疮等。

（2）肿瘤治疗所致的功能障碍　手术治疗可以造成脏器或肢体缺损，造成功能障碍，如恶性骨癌的截肢手术、脊髓肿瘤术后造成的截瘫等；放疗可以造成局部组织损害或全身放射线损害，化疗可以造成血液系统障碍和食欲障碍，从而进一步造成全身抵抗力下降。放疗和化疗均可造成继发性神经病变和肌病，造成肢体感觉功能障碍和运动功能障碍。

⊕ **知识链接**

WHO 肿瘤治疗客观反应的标准

	可测量的病变	不可测量的病变	骨转移
CR	可见的病变消失至少 1 个月	所有症状、体征完全消失至少 4 周	X 线及扫描等检查，原有病变完全消失至少 4 周
PR	肿块缩小 50% 以上至少 4 周	肿瘤大小估计减小超过 50% 至少 4 周	溶骨性病灶部分缩小，钙化或骨病变密度减低至少 4 周
NC	肿块缩小不足 50% 或增大不超过 25%	病情无明显变化至少 4 周，肿瘤大小估计增大不到 25%，减少不足 50%	病变无明显变化，由于骨病变往往变化缓慢，判定 NC 至少应在开始治疗的第 8 周后
PD	为一个或多个病变增大 25% 或出现新病变	新病灶出现或原有病变估计增大至少 25%	原有病灶扩大和（或）新病灶出现

3. 心理障碍　恶性肿瘤患者普遍存在心理障碍，在病程中会出现震惊、恐惧、否认、淡漠、抑郁、焦虑等心理问题，患者的心理状况可能随之出现明显波动和恶化。这些异常心理状态容易造成不必要的日常生活活动能力和工作能力的降低或丧失。

二、康复护理评定

1. 疼痛评定

（1）视觉模拟评分法（VAS）　由100mm长的直线，直线左端表示无痛，右端表示无法忍受的痛。让患者在线上最能反映自己疼痛程度之处划一"Ⅰ"标记，评定者根据患者划"Ⅰ"位置判断疼痛的程度。

（2）数字疼痛评分法（numerical pain rating scale，NPRS）　用0~10代表不同程度的疼痛，0为无痛，10为剧痛。让患者自己在标有0~10的标记直线上写出一个最能代表其疼痛程度的数字。

根据患者应用镇痛药的情况将癌症分为五级（表7-1）。

表7-1　癌痛评定标准

级别	应用镇痛药情况
0级	不痛
1级	需非麻醉性镇痛药
2级	需口服麻醉剂
3级	需口服和（或）肌内注射麻醉剂
4级	需静脉注射麻醉剂

2. 躯体功能评定

（1）全身功能活动的评定　恶性肿瘤患者全身功能活动的评定常采用Karnofsky评定量表。也可采用日常生活活动能力Barthel指数或功能独立评定量表FIM进行评定。

（2）各器官、系统功能的评定　肿瘤所引起的功能障碍是根据癌症侵犯的部位不同而影响其不同部位的功能，例如脊髓肿瘤导致截瘫，恶性骨癌导致的截肢手术。癌症所导致的继发性功能障碍，如贫血长期卧床缺乏活动引起肌力减退、肌肉萎缩、关节纤维性挛缩、癌症对体质的消耗所引起营养不良、下肢静脉血栓形成等。癌症治疗所致的功能障碍如手术、放疗及化疗损伤等。肿瘤患者躯体功能评定的原则和方法与各器官损伤时一般功能评定相同，如关节活动度、肌力、肌张力、平衡和协调能力、步行能力、日常生活活动能力等。

3. 心理社会评定　患者对患病的反应、采取的态度和认识程度，以及家庭和社会支持系统情况。肿瘤患者可经历一系列的心理变化。

（1）震惊否认期（shock and deny stage）　当患者突然获知患有癌症时，会出现短暂的震惊反应，表现为暂时性休克，知觉消失，目光呆滞，沉默不语，甚至晕倒；继之否认事实，怀疑诊断，拒绝治疗，并多方求医确诊。否认心理，是患者面对癌症困扰的自我保护反应，如过分强烈，强能延误治疗。

（2）愤怒期（anger stage）　当癌症成为不可否认的事实时，患者认为极不公平，感到愤怒，并常迁怒于亲属及医护人员，甚至表现出过激行为。出现这种心理反应，表明患者已开始正视现实。

（3）磋商期（bargaining stage）　又称"讨价还价期"。患者祈求能延长生存时间，以便了却未了的心愿，能主动配合治疗，并寻求名医，使用秘方、偏方，希望长期生存的奇迹能在自己身上出现。

（4）抑郁期（depression stage）　当治疗开始后，如效果不佳、症状加重或癌肿复发，患者会感到无助和绝望，甚至严重意志消沉，产生轻生念头，表现为沉默、哭泣、拒绝进食。此期自杀倾向明显增高。

（5）接受期（acceptances）　经过一段时间的激烈内心挣扎，患者心境变得平静，能够接受事实，并能理性地对待治疗和预后。

三、康复护理措施

（一）护理原则

肿瘤患者的康复护理应尽可能减少疾病、临床治疗措施给患者及其家庭所带来的不良心理反应和躯体不适。

1. 重视心理康复 心理干预应早期介入，通过积极的心理干预治疗来减轻患者的不良心理反应，树立战胜疾病的信心，使患者保持乐观态度来进行康复治疗。

2. 提高患者的舒适度 通过减轻患者的疼痛及其他不适感，来帮助减轻不良心理反应造成的影响，提高患者对疾病及各种治疗措施的耐受性。

3. 减轻或代偿患者的功能障碍 及早采取综合性的康复护理措施来减少功能障碍对患者和家庭的影响，代偿患者已丧失的功能，帮助患者最大限度地恢复生活自理与劳动能力，尽早回归社会。

（二）护理目标

1. 短期目标 帮助患者减轻疼痛，增加患者的舒适感，预防和减轻由于疾病、治疗导致的各种并发症和功能障碍，减轻患者及其家属的焦虑、恐惧、抑郁等不良心理反应；帮助患者和家属了解有关检查、治疗、康复方面的知识，使家属能够掌握基本的照顾技术。

2. 长期目标 帮助患者和家属保持乐观的态度，患者因疾病、治疗相关的并发症导致的功能障碍得到减轻或者代偿；患者能够定期复诊，并主动配合治疗；最终使得患者能够最大限度地回归社会。

（三）护理要点

1. 心理护理 影响肿瘤患者生存质量的因素很多，其心理因素对患者有显著的影响，因他们的心理状态复杂，在治疗过程中会产生各种各样的心理，护理人员要用热情的态度、和善的语言、良好的服务，给患者以安慰和疏导，与其建立良好的护患关系，为患者创造温馨、舒适、安静优雅的生活环境，保持室内空气流通、光线充足，良好的生活环境有利于患者的身心健康，增强心理治疗效果，使患者在轻松、愉快的气氛中积极配合治疗，达到理想的治疗目的，同时医护人员在任何条件下都不应放弃对患者的支持，要具有高度的同情心和责任感，采取各种有效措施减轻患者的痛苦，并以自己饱满的情绪来感染患者，精心的护理和精湛的技术可消除患者精神上的痛苦，增加患者对医务人员的信任感和安全感，这是做好肿瘤患者心理护理的基础。

2. 躯体护理

（1）功能性康复 恶性肿瘤患者需根据自己的病情选择适合自己的运动，以不使症状加重为宜，并注意避免涉及肿瘤侵犯的部位和手术切口。不能下床者，在床上进行相应的肢体活动，尽可能提高生活自理能力；能下地活动者，可进行日常生活活动及步行、上下楼等较低强度的有氧运动，以增强肌力，保持或改善关节活动范围，提高心肺功能。

（2）形体康复 恶性肿瘤本身和手术往往会对组织器官的形态造成严重破坏，形成心理与功能缺陷。这些都需要进行形体康复。如肢体恶性骨肿瘤截肢后需佩戴假肢；乳腺癌患者乳房切除术后可使用义乳。

3. 物理治疗 过去恶性肿瘤被列为物理治疗的禁忌证，近年来有些物理因子以特殊的技术用于恶性肿瘤的康复，使恶性肿瘤的康复手段得到进一步提高。

（1）针对癌性疼痛可用高频电高热、经皮神经电刺激（TENS）、冷疗等物理因子治疗。

（2）物理因子治疗达到一定的强度和剂量可以杀灭癌细胞，如短波、超短波、分米波、厘米波的高热疗法，高强度超声波聚焦疗法，毫米波疗法，超声波抗癌药物透入疗法等。

四、康复护理指导

1. 保持心情舒畅　患者需要护理人员的体贴和关怀，与患者进行思想交流，列举治愈肿瘤患者的病例，也可以让治愈好转的患者谈亲身的经历，以现身说法开导患者，使其树立与疾病做斗争的信心。对患者要采取忍让宽容的态度，与患者进行语言和肢体语言的交流，要在精神上给予支持，要耐心、细心，要有爱心，使其能正确地对待疾病，同时还要和患者家属沟通，提高家属参与的认识性。

2. 注意营养　术后、放疗、化疗及康复期，护理人员要帮助患者重建机体功能，做好饮食指导，要求患者均衡饮食，嘱患者多吃蛋白、低动物脂肪、易消化的食物。

3. 功能锻炼　对于因术后器官、肢体残损而引起功能障碍的患者，应早期鼓励和协助其进行功能锻炼，提高患者的生活自理能力和必要的劳动能力，减少对他人的依赖，早日回归社会。

4. 提高自理能力及自我保护意识　注意休息，避免过度疲劳，合理安排日常生活，保持良好的生活习惯，不吸烟、少饮酒。指导患者进行皮肤、口腔、黏膜护理，保持皮肤、口腔清洁，外出时注意防寒保暖。

5. 继续治疗　鼓励患者积极配合治疗，勇敢面对现实，克服癌症治疗带来的身体不适。根据患者和家属的接受能力，有针对性地提供化疗、放疗等方面的信息资料，提高其对各种治疗反应的识别和自我照顾能力。教育患者按时用药和接受各项后续治疗。

6. 定期复查　各类肿瘤的恶性程度不一，通常用 3 年、5 年、10 年的生存率表示某病种的治疗效果。所以肿瘤患者应终身随访，在手术治疗后最初 3 年内至少每 3 个月随访一次，继之每半年复查一次，5 年后每年复查一次。随访可早期发现复发或转移征象。

五、常见恶性肿瘤治疗后功能障碍的康复护理

肿瘤本身以及肿瘤治疗都可能造成对局部组织和全身的损伤，导致功能障碍与残疾，需要进行康复护理。下面介绍几种常见恶性肿瘤手术后的康复护理。

1. 乳腺癌术后上肢水肿的康复护理　外科术为乳腺癌的主要治疗手段，根据病情不同，可以选定不同的手术方案。乳腺癌根治术后，尤其是结合腋窝淋巴放疗后最容易引起淋巴水肿，加之长时间肢体下垂、过度承重等影响静脉和淋巴回流造成淋巴性水肿，预防乳腺癌术后淋巴水肿是乳腺癌康复护理的重要内容。

（1）保持功能位　手术后置手术一侧肩与功能位，并在肘部垫一软枕，使其高过肩部，可减轻肿胀感。术后加压包扎的患者，应注意观察患侧肢体远端的血液循环情况，及时调整绷带松紧度。

（2）被动运动　术后 1～2 天即行小幅度的肩关节被动运动，刚开始外展和前屈不得超过 40°，术后第 4 天起肩前屈每天增加 10°～15°，但不能超过患者的耐受度。肩外展在切口引流条未撤出前应限制在 45°以内，撤出引流条后可逐步增加活动度。

（3）主动运动　术后第 1 天即可进行术侧上肢的等长收缩和手指、腕的主动活动，逐步增加前臂和肘关节的主动运动；切口引流条撤出后逐步练习术侧上肢的日常生活活动，术后 2 周切口拆线后可逐渐增加活动范围。做上肢钟摆样运动、耸肩、旋肩运动、深呼吸运动、双肩上举运动、手指爬墙运动、护枕展翅运动，并可适当增加抗阻运动和器械运动。每日 3 次，需坚持 0.5～1 年。

（4）保护患肢　避免在患侧测量血压、注射及采血，避免割伤、抓伤、灼伤及蚊虫叮咬，避免使用刺激性强的清洁剂，以免引起患肢循环受损及感染尽量避免使用患侧肢体劳动，更不能长时间提取重物，或下甩患肢。

（5）康复教育　定期体格检查，发现乳房肿块及时诊治。建立高维生素、高纤维素、低脂肪的饮

食结构。术后尽早进行患侧上肢恢复锻炼，预防上肢水肿的发生。保护患侧上肢免受损伤。

2. 肺癌术后肺功能的康复及护理　肺癌（lung cancer）是原发性支气管肺癌的简称，总的治疗原则是以手术为主。依据肺癌的组织类型采用术前或术后放射治疗、化疗、免疫治疗和中医中药的综合治疗。肺癌根治术切除肺段或肺叶，术后因胸痛而咳嗽困难、呼吸受限、肺功能减退。咳嗽技巧训练和呼吸训练是肺癌根治术后康复护理的重要任务，其训练的目的是有利于肺扩张，改善通气功能，并有助于胸腔引流，因此被认为是术后康复的基本。

（1）术后体位　肺叶切除术后，患者取术侧侧卧位，一面限制健侧肺呼吸。全肺切除术后2周内只可平卧位，以免纵隔过度移位引起休克。头与躯干抬高30°～45°，以免腹腔脏器上顶妨碍横膈活动、压迫肺下部。每小时翻一次身，并采取有利于呼吸道分泌物排出的体位进行胸背排叩震动，促进分泌物排除。

（2）咳嗽技巧训练　患者术后苏醒后就应该鼓励其咳嗽。有效的咳嗽是通过正常的呼吸调节达到的，而不是靠用力或排出气体量进行调节。指导患者深吸气，然后短暂的屏气使气体在肺内得到最大的分布，关闭声门，进而增强气道中的压力，当肺泡内压明显增加时，突然将声门打开，这样高速的气流可使分泌物移动并排出。

（3）呼吸训练　嘱患者麻醉清醒后，每隔2小时左右深呼吸15次，直到48～72小时胸腔引流管拔除为止。根据情况练习腹式呼吸。

（4）下肢与全身运动　术后卧床期间经常伸屈下肢，做腿部运动，防止下肢静脉血栓形成。尽早下地活动，做呼吸操与全身体操，并进行步行、登梯等活动，以加大肺通气量。术后因两侧肺容量不等而造成脊柱侧弯畸形时应进行呼吸练习和矫正体操。

（5）康复教育　入院后即严禁吸烟，因尼古丁可导致末梢支气管痉挛，使呼吸道分泌物增加，加重咳嗽，易合并肺部感染。练习缓慢均匀的腹式呼吸，可减轻伤口疼痛，加深呼吸运动。指出每日坚持锻炼的必要性，经常去树林、草坪公园或者青山绿水的地方呼吸新鲜空气。

第二节　老年人的康复护理

PPT

⇨ 案例引导

　　案例　患者，男，82岁。有高血脂病史30余年、高血压病史20余年，一直服用降压药及降血脂药，5年前开始出现头晕、头痛、胸闷等表现，颈部多普勒显示：颈动脉粥样硬化，心电图提示心肌供血不足。近半年来患者感觉走路不稳，至医院CT检查发现：双侧基底节多发性腔隙性脑梗死；脑萎缩。

　　讨论　1. 该患者常见的护理诊断及可能存在的功能障碍有哪些？

　　　　　　2. 该患者在日常活动中应采取什么康复护理措施？

一、概述

　　老化是机体细胞组织、器官以至整体随着时间的推移表现出一种不可逆的进程，这些进程表现为形态衰退和能力降低，并将此现象称为原发性老龄化改变，以区别于因环境因素以及伤病所导致的形态和功能改变。这种根据不同种族的器官自身退变，进展常较缓慢，属于正常老化进程。这种即使是正常的老龄化，也可逐渐出现器官潜力和自稳态控制能力的衰退，因而易于感染或发生各种疾病，所以做好老年人的康复具有非常重要的意义。

老年人群中存在着个体能力的差异，并且患病、环境或生活方式也都影响着功能，从而使功能的表现也各不相同。65 岁以上的人群中 80% 以上至少患有一种慢性病，50% 患有两种以上疾病，再加上是在正常工作或已离退休，也都影响着工作能力。随着医学技术的发展和人们生活水平的提高，人类的平均寿命日益增长，老年人口增加，人口老龄化将成为重大的社会问题。

老年人的主要临床表现就是生理功能的衰退。

1. 血液系统　老年人中虽易出现贫血，但严格地说这并非是老龄化的结果。其主要原因可能是营养不良、失血（痔疮或其他原因）、恶性肿瘤以及慢性感染或炎性疾病（如类风湿性病变、肝炎等）。因此，必须予以鉴别。

2. 胃肠系统　老年人的肠胃系统存在"老年食管"现象，通常是指食管的功能性改变，即食管排空延缓、括约肌松弛不完全和食管蠕动幅度变小。在老年人中虽可见到因胃酸分泌减少而导致胃蠕动和排空减慢，主要是结肠平滑肌收缩力减弱和直肠对粪便感觉不敏感，因而老人中常出现便秘。当然还与其他因素有关，如低纤维素饮食、摄水少、静止生活习惯和某些可能影响肠功能的疾病，如脑卒中、帕金森综合征。老人中的大便失禁通常是在便秘后继发，同时还可能与肛门括约肌张力过低、认知障碍（因药物或老年痴呆症等）或与腹泻有关。

3. 肝胆系统　主要表现在肝脏逐步缩小，肝血流、肝生物转化能力，特别是微粒体氧化及水解能力的变慢。由于血流量减少，从而导致更大的生物易感性。

4. 肾脏　随年龄增加，发生相应的解剖学和生理学改变，包括肾小球和肾小管数目减少及功能降低，肾血流量减少和滤过率下降。

5. 呼吸系统　随年龄增加，肺功能下降，但只要没有肺、心血管、神经肌肉的疾患，这些下降只表现为贮备能力的减低，并不产生功能限制。如长期吸入有害灰尘如香烟、污染空气或反复呼吸道感染均可导致肺功能减退。肺功能随增龄减退可表现为肺活量、最大自主通气量、呼气流速和用力呼气量等的减少。最大耗氧量（VO_{2max}）虽随着增龄而进行性减少，但实际上并非仅仅是呼吸系统的原因，还与心血管功能减退有关，特别是卧床休息后这一现象更加明显。

6. 心血管系统　据近年来的研究表明，在安静和分级运动中，心输出量并不受增龄影响。安静心率虽无改变，但运动后最高心率则随增龄而下降，这可能是老年人降低了对肾上腺素能刺激时变性反应的结果。老年人通常更易发生房性心动过速或心房颤动，以及更易发生心力衰竭。

7. 免疫系统　无论是细胞免疫或体液免疫功能均随年龄增加而出现明显改变，15% 老年人中淋巴细胞总数虽减少，但这并不意味着免疫能力的减退。在老年人中主要表现为抗原刺激后淋巴细胞应答增生减少，并出现无反应能力的机会较高。老年人体液免疫改变表现为自体抗体的免疫复合物增高，抗体产生减少。后者表明免疫应答能力下降，也表示不能维持特异性血清抗体的水平，从而降低了抗感染能力。由于抗感染的屏障功能降低，因而易于出现皮肤感染、尿路感染、呼吸道感染，至出现败血症、带状疱疹和术后的创面感染。

8. 内分泌系统　随着年龄增加出现糖耐量降低，空腹血糖却在正常范围内，这表明胰岛对代谢效应的敏感性减退或出现胰岛素抵抗。继发原因是组织对胰岛素的敏感性下降，包括肥胖、饮食改变、应激，以及其他疾病如感染、长期制动和药物的影响。

9. 感觉器官系统　随年龄增加常出现震动感的失常，最多见于下肢；其次为视力，逐步增加的晶体厚度和弧度，从而降低了注视近物体的能力，以及生理性的小瞳孔。不同程度的晶体混浊占 65 岁以上老人的 95%。听力亦随增龄而减退。老年人最多出现的为传导性听力减退，可能是由于耳蜗基底膜硬变，或由于听阈提高而使听力范围变窄，从而导致听力减退。

10. 神经系统 随年龄增加主要表现为三个方面的改变，即近期记忆、运动能力、速度减退伴随中枢形成信息过程减慢，以及姿势、本体感觉和步态异常。学习和记忆能力随着年龄的增加仍保持完整。至于姿势、本体感觉和步态的改变主要是周围神经系统中的传导速度改变所致，表现为平衡和协调能力减退。

11. 肌肉骨骼系统 运动单位随年龄增加而减少，肌肉的体积亦减少。这些改变与运动水平无关。肌力至 60～90 岁可丧失 20%～30%，但在较轻年龄中已出现最大肌力的减退，并在 50～80 岁期间丧失达 45%。

12. 心理功能 老年期的心理变化与生理功能的衰老过程密切相关，同时与生存条件、社会文化、生活方式、自我意识等多种因素相互影响。情绪、性格变化明显。随着机体的老化过程，老年人在社会、家庭中的角色的改变，疾病、经济等诸多因素使老年人出现不同的心理变化，主要表现在情绪、性格、意志、认知等方面。如有些老年人对机体的客观状态和环境变化不能很快适应，产生失落感、恐惧感等，出现明显的情绪变化，如沉默寡言、表情淡漠、急躁易怒等；在性格特征方面有些老年人会出现任性，有时自控能力降低，固执与偏执、爱发牢骚等。另外，发生焦虑也是一种很普遍的现象，几乎人人都有过焦虑的体验。但持久过度的焦虑则会严重影响个体的身心健康。

⊕ **知识链接**

轻度认知功能障碍

2018 年《中国痴呆与认知障碍诊治指南》中对轻度认知功能障碍的诊断标准进行了明确，主要包括 4 点：①患者或知情者报告，或有经验的临床医师发现认知的损害；②存在 一个或多个认知功能域损害的客观证据（来自认知测验）；③复杂的工具性日常能力可以有轻微损害，但保持独立的日常生活能力；④尚未达到痴呆的诊断。这只是轻度认知功能损害的一般标准，实际操作中如何对认知障碍但是没有达到痴呆程度进行界定，目前没有统一的标准。另外，不同病因导致的轻度认知功能损害其具体的诊断标准不同，临床应灵活使用。

二、康复护理评定

人到老年，生理功能开始衰退，出现视力、听力下降，记忆力减退，行动迟缓等变化。这些生理变化往往导致老人悲观失望、焦虑不安、精神不振、生活兴趣降低等，使老年生活质量大大下降。在对老年人进行康复评定时，除了常规的运动功能的评定，必须对老年人的心理健康问题进行关注。因此，对老年人心理活动的特点与变化规律进行评定对于护理工作具有重要意义。

1. 日常生活活动能力（activities of daily living，ADL）评定 是老年人自我照顾、从事每天必需的日常生活的能力，是老年人最基本的自理能力。如衣（穿脱衣、鞋、帽）；食（进餐、饮水）；行（行走、变换体位、上下楼）；个人卫生（洗漱、沐浴、如厕、控制大小便）等，如日常生活能力下降或功能受限，将影响老年人基本生活需要的满足。多采用 Barthel 指数评定。

2. 生活质量综合评定 生活质量是一个带有个性的和易变的概念，老年人的生活质量不能单纯从躯体、心理、社会功能等方面获得，评定时最好以老年人的体验为基础进行评价。环境、社区、邻里、家庭、收入都决定着生活质量，但这些客观指标不能充分揭示老年人对生活是否满意、是否顺心。

3. 心理社会评定

（1）心理健康状况　老年人的心理健康状况直接影响其身体健康和社会功能状态，正确评定其心理健康状况，对维护和促进老年人的身心健康、有的放矢地进行康复护理具有重要作用。老年人的心理健康常从情绪和情感、认知能力、压力与应对等方面进行评定。

（2）社会功能评定　社会功能是指个体作为社会成员发挥作用的大小程度。社会功能评定的目的是在一定的社会环境下，描述老年人的功能状态的特性。全面认识和衡量老年人的健康水平，除生理、心理功能外，社会功能状况与老年人的社会健康相关。进入老年期，即进入人生历程的最后一站。由于社会角色的改变，躯体疾病的影响，个体对衰老的认识程度，寡居及家庭再定位等，对老年人的社会功能也造成一定的损害。例如角色功能紊乱、社会适应不良等。社会健康评定应对老年人的社会健康状况和社会功能进行评定，具体包括角色功能、社会资源、社会适应等。

三、康复护理措施

（一）护理原则

由于老年人特别容易发生功能障碍，既可因疾病所致，也可是少动的结果，更可因心理因素引起，且可相互影响，重复积累，再加上医务人员关心不当，即只注意疾病（老人常表现为多脏器疾病），不注意功能，有些医务人员和家属把出现的某些功能异常，认为是老年人必然有的现象因而忽视，从而使老年人功能障碍日趋严重。为此，针对老年期功能衰退是一个渐进性过程的特点，要注重预防性康复护理，保持最佳功能状态。

（二）护理目标

1. 短期目标　对老年期潜在的危险因素进行积极干预和功能促进，提高日常生活自理能力，保持稳定情绪，改变患者不良的生活方式，阻止或延缓老化的发展进程；

2. 长期目标　进行主动积极的身体、心理和社会适应能力训练，促进老年人保持最佳的功能状态。推行健康老龄化和积极老龄化，提高生活质量。

（三）护理要点

1. 日常生活活动能力　鼓励老年人多参与家务劳动。尽量自己照顾自己，防止过早退化。当老年人自理能力下降时，家庭成员和社区护士有责任教会老人做自我护理，而不是替代。如洗漱、穿脱衣服、排泄大小便等。但对电源、煤气等容易发生意外的用具不能让老年人操作，以防止发生危险。

2. 药物的不良反应　据报道，在 65 岁以上的人群中常有 10% ~20% 出现药物的不良反应，而至 80岁以上增至 25%，并且是引起精神异常的重要原因。这种在老年人中药物不良反应率高，是由于用药品种过多和药物依赖性导致的。常见于 1/3 ~1/2 的老年人中，75 岁以上老人又是独居者，更多依赖药物。药物依赖性是造成出院后发生各种障碍的原因，所以加强对患者用药知识的教育常可避免这一问题。

3. 排便障碍　老年人中最常见的造成心理障碍的原因是大小便失禁。引起小便失禁的原因很多，但遗憾的是即使诊断明确也难以治疗。定时排尿对不少人来说是一个有效的方法，开始间隔时间可短些，如 15 ~30 分钟。若能成功可以逐渐延长时间。对前列腺肥大及括约肌功能不全者可行手术治疗。大便失禁多见于脑部疾病或见于直肠壶腹部感觉传入功能丧失，对这类感觉性大便失禁，生物反馈治疗有时有效。然而若能和行为治疗相结合，即定期间隔应用栓剂以引起规律排便，效果可能更好。防止老年人便秘应多食含粗纤维的食物，如粗粮、蔬菜和水果，水果中香蕉通便的效果最好。多饮水，1 日可饮水 6 ~8 杯。每天早晨空腹饮 1 杯热的淡盐水或蜂蜜水。

4. 睡眠障碍　通常对老年人要尽量少用催眠药。首先是重新安排规律的日程，在白天尽量不要睡在床上，在睡前吃些点心。睡眠时枕头不宜过高或过低，一般以高 8 ~ 15cm 为宜。老年人每晚应保证 6 ~ 9 小时的睡眠。必要时可指导进行气功深呼吸放松术，尽量要求在夜间不要去注意时间，白天不睡午觉，只有经上述安排后仍未能很好入睡者才考虑药物治疗。

5. 抑郁症和焦虑综合征　必须注意患有抑郁症的患者常伴有自主神经不稳定的症状，如睡眠障碍、食欲不振、便秘、注意力不能集中、记忆力减退和精神性运动功能迟缓等，重症抑郁症患者可有自杀念头和重度疲劳，对此必须采取有力防范和介入措施，并可避免因长期用药所引起的不良反应等。需仔细询问病史以及进行心理评估。最基本的焦虑症状可因住院而加重，或出现过分激动和出现无目的的过多活动。原有抑郁症以及有其他精神病可与激动同时存在。

6. 疼痛　在老年人中极为常见，据调查在家庭中有疼痛的老人占 25% ~ 50%，在基层医院中可高达 45% ~ 80%。疼痛可使老人出现抑郁，减少社交活动，影响睡眠和妨碍行走等。最常见的疼痛为腰痛、关节痛、癌症痛、带状疱疹、风湿性多发性肌痛、外周血管硬化等。治疗可采用物理因子（包括冷、热、按摩）治疗，经皮神经电刺激、生物反馈、暗示治疗及牵张治疗等。药物治疗必须和非药物治疗相结合。对恶性肿瘤可考虑长期应用吗啡类药物。

7. 低血压　老年人即使短期卧床后也会出现症状性直立性低血压，这常困扰着康复治疗，妨碍早期下床活动。低血压治疗首先是去除某些可导致低血压的药物，并要求在起床前先做些如踝背屈之类的运动，并缓慢起床，穿高筒弹性袜或扎腹带。

8. 增加社会适应能力　合理安排老年人接触社会的机会，建立社会、单位、家庭等社会支持网络。提高老年人的自我保健能力和健康水平。家庭成员多给予关心，每天抽出一定时间同老人交流，通过言语或非言语的沟通增进相互间的亲近感，让孩子多些时间陪伴老人，使其享受天伦之乐。长期孤独的老人得不到心理的安慰和支持则可出现抑郁或压抑。对孤独老人应劝其多与外界联系，同邻居和社区成员在一起交谈，多参加娱乐活动。

四、康复护理指导

根据老年患者的生理特点，做耐心细致的健康教育和康复护理指导，必要时教育陪护人员。

1. 合理营养　老年人活动量减少，基础代谢下降，应根据其生理、病理特点及营养的需求，合理选择食物，控制脂肪、碳水化合物的摄入，特别注意保持优质蛋白和丰富的维生素的摄入。

2. 积极运动　老年人应提倡低强度有控制的有氧运动，有氧运动能刺激老年人血液循环总量的增加，改善心脏功能，提高血液中高密度脂蛋白的比例；还能降低血压、血脂和控制血糖，增强骨骼密度，预防老年性骨质疏松。

3. 安全护理　避免诱发因素，活动范围光线充足、路面平坦、不滑、无障碍物。从床上或椅子上站起时，动作应慢，防止摔伤或发生意外事故。气候转换时要预防感冒，及时添加衣服。

4. 安全用药　详细交代各种药物名称、作用、剂量、不良反应及随意停药或乱用药的危害；定期复查，说明在出现何种情况时需要随时复查。

5. 心理护理　保持患者情绪稳定，注意调整自我心态，学会放松技巧和用情绪转移达到心境平和，情绪平稳，不要大起大落过于激动。

第三节　重症的康复护理

PPT

一、概述

随着现代医学的快速发展，使得众多急性期的重症、疑难、复杂和少见疾病的患者"保住了生命"，但距离减少残疾，达到最终功能恢复，提高生活质量还需要较长时间，按照卫生经济学原则来说，这部分患者是不可能长期停留在重症监护室（intensive care unit，ICU）中的，为了改善患者的 ICU 后综合征，早期重症康复显得尤为重要。

近年来，在国家的大力指导下，我国的康复医学发展迅猛。在医疗改革的推动下，全国各地的重症康复工作也初具雏形，一个跨学科的医学概念和医学模式正在形成。

常见的危重症救治后遗留的功能障碍如下。

1. 肢体功能障碍　ICU 救治对象的主体一般为重要脏器受损，特别是神经系统、呼吸系统和心血管系统的严重病变和各种大手术后的患者，这类患者会因为基础病因而导致肢体功能障碍；除此之外，ICU 患者还会出现如深静脉血栓、心肺功能障碍、ICU 获得性肌无力、关节僵硬及疼痛等并发症，这也是导致患者肢体障碍的主要原因。

2. 认知功能障碍　神经系统和非神经系统原发疾病的重症患者在 ICU 期间常出现的症状为认知功能障碍，持续时间不等，急性期多表现为谵妄，而后会出现一段时间的记忆力减退、注意力难以集中以及执行功能障碍，对这种情况进行预防和早期活动性康复治疗，可以在很大程度上改善患者的认知功能，从而提高生活质量。

3. 心理功能障碍　经过 ICU 救治而得以存活的患者常常会面临许许多多的精神心理问题，主要与疾病本身以及疾病带来的生理功能障碍和抢救过程的刺激有关。因此，从 ICU 救治阶段开始及时采取康复和护理干预措施进行预防，可以降低对患者的精神损害，促进患者更好地配合治疗，尽早回归正常的家庭和社会生活。

二、康复护理评定

1. 肢体运动障碍评定　运动功能评定需要根据患者的意识、药物治疗以及诊疗方式等因素进行合理选择。昏迷且运用大剂量血管活性药物维持生命体征的患者可采取格拉斯哥昏迷量表（GCS 量表）、Richmond 躁动镇静评分（Richmond agitation sedation scale，RASS）（表 7-2）来判断患者的意识状态及配合程度；若患者可进行运动康复，可使用肌力、肌张力和关节活动度来进行主被动运动功能评定。

表 7-2　Richmond 躁动镇静评分（RASS）

分值	镇静深度	具体表现
+4	有攻击性	有暴力行为
+3	非常躁动	试图拔除呼吸管路、鼻胃管或静脉通路
+2	躁动焦虑	身体激烈移动
+1	不安焦虑	焦虑紧张，但身体只有轻微移动
0	清醒平静	清醒，自然状态
-1	昏昏欲睡	没有完全清醒，但可保持清醒超过 10 秒
-2	轻度镇静	无法维持清醒超过 10 秒
-3	中度镇静	对声音有反应
-4	深度镇静	对身体刺激有反应
-5	昏迷	对声音及身体刺激都没有反应

2. 认知功能障碍评定　早期存在意识障碍患者可采取 GCS 量表、RASS 来判断患者的意识障碍程度。对于意识清楚且配合程度较好的患者则可采用神经行为认知状态测试（NCSE）和简易精神状态量表（MMSE）进行认知障碍评估和筛查。

3. 心理功能障碍评估　ICU 患者的心理状态评估一般采用自评和他评两种形式，常用的自评量表有抑郁自评量表（SDS）和焦虑自评量表（SAS）；他评量表有汉密尔顿焦虑量表（HAMA）和汉密尔顿抑郁量表（HAMD）等。针对 ICU 抢救刺激而引起的创伤后应急障碍可采用创伤后应急障碍症状自评量表（post – traumatic stress disorder self – rating scale，PTSD – SS）进行自评。

三、康复护理措施

（一）护理原则

为促进患者尽快恢复，减轻危重患者躯体及精神、心理方面的遗留问题，重症康复护理应遵循安全第一，严格把控康复治疗的时机，在完善的康复护理评估基础上，制订个体化方案，以提高患者的生存质量。

（二）护理目标

1. 短期目标　及早进行个体化康复治疗，尽可能恢复受损脏器功能，减少相关并发症的发生，缩短重症患者的机械通气时间及 ICU 住院时间。

2. 长期目标　改善患者功能障碍，最大限度地维持和改善患者重症期间的功能，尽最大可能帮助患者获得较为满意的生存质量。

（三）护理要点

1. 早期肢体运动障碍康复护理　应采取良肢位摆放、体位转移以及关节活动度训练，从而提高患者功能恢复，减少并发症的发生，提高护理质量，加快患者的康复速度。具体操作方法见第二章。除此之外，还可以根据患者情况，在合适时机选择性地进行"二便"管理、吞咽障碍临床筛查和吞咽康复指导、营养管理和进食管理技术训练、呼吸道管理和基本呼吸功能康复技术等。

2. 早期意识障碍康复护理　除对患者采取预防长期卧床出现的并发症外，还可以提供促醒护理。在患者生命体征平稳情况下，早期的促醒措施是改善患者昏迷最有效的方法之一，可以通过多种感觉刺激，包括视觉、听觉、味觉、触觉、嗅觉等深浅感觉刺激来促进患者意识的恢复。

3. 心理功能障碍康复护理　护士需要根据患者的具体情况，制订个性化的护理方案，除基础护理外，应重视 ICU 环境对患者造成的不良刺激，运用语言、表情、行为对患者进行积极的心理影响，通过改善 ICU 环境，减少不良刺激，缓解患者的压力，鼓励患者保持积极乐观的情绪，及时排解患者的消极情绪，促进患者用健康的身心配合治疗。

四、康复护理指导

1. 康复时机指导　专家建议：在患者生理功能稳定后，在完善相关的康复评定基础上，建议尽早开展全面的早期康复训练，可以减少认知和生理功能障碍的发生。

建议符合以下情况即可考虑进行康复治疗：①对刺激保持反应；具有一定的认知能力；听懂一定指令；②吸入氧浓度（inspired concentration of oxygen，FiO_2）≤60%，呼气末正压≤10cmH_2O 和（或）患者准备撤机；③无直立性低血压或无须泵入血管活性药物。在实施早期活动前要检查患者是否存在深静脉血栓。

停止早期活动的指征：患者出现以下任一症状，如心率 >130 次/分或在活动前心率的基础上增快

≥20%；出现心律失常；呼吸>35次/分或在活动前呼吸频率的基础上增加≥20%；SpO_2<88%且时间>1分钟；收缩压<90mmHg或>180mmHg；情绪激动、大汗，显示患者不能耐受时，立即停止。

2. 早期康复训练指导　早期康复锻炼可根据患者的肌肉力量和合作水平调整早期物理治疗的时间，床旁活动器械的被动或主动运动训练，可以很好地改善患者的股四头肌力量。针对早期肌无力患者可采用神经肌肉电刺激治疗（NMES）、功能性电刺激、脚踏车训练系统并结合早期的良肢位摆放和不同形式的关节被动及主动运动治疗效果很好。

3. 中后期康复训练指导　主要以心肺功能康复和肢体功能康复为主。呼吸功能康复主要包括有效咳嗽、缩唇呼吸、腹式呼吸和主动呼吸循环技术（ACBT）来达到呼吸控制和呼吸肌训练。肢体功能康复训练形式多种多样，可以根据患者的情况选择床旁坐位训练、立位训练、身体转移训练、行走训练和爬楼梯锻炼，循序渐进，强度由弱到强，时间由短到长，一般以患者不感到疲劳为宜。

4. 相关并发症康复护理指导　针对重症相关的营养、疼痛及心理问题，应根据患者的具体情况，采用针对性评估后，制订个性化方案。

第四节　产科的康复护理

一、概述

产妇经历了怀孕分娩的过程，生理心理和身体均发生了明显的变化，特别是胎儿娩出后，产妇的生殖、泌尿、消化系统均需要由应激状态恢复到正常状态，且面临着社会角色的转换、哺乳等问题，这都给产后的护理提出了较高的要求。产后康复不仅需要恢复产妇的身体，还应注意产后身心状态的恢复，预防妇科疾病的发生，提高产后健康水平。

产后康复是指在科学的健康理念指导下，针对女性产后的心理和生理变化进行主动的、系统的康复指导与训练，包括产后子宫的复旧、盆底功能的康复、形体的恢复、乳腺的泌乳和形态的恢复、心理以及营养方面的检查与指导，促进产妇在分娩一年内全面的恢复身心健康。产后康复服务内容包括康复前的健康评估、健康咨询与指导、康复运动及治疗。常见的功能障碍如下。

1. 产后抑郁　孕产妇越到后期，由于对分娩的担心，往往表现出手足无措和心慌意乱，且随着妊娠后期，情绪变得敏感和神经质，起伏波动较大，很容易引发激动、焦虑、抑郁等不良情绪。

2. 耻骨联合分离　耻骨联合属于微动关节，对稳定骨盆起到至关重要的作用。孕妇分娩时，因孕激素和松弛素水平上升导致生理上的骨盆韧带松弛，使产道扩大，孕妇妊娠期耻骨联合生理性增宽可达到3~7mm。当耻骨联合分离>10mm时，普遍可能会出现功能性疼痛或骨盆失稳。产后耻骨联合分离症是指妊娠或产后女性耻骨联合间距超过生理范围并产生了一系列表现的临床症候群，为临床最常见的产后骨盆损伤疾病。

3. 腹直肌的分离　在妊娠期间，随着孕妇腹部不断增大，可能导致其腹部肌肉被过度拉伸，使双侧腹直肌从腹白线处分开，即腹直肌分离。几乎所有女性在晚孕期都会发生不同程度的腹直肌分离，若不予以治疗，可导致其脊柱稳定性下降，进而导致腰部、背部疼痛，亦可导致腹部膨隆，失去平坦的外观。人体腹部正常解剖结构，双侧腹直肌距离小于2.0cm，腹直肌分离是指双侧腹直肌在腹中线部位距离增大，超过2.0cm，可导致腹部肌肉无力，一般不引起临床症状。产后第4天，约62.5%产妇的腹直肌分离超过2指宽，需进行产后康复锻炼，若不对其采取外界干预措施，至产后6~8周，仍有30%女性的腹直肌不能复原。

4. 盆底肌功能障碍　妊娠和分娩是盆底功能障碍的主要且独立的危险因素，妊娠期体内内分泌的变化使分娩时松弛激素释放，会损伤盆底肌，最终出现产后盆底功能障碍问题，以产后压力性尿失禁、盆腔器官脱垂等为主，严重影响女性生活质量。产后应尽早实施对盆底支持结构的训练，加强盆底功能锻炼及恢复。

妊娠期应该加强盆底功能障碍疾病防治的健康教育，分娩期时助产过程注重对盆底组织的保护，产后 42 天，逐步适应后开始盆底肌训练。

5. 子宫复旧　即子宫大小的复旧及宫内膜再生，表现为宫体肌纤维缩复。研究表明，影响子宫复旧的重要因素有子宫体肌纤维收缩乏力、胶原代谢障碍、细胞凋亡不全、子宫内膜再生修复障碍。

二、康复护理评定

1. 焦虑抑郁评定　采用汉密尔顿焦虑量表（HAMA）和汉密尔顿抑郁量表（HAMD）等量表。

2. 耻骨联合分离评定　产后耻骨联合处剧痛，可伴有腰骶部、腹股沟区、下肢疼痛，活动、翻身、行走时加重。耻骨联合处压痛明显，可触及间隙变宽，X 线或超声显示耻骨联合分离宽度超过 10mm。

3. 腹直肌分离的评估　用腹部触诊法进行检测，检测位置一般为脐下 4.5cm、脐环或脐上 4.5cm。因腹部触诊法是使用手指测量腹直肌分离距离，精确度较差。超声测量已用于腹直肌分离评估，可显示腹直肌距离的具体数值，但因超声测量受视野局限，适用于检测分离距离小于 3.0cm 的腹直肌分离。

4. 产后盆底肌力的评估　通过手测肌力法评价两组产妇产后盆底肌力：在医务人员手指的指导下收缩阴道，根据持续完成次数与收缩持续时间进行分级。无肌肉活动为 0 级，肌肉震颤为 Ⅰ 级，非震动样弱压力为 Ⅱ 级，压力增大为 Ⅲ 级，手被较牢地吸进或抓住感为 Ⅳ 级，手被抓牢并伴有顶举感为 Ⅴ 级。超声评估对于产后盆底功能的训练效果，对肌力受损部位加以明确，可以有效评估盆腔器官以及脱垂程度和位置，可有效观察患者盆底组织结构的变化，显示各个腔室的位置和空间关系，进而准确地判断脱垂或膨出的器官。

三、康复护理措施 🅔 微课

（一）护理原则

促进产妇顺利分娩，避免产后抑郁的发生，加快产后康复的速度，降低产后尿失禁的现象，减少发生盆腔器官脱垂的现象，促使产妇盆底功能更好的恢复。提高母乳喂养率，严格把控康复治疗的时机，在完善的康复护理评估基础上，制订个体化方案。

（二）护理目标

1. 短期目标　促进产妇顺利分娩，缓解抑郁情绪，促进乳汁分泌。

2. 长期目标　评估盆底功能，预防尿失禁，促进形体恢复。

（三）护理要点

1. 针对产后抑郁的预防康复护理　应该加强心理疏导，开展心理干预，稳定产妇情绪，提高分娩成功率，给予产妇健康宣教相关知识，对产后的护理更加重视，指导个人卫生及母乳喂养知识，对产妇给予饮食指导，补充充分的蛋白质，增强维生素的摄入，取得产妇家庭的理解与支持，在各个方面尽可能地使产妇顺心如意，避免产后抑郁加重。

2. 耻骨联合分离的康复护理　对于耻骨联合分离 <2.5cm 且无其他并发症时以保守治疗为首选，包括中医正骨、神经肌肉电刺激等，但对于耻骨联合分离 >2.5cm 时，目前治疗策略尚未统一，不能仅根据耻骨联合分离程度决定是否手术，只要耻骨联合分离诊断明确，保守治疗未能取得理想效果，均可以考虑手术治疗。耻骨联合分离的康复可采用卧床休息加骨盆带捆绑外固定方法、物理治疗（超短波、红光治疗、电刺激）、传统医学正骨手法（归挤拍打正骨手法），药物封闭以及外科手术治疗等措施。卧床休息体位可选择以仰卧位为主，采用枕被将小腿垫高，使髋膝处于半屈曲位，侧卧位时下肢间夹扁枕。治疗3周内，以卧床休息为主，白天不少于8小时，限制活动。行骨盆腹带束缚外固定，骨盆带借助物理作用对关节施加向内的压力，可限制耻骨联合受力和活动，减轻疼痛，促进软骨及韧带愈合。用超短波、红光治疗对耻骨联合处进行物理治疗，通过改善患处的血液循环，以达到消炎止痛、加快愈合的目的。疼痛剧烈的患者可以采用2%利多卡因及激素进行局部封闭注射以缓解疼痛。中医手法复位治疗：通过手法复位、按摩，应用机械力促进变形的骨盆逐渐恢复原状。

3. 腹直肌分离的康复 临床上主要治疗方法包括腹式呼吸锻炼、推拿按摩等保守治疗方法，但是存在起效缓慢、疗程长、效果不确切等不足神经肌肉电刺激腹部核心肌群等不足；严重腹直肌分离患者，采用手术方案治疗腹直肌分离，疗效确切，但存在手术并发症等问题。

4. 盆底功能障碍康复 首先，孕期盆底锻炼可以改善产后情绪，因为盆底肌功能恢复慢的产妇更容易出现负面情绪，比如抑郁、焦虑等。不良情绪反过来也会不利于产后康复，影响母乳喂养，产后住院时间可能也会延长，因此应鼓励孕妇参与规律的盆底肌锻炼；其次，妊娠期盆底肌肉锻炼可以促进孕妇盆底血液循环，加强盆底肌肉张力，减轻妊娠子宫对下肢静脉的压迫，使骨盆内脂肪沉积减少，同时，盆底肌肉锻炼利于增强盆底肌肉力量，增加产道弹性，从而促进产程进展，也有利于自然分娩，减少剖宫产和阴道助产等难产情况的发生，最重要的是可以防止压力性尿失禁、子宫脱垂、产后性功能障碍等疾病的发生。

盆底功能障碍康复常见的方法有盆底肌训练和膀胱训练、盆底肌电刺激和生物反馈治疗盆底康复操、中药脐灸、中药汤剂等。盆底肌训练通过自主性收缩肛提肌锻炼，提高盆底肌群协调运动功能。盆底肌锻炼（Kegel法）：包括唤起肌肉知觉、加强肌肉收缩、盆底肌肉锻炼及模拟腹压增加时训练4个阶段。盆底肌肉电刺激和生物反馈法是收集阴道压力和肌电信号，通过声音和视图进行反馈，提高神经肌肉的兴奋性，促进组织及肌群运动。

5. 子宫复旧的康复 鼓励产妇尽早下床活动、母乳喂养，使用缩宫素，口服生化汤、益母草颗粒、超短波治疗，中药药包烫熨腹部，中药穴位贴敷加神经肌肉刺激治疗，壮医药艾灸，雷火灸配合温针治疗等。

四、康复护理指导

康复宣教，产前的心理干预缓解或消除产妇焦虑、恐惧等负性情绪。产后的营养指导，对产妇的膳食进行分析调查，指定合理的摄入量，促进产妇正常的泌乳。产后性生活及避孕的指导，哺乳期以工具避孕为主，不哺乳者，可以药物避孕。母乳喂养的指导，指导产妇4个月内纯母乳喂养，有问题可咨询母乳喂养门诊。盆底功能的锻炼可以利于分娩，降低尿失禁的现象，建议所有产妇在产后42天进行盆底功能评估、盆腔B超等，筛查相关疾病，制订合理的治疗方案。

目标检测

答案解析

【A1题型】

1. 肿瘤患者常见的第一心理反应是（　）

A. 愤怒期　　　　　　　　　　　B. 抑郁期

C. 磋商期
D. 震惊否认期

2. 肿瘤患者最常见的症状是（　　）

A. 肢体功能障碍
B. 疼痛

C. 心理障碍
D. 恶心、呕吐

3. 肺癌根治术后重要的康复护理任务是（　　）

A. 术后体位
B. 咳嗽技巧

C. 呼吸训练
D. 全身运动

4. 老年人日常安全要注意的内容不包括（　　）

A. 尽量避免老人单独外出
B. 日常生活小事，不让老人自己动手

C. 让老人了解引起意外伤害的危险因素
D. 淋浴时要严格掌握温度，以免烫伤

E. 外出注意避开人多拥挤的高峰时间

5. 老年人运动应遵循的原则不包括（　　）

A. 锻炼过程加强心率监测
B. 运动强度要循序渐进

C. 坚持运动的经常性、系统性
D. 冬季下雪或大风天气也要坚持到户外活动

E. 不做突击性的紧张运动

6. 老年人常出现的安全问题是（　　）

A. 跌倒
B. 坠床
C. 烫伤

D. 呛噎
E. 以上都有可能发生

7. 老年人中最常见的造成心理障碍的原因是（　　）

A. 生活无法自理
B. 大小便失禁
C. 睡眠障碍

D. 疼痛
E. 社会角色缺失

8. 早期改善患者昏迷最有效的方法之一是（　　）

A. 早期促醒治疗
B. 肢体功能训练
C. 认知功能训练

D. 日常生活能力训练
E. 并发症的预防

9. 产后盆底肌功能障碍最常见的表现是（　　）

A. 压力性尿失禁和盆腔器官脱垂
B. 腰背部疼痛

C. 腰骶部疼痛，活动时加重
D. 腹部膨隆

E. 腹股沟区，下肢疼痛

10. 关于盆底肌的康复护理措施的说法，不正确的是（　　）

A. 凯格尔运动
B. 盆底肌电刺激
C. 生物反馈治疗

D. 中药脐灸
E. 骨盆带捆绑

11. 关于产后抑郁，下列说法不正确的是（　　）

A. 妊娠后期，情绪变得敏感神经质

B. 加强康复护理宣教，可以缓解产后抑郁

C. 孕期进行盆底肌锻炼，可促进胎儿娩出，减轻产后抑郁

D. 进行母乳喂养宣教可以减轻产后抑郁

E. 抑郁一般发生在产后

【X 型题】

1. 乳腺癌术后康复护理的重要任务是（　　）

A. 预防淋巴水肿
B. 被动活动肩关节

    C. 保护患肢   D. 术后保持功能体位

2. 癌症的治疗措施包括（　　）

    A. 手术治疗   B. 放射治疗   C. 化学治疗

    D. 生物免疫治疗   E. 中药治疗

3. 适合老年人运动的项目有（　　）

    A. 步行   B. 游泳   C. 骑车

    D. 太极拳   E. 慢跑

4. 重症康复早期停止活动的指征有（　　）

    A. 心率 >130 次/分或在活动前心率的基础上增快 ≥20%

    B. 出现心律失常

    C. 呼吸 >35 次/分或在活动前呼吸频率的基础上增加 ≥20%

    D. SpO_2 <88% 且时间 >1 分钟

    E. 收缩压 <90mmHg 或 >180mmHg

    F. 情绪激动、大汗，显示患者不能耐受时，立即停止

5. 重症康复早期时机指导包括（　　）

    A. 对刺激保持反应

    B. 具有一定的认知能力

    C. 听懂一定指令

    D. 吸入氧浓度（FiO_2）≤60%，呼气末正压 ≤10cmH$_2$O 和（或）患者准备撤机

    E. 无直立性低血压或无须泵入血管活性药物

6. 重症患者中后期康复训练主要包括（　　）

    A. 心肺功能康复   B. 肢体功能康复   C. 认知功能康复

    D. 言语功能康复   E. 吞咽功能康复

7. 呼吸功能康复主要包括（　　）

    A. 有效咳嗽   B. 缩唇呼吸   C. 腹式呼吸

    D. 主动呼吸循环技术   E. 体位引流

（成丽娜　张丹丹）

书网融合……

本章小结   微课   题库

参考文献

[1] 郑彩娥，李秀云.实用康复护理学［M］.北京：人民卫生出版社，2012.

[2] 燕铁斌.康复护理学［M］.北京：人民卫生出版社，2012.

[3] 宋为群，张皓.重症康复指南［M］.北京：人民卫生出版社，2020.

[4] 陈真.重症监护后的遗留问题及康复治疗［M］.上海：上海科学技术出版社，2020.

[5] 燕铁斌，尹安春.康复护理学［M］.北京：人民卫生出版社，2020.

[6] 陈凯.2019年NICE《成人原发性高血压管理指南》解读［J］.中国全科医学，2020，16：1977 −1981.

[7] 朱晴，李南方.2019日本高血压学会高血压管理指南解读［J］.中国循环杂志，2019，S1：122 −125.

[8] 中华医学会呼吸病学分会慢性阻塞性肺疾病学组，中国医师协会呼吸医师分会慢性阻塞性肺疾病 工作委员会.慢性阻塞性肺疾病诊治指南（2021年修订版）［J］.中华结核和呼吸杂志，2021， 03：170−205.

[9] 中华医学会糖尿病学分会.中国2型糖尿病防治指南（2020年版）［J］.中华内分泌代谢杂志， 2021，04：311−398.

[10] 冯苏文，赵春艳，许方蕾.糖尿病患者运动管理评价指标的研究进展［J］.中华护理杂志， 2021，11：1741−1746.

[11] 蒋新军，张彩虹，李明子.糖尿病患者自我管理教育参与的影响因素及其干预措施的研究进展 ［J］.中华糖尿病杂志，2021，03：287−290.